의료 에는
'身土不二' 가 없다

의료에는 '身土不二'가 없다

조한익 의료평론

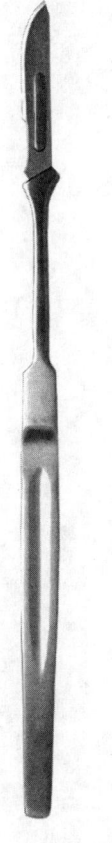

[청년 의사]

'구름이 만든 집'을
기억 속에 잡아 놓기 위해

세월이 지남에 따라 아주 어린 시절의 기억 중에 실제로 있었던 일인지 꿈에 본 것인지 분간조차 어려운 것들이 있다. 너무 아름답거나 마음에 부담되는 슬픈 일들이 그런 것 같다. 아직도 선명하게 머릿속에 남아있는 '구름이 만든 집' 도 그런 기억 중의 하나이다.

충남 청양군의 '나래미'란 마을이 내가 나고 자란 곳이다. 십여 살 때 여름의 일이다. 큰 냇물에서 미역 감고 조개 줍다 지쳐 마을로 돌아올 때였다. 종아리에 볏잎들이 꺼칠하게 스치는 논둑 길을 달려 들판을 가로지르려다 지쳐 논둑에 누웠다. 마을 동쪽 길게 누운 산등성이 위에 흰 뭉게구름이 탐스럽게 솟아올랐다.

마을 동쪽 산등성이는 큰 들판과 큰 냇물 건너 먼 곳에 있어 가 본 적이 없었으나 그 산 넘어 세상을 상상해 보곤 했다. 먼 곳에서 오는 반가운 친척들은 모두 그 산을 넘어온다고 생각했고, 나도 언젠가는 그 산을 넘어 큰 마을에 가리라고 기대했다. 그 동녘 산은 어린 나에게 많은 상상을 불러일으키게 하는 신비한 곳이었다. 그 산밑에 곧잘 무지개가 걸리었고, 그 위로 아침해가 떠오르고, 어머님께서 가끔 불공드리러 가시는 암자가 그 산 계곡에 있기 때문에 신비한 산으로 생각했는지도 모르지만, 아마도 어린 꿈이 그곳을 신비한 곳으로 꾸며 놓았었을 것이다.

그 날도 논두렁에 누워 그 산 위로 피어오르는 구름을 바라보았다. 어느 순간 하얀 구름이 만든 계곡에 무언가 형체가 보이는 듯 했다. 집 같기도 하고 나무가 서있는 듯도 했다. 눈을 고정하고 주시하는 동안 윤곽이 점차 명확해졌다. 그 윤곽은 미루나무가 서 있는 집 모양이었다. 울타리도 있는 듯했고 사람이 사립문을 열고 나올 것 같았다. 그 집은 서서히 윤곽이 흐릿해지며 뭉게구름 속으로 숨어 버렸다. 불과 십여 분 동안의 환상이었지만 사라진 뒤에도 '구름이 만든 집'은 선명하게 내 기억 속에 살아남아 40년이 지난 지금까지도 또렷하다.

그 뒤 고향을 떠나올 때까지 큰 냇물로 미역 감으러 갈 때마다 그 논둑에 여러 번 누워 보았지만, 그 집을 다시는 볼 수 없었다. 세월이 지남에 따라 '구름이 만든 집'을 실제로 보았는지 갸우뚱해지고 꿈에서 본 것을 실제인 것으로 착각하는 것이 아닌지 의문이 간다.

고향에서 본 '구름이 만든 집'은 어린 시절의 즐거운 기억들과 어울려 다시 볼 수 없는 아름다움으로 간직되어 있지만, 그래도 해마다 여름이면 고향에 가 논둑에서 그 '집'을 보겠다는 꿈을 갖는다.

이 아름다운 기억을 형상화해서 오래 간직하고 싶지만 그림 재주가 없으니 방법이 없다. 지난 세월 주위를 스쳐간 많은 일 중에 아름다운 기억으로 남은 것은 구름이 만든 집뿐이 아니다. 되돌아보면 거의 모든 것에 아름다움이 있었는데 대부분 이를 알아차리지 못하고 흘려보냈다. 이 아름다움들을 화가가 그림으로 남겨 놓듯이 글로 남겨 읽으면서 머릿속에서 그려보기 위해 글을 쓰고 싶었다. 삭막하고 단조로운 매일 매일의 의료인생을 풍요롭게 할 방법의 하나로 스쳐 가는 것들에서 아름다움을 찾고 의미를 정리하고자 하였다.

그러나 대부분 글은 아름다움을 발견하고 간직하기 위한 것과는 거리가 멀게 문제의 도출에 모아졌다. 모순 덩어리로 굴러가는 세상에서 문제점을 지적하는 것처럼 쉬운 일은 없기에, 아직 세상사에서 아름다움을 찾아낼 수 있을 만큼 성숙하지 못함을 자책한다. 하지만 한편으론, 도출된 문제점 자체가 가진 아름다움과 매력도 만만치 않다고 스스로 위안을 삼는다.

대부분의 글은 의료 제도와 관련되어 있다. 현 의료 제도의 문제점도 언젠가는 아름다운 형상으로 기억될 것을 기대하면서 애정을 갖고 기록해 온 것이다. 현재의 한국의료, 보건의료 정책, 의학교육 모두 많은 문제점을 가지고 있다. 지난 50여 년간 나름대로 길을 찾아 뻗어왔으나 아직도 국민들에게는 혼란스럽고 국가에게는 낭비요소가 많은 제도이고, 의료인들은 비효율적인 의학교육과 가시덤불 같은 국가 의료 관리에 한이 맺힌 피해자라고 스스로를 자리 매김하고 있다. 의료 관련 문제에 나름대로의 의견을 가질 수 있도록 가르침을 주신 스승과 선배 및 동료들께 감사드린다. 진단검사의학과 혈액관리 분야에 대한 김상인, 김기홍, 이삼열, 강득용 선생님의 가르치심과, 의사연수교육 및 전문의 제도에 대한 이문호, 김용일 선생님의 이끌어 주심과, 의료정보 분야에 대한 고창순, 한만청, 이영우 선생님의 배려에 감사드린다. 의사 단체의 개혁에 대해서는 김재정 의협회장과 이왕준 청년의사 대표, 그리고 의변모(의협의 변화와 발전을 바라는 의사들의 모임)에 참여하고 지원해 주신 많은 동료 의사들께 감사드린다.

지난 20여 년간 각종 매체에 투고했던 것을 모았다. 그 동안 공간을 할애해 준 의료계 전문지들과 인터넷 사이트인 이슈투데이 덕분에 적잖은 분량의 글이 되었다. 책을 내도록 격려를 보내준 서울대학교 의과대학 진단검사의학과 동료 교수 및 동문들과, 흩어진 글들을 책으로 엮어준 신문 '청년의사'의 박재영 편집국장께 감사드린다.

2003. 6.

조한익

차
례

서문 | 5

3 의사의 자존심은 스스로 지켜야

4 정보화, 의료를 바꾼다

5 검사실에서 본 세상

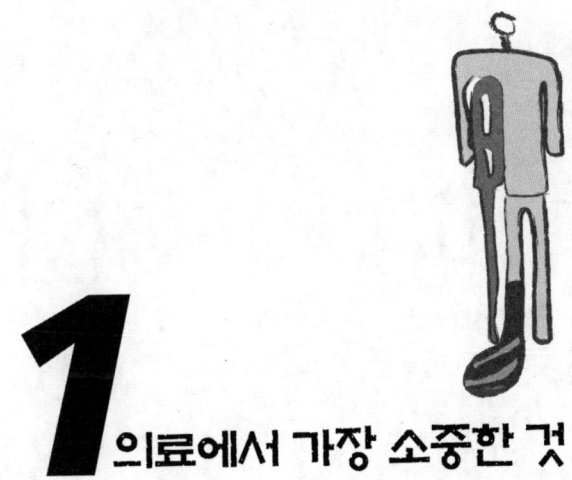

1 의료에서 가장 소중한 것

환자와 의사의 성스러운 만남

의료에서 가장 소중한 것은 '환자와 의사의 만남'이다. 의료기술도 아니고 약도 아니고 의료기관의 시설도 아니다. 환자와 의사가 마주 보고 앉아 있는 상황이 가장 소중한 것이다. 이 만남에는 상호 믿음이 있고 지켜줘야 할 사생활이 있다. 이 만남은 카톨릭의 고해성사만큼이나 존중되고 보호받아야 한다.

정보화 사회에서는 많은 것이 변한다. 변해야 한다. 정치 이념이나 정부 형태, 사회 환경에 따라 보건의료정책들도 변할 수 있다. 그러나 환자가 있고 그 환자를 치료하는 의사가 있는 상황은 변할 수 없고 의사와 환자의 만남이라는 성스러운 공간과 시간은 있을 수밖에 없다. 이 만남에서 모든 의료행위가 이루어진다. 이 만남을 통한 의사의 도움이 있어야 환자는 쉽게 병마에서 회복되어 건강해질 수 있다.

이 만남은 부부의 만남과 같다. 필연적인 만남이다. 병이 나면 무조건 만나야 한다. 이 만남이 성사되는 것은 당사자인 환자와 의사뿐만 아니라 주위의 도움도 필요하다. 제도적인 도움이든 조언이든 모두 연분을 찾아 만날 수 있도록 해야 한다. 이 만남에는 어느 누구도 함부로 끼여들지 말아야 한다. 시누이가 끼여들어 한 쪽의 역할을 일부 담당하겠다면 부부의 만남은 파경이기 쉽다. 끼여들어 거들어 주는 경우가 있다고 해도, 이는 어디까지나 부부의 합의된 부탁에 의해야 한다.

환자와 의사의 만남에 다른 직종이 끼여든다면 이는 환자와 의사의 합의된 부탁에 의한 것이어야 하고, 그것도 의사를 돕는 선에 그쳐야 한다. 환자와 의사의 만남을 대신하거나 만남을 방해해서는 안 된다. 제삼자가 함부로 끼여든다면 이는 의료의 본질을 훼손시키고 질을 저하시키고 그 피해는 환자에게 간다.

환자와 의사의 만남에는 상호 신뢰가 가장 중요하다. 상호 신뢰는 의사가 가진 의술이나 약이나 의료 시설보다도 중요하다. 이 신뢰 구축에 대한 일차적인 책임은 의사의 인격과 의술에 있다. 그러나 상당한 책임은 환자에게도 있고 의료정책이나 사회 분위기에도 있다. 우리 사회가 신뢰받는 의사를 갖는 것은 그렇게 쉬운 일이 아니다. 의과대학의 선발 과정, 교육 과정 그리고 졸업 후 훈련 과정뿐 아니라 기성 의사에 대한 지속적인 관리를 해야 한다. 의사에 대한 환자의 신뢰뿐 아니라 환자에 대한 의사의 신뢰 또한 중요하다. 보건의료 제도는 환자와 의사 사이의 신뢰를 높이는 데 도움이 되는 것이어야 한다.

우리 나라 의료가 어려워진 가장 큰 원인은 이 만남을 소홀히 다룬 데 있다. 소홀히 취급된 정도가 아니라 무시됐다. 만남 자체보다도 투여하는 약에 더 비중을 두었다. 또한 이 만남에 끼여들 방해꾼을 많이 만든 것이다. 이 만남을 도와주어야 할 직종들이 방해꾼이 되고 정책은 이 방해를 부추긴 꼴이 된 것이다. 이로 인해 의료는 뒤틀리고 환자와 의사의 신뢰는 상거래 수준으로 추락했다. 의료 전체를 파행시키면서 국민 전체가 건강 유지에 쓰는 돈은 막대한데 막상 병을 치료하려고 의사를 만나는 데는 돈이 말라 있는 꼴이다. 환자도 답답하고 의사도 답답하고 정부도 답답하게 됐다.

모든 의료정책은 환자가 무조건 의사를 만나도록 하는 데 집중돼야 한다. 의료는 환자가 선택할 수 있는 것이 아니다. 환자가 의사를 찾아오기 전에 민간 약이나 약국 또는 한의사를 찾아다녀 시간과 돈을 버리면서 병을 키우지 않도록 해야 한다. 가용할 수 있는 자원을 모두 이 만남에 투입해야 한다. 다른 선택이 있을 수 없다. 이것이 제한된 자원을 최대한 활용하여 가장 적은 비용으로 국민 건강을 지키고 높은 수준의 의료를 유지하는 길이다.

의약분업 문제도 환자와 의사의 만남을 촉진시켜야 국민 건강에 도움이 되는 제도로 정착될 것이다. 만남에 손상을 주는 의약분업이어서는 환자에게 도움이 되지 않는다.

우리 나라 교육제도를 믿을 수 없어 조기 유학 붐을 만든 바람이 의료에도 서서히 다가오고 있다. 유능한 의료 인력의 두 손을 묶어 놓고 국내 의료를 피폐시켜 제대로 치료받고자 하는 사람들이 외국에 가서 막대한 돈을 소비하는 것이 안타깝다.

「이슈투데이, 2000. 7. 7.」

의료수준 세계 58번째
나라의 의료 과오

미국에서 의료 과오로 인한 사망

1999년 11월 30일자 신문에 미국에서 의료 과오가 사망 원인 중 여덟 번째라는 기사가 있었다. 미국 의회의 자문을 맡은 의학연구소(Institute of Medicine)에서 나온 연구 보고서에 따르면 의료 과오에 의한 사망이 교통사고나 에이즈에 의한 사망보다 많다는 것이다. 이로 인한 사망자가 일년에 4만4천에서 9만8천 명이고 경제 손실은 연간 88억 달러, 우리 돈 10조원이 넘는다. 사망을 일으킨 의료 과오의 대부분은 의사 등 의료인의 개인적인 잘못 때문이 아니라 의료 제도 때문에 적절한 치료를 받지 못해 일어난 것이라 한다.

미국의 의료 과오에 대한 대책

이에 따라 지난 2월 클린턴 대통령은 의료 과오 보고시스템을 개선하기 위해 3천3백만 달러(약 370억 원)의 예산을 국회에 요청했다. 별도로 의료 과오를 줄이기 위한 연구비로 2천만 달러(약 240억 원)도 요청했다. 이런 사업 추진의 핵심은 놀랍게도 의료 과오 사례를 정직하게 보고하도록 하자는 것이다.

현재 미국 의회에서 논의되는 해결책도, 대부분의 의료사고는 고의성이 없이 발생된 것이기 때문에 의료 과오에 대한 책임을 묻지 말고 정직하게 보고토록 하자는 것이었다. 발생된 의료 과오를 거울 삼아 재발되는 것을 막는 것이 중요하고 의료 과오의 실상을 정확히 파악해야 원인을 알 수 있고 방지할 수 있다는 것이다. 이를 위한 민간 기구를 만들어 보고 시스템을 개선하자는 것이다.

의료 수준 세계 58번째 나라의 현실

의료에서 가장 선진국인 미국의 의료 과오가 그럴진대 WHO 의료등급에서 전 세계 국가 중 58번째라는 우리 나라의 현실은 미루어 짐작하기도 두렵다. 실제로 아무 통계도 없고 의료 현장에서 느끼는 감뿐이니 더욱 걱정인 것이다. 세계 58번째라는 후진 의료는 보건 당국 및 정치인들이 추진한 잘못된 보건의료정책과 사이비 의료를 조장한 언론, 그리고 정상적인 의료를 주먹구구식으로 제한하고 있는 의료보험제도, 과학적 사고와는 담을 쌓고 사는 국민, 그리고 이런 불합리한 보건의료 제도를 실감나게 느끼면서도 최근까지 아무 말도 못해온 의사들의 나약함 등이 합작하여 만든 것이다. 이에 따라 발생하는 의료 과오에 의한 국민 생명 위해도 또 다른 합작품이다.

우리 나라는 두 개의 의료 과오 생산 공장을 가지고 있다. 하나는 유사 의료 행위요, 다른 하나는 의료보험제도이다.

우리 나라 의료의 큰 문제는 정상적인 의료기관 밖에서 저질러지는 유사 의료행위 내지는 사이비 의료행위에서 오는 위해이다. 환자들이 의사에게 오기 전에 받는 유사 의료행위는 하나하나가 허무맹랑한 경우가 많다. 병을 악화시키는 것은 다반사이다. 국민들이 불안하기 짝이 없는 의료환경에 살면서도 그걸 느끼지 못하도록 현혹된 것도 당국과 무책임한 언론의 책임이 크다. 중국에서 사 온 한약을 먹고 사경을 헤매는 환자의 사례가 툭하면 TV 뉴스에 보도되는데도, 한편에서는 400년 전의 풀뿌리 의료 드라마로 국민을 오도하고 있는 것이다.

두 개의 의료 과오 생산 공장

그 시절보다 훨씬 발달된 재래의학으로 환자를 치료하는 북한의 낙후된 의료 현실과 고통받는 북한 주민을 보면서 국민도 당국도 느낌이 없다면 이는 자기 기만에 빠진 것이다. 정책 당국까지 국민을 기만하는 것이다. 중국에서 밀반입해 들어오는 수많은 약제들이 우리 국민의 건강에 무슨 도움이 되고 왜 이런 풍조를 만들어 놓았는가를 심각하게 반문해 보아야 한다. 누가 우리 국민을 이렇게 우매하게 만들었는가? 식품이나 음료에 불과한 것을 유통과정을 이상하게 만들어 약으로 오해시키고 원가의 몇십 배로 부풀리도록 한 책임은 누구에게 있는가? 우리 나라에서 환자 한 사람 한 사람을 놓고 병이 나서부터 나을 때까지 경로를 추적해 보면 대부분의 환자에게서 잘못된 의료 경로를 취하는 것이 발견될 것이다. 이런 비과학적 유사 혹은 사이비 의료행위는 국가가 책임지고 해결해야 할 의료 과오의 공장이다.

현재 우리 나라 같이 의료보험제도로 의료 자체가 제약을 받는 상황에서는 의사의 의도와는 전혀 관계없이 의료 과오가 발생할 수 있다. 짐승의 분만비보다 낮은 수가로 분만한 아기와 산모에게 문제가 안 생긴다면 그 자체가 이상하지 않은가? 의료보험제도의 제약을 상관하지 않고 의사가 판단하여 최선의 진료를 했을 때는 많은 경우에 보험에서 허락한 것 이외의 진료가 포함될 수밖에 없다. 그러면 이에 대한 진료비를 보험에 청구하면 부당 허위 청구가 된다.

가끔 '서울대학교병원도(!)' 몇십 억을 허위로 청구했다는 TV 보도는 이런 내용이다. 허위 청구가 아니고 의사가 환자를 위하여 정당하게 치료하고 청구한 것을 부당하게 삭감한 것이다. 즉 '부당 삭감'이다. 이를 시정하기 위해 언론과 복지부와 보험당국에 내용을 설명해도 소용없다. 비싼 진료 재료를 써서 최선의 진료를 한 대가가 부당 허위 청구라는 오명이다. 그러니 많은 의사들이 제대로 의료를 행할 수가 없다. 충분한 의료를 받지 못해 환자가 본 피해를 의료 과오라 한다면 그 수는 많을 수밖에 없다. 이때 책임은 누가 져야 하는가 라는 아주 원시적인 질문을 의사들이 하는 이유가 여기에 있다.

사이비 의료행위에 의한 피해부터 줄여야

제도권의 의료에서 일어나는 의료 과오보다 과학성이 없는 유사 의료행위로 인한 환자의 피해부터 제도적으로 없애는 작업을 해야 한다. 과학적 뒷받침이 없는 의료행위를 부추기는 의료제도부터 바꿔야 한다. 병이 나면 민간 치료, 약국, 한의사를 찾아다니며 병을 키우는 행태부터 고쳐야 한다. 병이 나면 무조건 의사에게 갈 수 있도록 제도를 만드는 것이 사이비 의료의 위해로부터 국민을 보호하고 의료비 낭비를 막는 가장 확실한 방법이다. 물론 의사도 당국도 환자가 정신적 경제적 부담을 느끼지 않고 의사를 찾을 수 있는 환경을 만들어 가야 한다. 무엇보다도 의사들이 지난 반세기 동안 가졌던 오만함을 빨리 버려야 한다. 그 다음에 제도권 의료에 의한 의료 과오를 줄여나가야 한다.

법에 의한 엄벌이 의료 과오를 줄일 수 있나?

우리 나라에서 의료 과오 문제가 나오면 먼저 법에 의한 엄중한 처벌이 거론된다. 중벌이 무서워서라도 주의를 더 기울이게 하여 의료 과오가 발생되지 않도록 하겠다는 것이다. 의료 과오도 형평성 차원에서 다른 분야에서와 같이 과실 책임을 법적으로 물어야 한다는 것은 또 다른 이유이다. 의료인에 대한 엄중한 처벌이 의료 과오를 줄일 수 있을까?

미국의 보고에서와 같이 대부분의 의료 과오는 고의성이 없이 발생되는 것이고 제도 때문에 발생되는 것이다. 의료인이 과오에 대한 처벌을 두려워한다 해서 감소되는 것은 아니다. 오히려 의료인의 의료행위를 위축시켜 정상적인 의료행위까지 제한시킬 뿐이다. 천 명 환자 중에서 999명의 환자를 살릴 수 있으나 한 명의 환자에서 발생할 수 있는 의료사고가 무서워 치료를 못하는 사태가 발생된다. 즉 방어 진료를 하게 된다. 의사로서는 999명의 환자를 진료해서 얻은 경제적 이득보다 한 건의 의료사고로 입는 경제적 정신적 손실이 훨씬 더 크기 때문이다. 이런 사태의 피해는 결국 999명의 환자에게 돌아간다.

의료 과오는 벌칙에 대한 두려움 없이 보고할 수 있어야 한다

벌칙이 강조되면 의료 과오는 숨겨진다. 현재 우리 나라에서는 원인을 냉정하게 밝히기보다는 모든 책임을 의사나 의료기관에 뒤집어씌우는 풍조이니 의료 제도 때문에 발생되거나 고의성이 없는 과오라도 숨겨진다. 명백히 의사 자신의 책임이 아닌 것이라도 불똥이 어디로 튈지 모르고 귀찮은 일만 생길 일을 굳이 밝힐 의사는 없을 것이다. 이러니 어떤 과오가 있었고 원인이 무엇인지 알 수 없게 된다. 제도상의 문제 때문에 발생되는 것은 제도만 개선해도 과오를 줄일 수 있는데 이것조차 숨겨지고 같은 과오가 반복된다. 사회의 어느 분야보다도 의료에서는 사실 그대로 공표될 수 있고 공개적으로 개선책이 논의

될 수 있어야 한다. 의료 과오의 사례를 빠뜨리지 않고 모아서 분석하고 원인을 찾아 예방하자는 방책과 벌을 주어 예방하자는 것 중에서 어느 것이 효과가 있을 것인가는 자명하다.

의료가 투명하게 공개될 수 없는 환경에서 얼마나 우스운 일이 벌어지는가를 보여주는 예가 있다. 옛 군사 정권 시절 우리 나라에서 일년간 장티푸스가 한 건도 발생되지 않은 것으로 발표된 해가 있었다. 보건 당국이 이를 보건 정책의 성공으로 선전하는 것을 보고 실소를 금치 못했다. 병원에 한 달에도 몇 명의 환자가 입원해 있었는데, 그것이 보고되지 않은 것이다. 보고해야 할 의료기관의 보고 기피와 보건 당국의 보고가 없도록 하라는 은근한 압력이 합작하여 만들어진 희극이다. 이런 희극 공연을 즐기다가 21세기 첫해부터 이질한 데 당하고 있는 것이다.

정보화 기술을 활용하자

정보화 기술을 활용하면 의료 과오의 빈도를 단기간 내에 줄일 수 있을 것이다. 즉 정보통신 기술을 활용한 의료 과오 보고 시스템을 만들어 사례를 모아 분석하고 그 예방책을 신속히 전파하여 의료인과 국민을 교육시키면 상당한 의료 과오는 줄일 수 있을 것이다. 무엇보다도 의료 과오와 관련하여 의료인이 벌받는 두려움이 없이 자유롭게 정확히 상황을 공개할 수 있어야 한다.

환자에게 발생한 불행한 일이 의료행위와 관련이 없음을 입증할 책임이 의사들에게 있다는 우리 나라 대법원의 최근 판결이 의료사고를 줄이는 데 얼마나 도움이 될지 의문이고 많은 고난도의 의술을 위축시키지 않을까 걱정된다. 처벌 등 불이익에 대한 두려움이 없이 자기가 경험한 의료사고를 보고할 수 있는 환경을 만들어 가는 미국은 역시 경쟁하기 힘든 상대이다.

「이슈투데이, 2000. 7. 21.」

의료 감시 제대로 하자

　　보험 재정 적자 문제를 의사들에 대한 대대적인 감시로 해결하겠다는 것이 정부의 의도인 것 같다. 의료보험 청구에 대한 심사 강화로 누수를 막아 보험 재정을 보호하겠다는 것이다. 부당 청구 및 허위 청구 문제를 크게 부각시키는 의사 때리기는 작년 의료 파동 때 익히 보아온 터라 또 시작이구나 하는 생각도 든다. 준비 안된 의약분업을 밀어붙여서 생긴 보험재정 파탄의 책임을 의사들에게 뒤집어씌우자는 정부의 속셈도 엿보인다.

　　의료보험 재정을 보호하기 위해 정부와 보험기관이 의료 감시에 관심을 갖는 것은 어찌 보면 당연하다. 그러나 부당 청구, 허위 청구를 없애는 것이 보험 재정 보호 대책의 전부인 것 같은 현재의 접근 방법에는 문제가 있다. 다분히 의사 집단을 적으로 몰아 매도하면서 이 문제를 해결하려는 것은 잘못이다. 이 같은 접근이 허위 청구는 어느 정도 줄일 수 있을 것이다. 그러나 재정 보호 측면에서는 큰 효과를 기대할 수 없다. 허위 청구가 그렇게 많을 리가 없기 때문이다. 부당 청구도 코드를 잘못 적용한 경우가 대부분일 테니 제대로 코드를 찾아 청구하면 돈 나가는 것은 마찬가지다. 재정 안정에는 도움이 안 된다. 문제는 과잉 진료이다.

지금 같은 어설픈 의료 감시로 과잉 진료로 인한 보험 재정 손실을 막겠다는 것은 그 실효성이 의문이다. 미국에서 Office of the Inspector General's(OIG)의 발표에 따르면 1998년 메디케어 보험 급여의 약 7%가 적절하지 못한 것이었다고 한다. 미국 같이 의료가 발달되고 의사 수준이 높고 법 집행이 엄격한 나라에서도 7%라는 부적절한 진료가 시행되는 이유가 무엇인가? 이를 줄이기 위해 왜 일년에 약 1억불이라는 엄청난 돈을 쓰고 있는가? 그 덕분인지 1996년 14%이던 것이 2년 후 7%로 줄었다. 어떻게 해서 줄여가고 있는가? 미국도 경찰력을 동원하는가?

아니다. 부적절한 의료를 찾아내는 것은 의사들만이 할 수 있다. 싼 진료를 하고 비싼 코드로 청구한 것도 의학적으로 밝힐 일이다. 우리가 쓰는 용어로 과잉 진료와 부당 청구에 해당될 것이다. 미국의 해결 방법은 주로 교육이다. 극히 예외적인 범법 행위에 대해서는 의사면허 영구 취소 등 강력한 제재를 쓴다. 우리 나라에서는 당국이 이 문제를 의사들의 약점으로 들춰 여론 몰이하는 데 활용하는 정도이지 이를 해결하기 위한 근본적인 대책을 마련하는 데는 소홀히 해 왔다. 어떻게 하면 과잉 진료와 부당 청구를 줄일 수 있는지를 모르니 전가의 보도인 공권력만을 휘두르는 꼴이다. 이는 일과성으로 다룰 문제가 아니다. 정부와 보험 단체 및 의료계가 머리를 맞대고 좀더 조직적으로 접근해야 할 큰 과제이다.

과잉 진료나 허위 청구 및 부당 청구는 이로 인한 재정 적자가 문제가 아니라 환자를 놓고 비윤리적이거나 범법 행위를 한 것이기에 문제다. 그런데 수년 전부터 이 문제를 끄집어내 전체 의사를 매도하고 의사들을 곤혹스럽게 만든 정부가 이를 근절시키지 못하고 있는 이유를 생각해 보아야 한다. 하지도 않은 의료행위에 대해 고의적으로 허위 청구를 했다면 이는 범법 행위이니 말 그대로 사법 처리 대상이다. 고의성을 입증하여 사법 당국에 넘기면 된다. 부당 청구는 코드 적용을 잘못한 경우이니 이는 교육을 통해 대부분 해결할 수 있다. 이렇게 해법이 있는데 왜 계속 문제인가? 정부나 보험 단체는 이 문제를 해결할 능력이 없었다고 해석할 수밖에 없다. 특히 과잉 진료 문제를 해결하기에는 정부나 보험 단체로는 역부족임을 드러낸 것이고 최근의 공권력 동원도 한마디로 무모한 방법이다.

의사의 의료행위를 평가하여 과잉 진료를 추출하고 이를 없애고자 한다면 먼저 적정 진료 기준을 만들어야 한다. 적정 진료 기준이 없이 현재 같이 심사평가원의 상근 및 비상근 심사위원들이 마련했으나 공개적으로 검증되지 않은 심사 기준과 정리되지 않은 경험으로 과잉 진료를 지적해 내는 것은 그 자체가 문제이다. 더구나 의사가 아닌 심사평가원의 실무자들이 의료기관에 가서 실사를 하는 상황을 생각해 보자. 실사가 제대로 될 리가 없다. 의사들과 감정의 골만 깊게 할 뿐이다. 엉뚱한 의료의 왜곡을 가져올 수도 있다. 실사 과정에서 발생하는 낭비와 비리는 또 다른 문제를 야기할 수 있다. 과잉진료에 대한 이런 대책은 실효성이 의심되는 즉흥적인 것들이다. 결국 적정 진료 기준을 만들고 이를 교육하고(대부분 이 단계에서 해결이 가능하다) 이를 근거로 의료를 감시할 수밖에 없다. 그런데 정부는 순서를 거꾸로 하여 진료 기준도 없고 교육 노력도 없이 감시부터 하려는 것이다.

이 적정 진료 기준을 만드는 것 자체가 어려운 일이다. 기준을 만든다 해도 기준은 지속적으로 변하게 되고 환자에 따라 예외를 인정해야 하는 경우가 흔하다. 돈과 사람과 시간을 투자해야 기준을 만들 수 있고 시대변화에 맞게 적절하게 바꿔 나갈 수 있다. 힘든 작업이지만 이 길밖에 없다.

진료 기준(지침)을 마련하기 위해서는 먼저 의사단체의 도움을 받아야 한다. 심사평가원의 심사지침을 공개하고 이 지침의 타당성을 의사단체로 하여금 검증하게 하여야 한다. 의사협회와 그 산하 전문 학회에 특별 부서를 두어 적정 진료 기준을 지속적으로 생산해 내도록 해야 한다. 의사들에게만 맡길 수 없다면 보건산업진흥원이나 심사평가원에서 관장해도 된다. 여기에 들어가는 막대한 경비는 정부나 보험단체가 낼 수밖에 없다. 적정 진료 지침을 만들고 의사들을 교육하고 이를 기준으로 심사토록 해야 한다.

그리고 이를 보완하기 위해 의료 감시 제도를 도입해야 한다. 의료 감시는 의료인 중에도 고도의 훈련을 받은 의사만이 할 수 있는 일이다. 영국 등 외국에서 정년 퇴임한 경험 많은 교수들을 따로 훈련시켜 의료 감시에 활용하는 것은 이 일이 힘들기 때문이다. 우리도 심사평가원 내에 상설기구를 두고 경험 많은 정년 퇴임한 의대교수 등 의사를 훈련시켜 지속적으로 의료 감시를 하도록 하면 된다. 문제가 있는 기관 몇 개를 선택하여 그 의료기관에서 시행되는 의료행위에 대해 몇 달 간 집중적으로 검토하고, 교육으로 해결할 것은 교육으로 해결하고 사법적인 처리가 필요한 경우는 이를 고발 조치하는 적극적인 감시제도가 필요하다. 현재 같이 의료 자체에 이해가 부족하고 환자 상태에 대한 판단이 미숙한 심사원 직원으로 하여금 수사하듯이 접근하는 것은 그 자체의 문제가 더 크다.

그러나 과잉 진료 행위 감시보다 더 시급한 것이 있다. 의료도 아닌 것이 의료의 탈을 쓰고 보험 재정을 축내는 것부터 없애야 한다. 과학적으로 증명된 것이 아닌 것으로 환자들을 현혹시켜 병을 키우게 하는 수많은 유사 의료행위에 대한 보험 지출부터 막아야 한다. 또한 의료행위로 확실히 인정된 것이라도 보험에서 돈을 지불하지 않아도 되는, 즉 국민들을 질병으로부터 해방시키는 데 아무 도움이 안 되는 곳에 돈이 쓰여지지 않도록 해야 한다. 이런 것을 먼저

한 다음에 의사들의 과잉 진료 행위 등을 조직적으로 감시해야 한다. 그것이 순서이다.

간추리면 일부 의사의 부도덕성을 부풀려 여기에 의료정책 실패의 책임을 떠넘긴다 해서 보험 재정 지출증가 문제가 해결되지 않는다. 문제가 되는 비도덕적 의료행위나 부당 청구 같은 범법행위를 줄이고자 한다면 먼저 적정 진료 지침 개발을 제도와 재정으로 뒷받침하고 이를 교육하고 공적인 의료 감시제도를 도입하는 등 조직적으로 접근해야 한다.

「이슈투데이, 2001. 4. 16.」

의료 감사(監査) 제도 도입하자

자동차를 몰고 다니면 사고가 나기 마련이다.

의료에서도 마찬가지이다. 의료행위가 있는 한 의료사고는 전 세계 어느 의료기관에서든 발생한다. 의료 관련 소송에서 점차 의사와 의료기관들의 책임이 강조되고 있으며, 현재 논의되고 있는 의료분쟁조정법은 의료사고가 발생한 다음에 어떻게 합리적으로 처리하느냐에 초점을 맞추고 있다. 사후 처리보다 어떻게 하면 의료사고를 미리 예방하고 최소화하여 환자와 의사 양쪽을 모두 보호할 수 있느냐를 먼저 생각해야 한다.

의료에서 의료사고(불량품)를 줄여갈 방법이 무엇인가? 가장 먼저 할 일은 불량품 발생을 모니터링 하는 것이고 그 다음 그 원인을 밝히기 위해 의료 감사를 실시하는 것이다. 모니터링에서 의료 사고와 약품 부작용, 사이비 의료의 피해 등이 사실대로 보고되어 집계되어야 한다. 그 다음 이를 근거로 예방책을 세워야 한다. 그러나 이것은 우리 현실과 정서 상 실현되기 어렵다. 누가 자기 잘못과 남의 잘못을 당국(보건소)에 보고하겠는가? 혈액관리법에 의하면 수혈혈액 사고는 당국에 보고되어야 한다. 현실은 1년에 한 건 정도이고 그것도 외부에 노출되어 마지못해 보고한 것이다. 모든 수혈 사고를 집계하여 이를 토대로 예방책을 세운다는 입법취지가 우습게 됐다. 이게 현실이다. 모니터링이 안되면 선택할 방법은 '의료 감사' 뿐이다.

대한민국은 의료의 질을 논할 자격이 있는가?

의료행위를 평가하는 것을 직설적으로는 '의료 감사' 라 하고 돌려서 말하면 '적정 의료 평가' 라 하지만 그게 그거다. 감사나 평가나 의사들로서는 기분 나쁜 일이다. 의료 축에도 끼지 못할 대체의학 수준의 것이 법으로 인정되어 정식 의료행위로 둔갑해 있고 건강식품 정도의 약제가 치료약으로 둔갑해 국민을 우롱하고 있는 나라에서 그나마 믿을 만한 의사들의 의료행위를 평가해 따질 필요가 있는가? 새 희망을 얘기하고 덕담을 나누어야 할 신년 논단에 왜 하필 이런 욕먹을 논제를 들춰내느냐고 스스로 되새겨 보지만 새 정부가 구성되고 사회의 틀을 다시 짜 보자는 금년 신춘이 이 문제를 공론화할 적당한 때라고 판단된다. 의사들의 의료만이라도 국민들이 확실하게 믿을 수 있도록 만들어야 한다. 의료계가 짝사랑만 하고 있는 국민과 정부가 언젠가는 왜 의사들만이 필요한가를 느끼도록 만들기 위해서도 의료 감사 문제를 공론화해야 한다.

지난 10월21일 일본 교토에서 발행되는 '京都新聞' 에 믿을 수 없는 기사가 실렸다. 교토의 어느 공공 병원 검사실에서 과거 4년간 미생물 배양 검사를 실시하지도 않고 실시한 것처럼 보고서를 작성하고 막대한 의료보험금을 청구했다는 것이다. 이를 조사한 전문가에 의해 파악된 것은 검체의 도말 표본을 현미경 관찰하고 균이 보이지 않으면 배양하지도 않고 균이 자라지 않았다고 보고서를 작성했다는 것이다. 꼬리가 길면 잡힌다고 패혈증으로 죽은 환자의 사망원인을 밝히는 과정에서 들통이 난 것이다. 당장 그 검사실은 폐쇄되고 병원이 사죄한 것까지가 신문내용이다. 관계자의 자격증 취소 등 처벌과 환자에 대한 수억 원의 재정적 보상 등이 뒤따를 것은 명확하다. 그보다 더 큰 문제는 의료인과 의료기관을 바라보는 일본 국민의 불신이다.

일본 같은 경제 선진국에서 이런 일이 4년간이나 자행됐다는 것이 믿기 어려웠다. 담당자는 무엇을 잘못했는가? 하나는 현미경 관찰에서 음성이면 배양할 필요가 없다는 잘못된 의학적 판단이다. 둘째는 세균배양검사를 하지도 않고 배양한 것처럼 허위로 보험 청구한 사기 행위이다. 의료계와 일본 후생성이 어떻게 했어야 이런 일이 일어나지 않았을 것인가? 우리 나라에서 이런 일이 일어난다면 단시일 내에 밝혀 낼 수 있는가? 어려울 것이다. 누가 어떻게 밝힐 수 있는가? 여러 방책이 있을 수 있다.

표준(평균) 진료가 적정 진료인가?

표준(평균) 진료 수준을 정하고 이를 기준으로 적정 진료 여부를 판단하려는 시도도 그 중 한 가지이다. 보험 당국은 제왕절개술의 빈도를 병원별로 조사하여 어느 병원에서 비정상적으로 많이 실시한다거나 감기 약 처방이 병 의원마다 크게 다르다는 점을 문제삼으면서 '적정 진료' 라는 말을 등장시켰다. 보험 재정을 보호하기 위한 방편으로 문제삼는 것이다. 이 경우 적정 진료는 적정 의료비를 뜻한다. 그러나 적정 의료비 발생이 적정 진료의 기준이 될 수

는 없다. 더구나 개개 환자의 보험 청구 심사에 활용해서는 안 된다. 개개 환자
는 어디까지나 개인이다. 평균 등 통계가 적용될 수도 있고 아닐 수도 있다. 어
느 병원이 제왕절개술의 빈도가 높다든지 어느 의원의 감기 처방이 도를 지나
치게 많은 약을 포함했다면 먼저 대표적인 기관을 선정하여 철저하게 의료 감
사하여 그 원인을 밝혀 그런 진료가 적정했는지를 판단하는 것이 순서이다. 그
결과에 따라 보험료를 삭감하든지 불법성이 있으면 형사 고발을 하든가 했어
야 했다. 단순 통계로 다른 의료기관과 다르다는 것만으로 매도하고 의료비를
삭감하는 것은 근거가 희박하다.

　　의료만큼 통계를 자주 들먹이는 분야도 드물지만 의료에서는 통계가 제시
하는 적정범위를 벗어난 소수의 사례가 항상 문제이다. 개개 환자를 놓고 보면
통계가 적용되지 않는 경우가 비일비재하다. 평균 진료로 충분한 환자라도 그
다음날 전혀 예외적인 모습으로 변할 수 있다. 이를 뼈저리게 경험한 의사는
예외적인 환자를 염두에 두고 진료하게 된다. 평균치는 어디까지나 참고사항
이다. 보험 당국의 통계에 근거하여 만든 적정 진료 지침을 제시하고 이를 따
르도록 하고 더구나 이것을 근거로 보험료 청구를 조정하는 것은 보험 재정을
보호하는 목적으로는 가능할지 모르나 의료 현장의 실태가 반영되지 않을 가
능성이 많고 의료의 평가나 질 향상이나 의료사고 예방과는 거리가 있다.

전문가에 의한 '의료 감사'를 하고서 의료를 평가하자

　　이제는 좀더 성숙한 방법으로 이런 문제를 다룰 때가 됐다. 의료 평가는 이
런 예외적인 모든 경우를 이해하는 전문가들에 의해 실시되어야 한다. 의사가
환자를 놓고 고심하여 진료한 것을 평가하려면 그 의사보다 더 높은 의학적 지
식과 경험을 갖고 더 많이 고심해야 적절한 평가를 할 수 있다. 우리 나라 병원
의 제왕절개술 평균율을 기준으로 삼아 수술을 많이 했다고 할 것이 아니라 경

험 많은 원로 산부인과 의사 3명만 일주일간 투입하여 그 병원의 수술 기록을 모두 평가하면 된다. 즉 '의료 감사' 다. 이런 현장 감사에 근거한 개선책이 나와야 의료 불량품(사고)도 예방할 수 있고 적정 진료를 벗어난 과잉 진료라고 청구금액을 삭감할 수도 있을 것이다.

의료 감사 제도를 도입하는 데는 의사들을 포함한 당사자들과 당국의 폭넓은 이해가 선행되어야 한다. 의료사고의 집계가 비교적 투명하게 이루어지고 있는 선진 외국에서 입원환자가 병원감염으로 사망하고 인공호흡기 잘못 조작으로 환자가 사망한 사건 등 부적절한 의료로 사망하는 환자 수가 교통사고 사망자 보다 많다는 보고를 우리 나라 사정과 다르다고 무시할 수는 없다.

국민과 정부도 의료 불량품이 존재할 수 있다는 것을 이해해야 한다. 자동차의 불량품에 대해서는 그 존재 자체를 인정하고 불량품을 줄이기 위해 정부가 투자하여 성능검사 시설도 만들고 정기적인 점검도 한다. 그러나 의료의 불량품은 그 존재 자체를 인정하려 하지 않고 불량 의료라는 의심이 있으면 이를 전체 의료를 매도하는 데 이용할 뿐 이를 최소화시킬 제도를 마련하지 않는 것은 잘못이다. 정부는 의료 불량품을 줄일 제도를 마련하고 기능하도록 투자를 해야 한다.

의료기기나 약도 사람이 만든 것이고 의료인도 사람이고 의료도 사람이 하는 일이기 때문에 최선을 다한다 해도 일정 비율의 의료행위는 불량품일 수 있다는 것을 당국이나 의료인, 환자 모두가 인정해야 한다. 이런 인정 위에서 무엇이 의료 불량품인지 그것이 얼마나 되는지 알 수 있는 방법과 그것을 줄여갈 '의료 감사' 제도를 마련하자는 것이다.

'의료 감사'는 어떻게 해야 하는가? 전문가들이 의료기관을 방문하여 몇몇 의료행위에 대하여 집중 검토하는 것이다. 약 처방이나 검사 의뢰 등 의료행위의 타당성을 검토하는 것이다. 감사받는 것은 기분 나쁜 일이고 의료인이나 의료기관이 환영할 리 없다. 그래서 감사결과는 교육적인 차원과 의료의 질 향상에만 이용한다는 것이 철저하게 지켜져야 한다. 의료인 스스로가 의료의 질 향상과 의료인 자신을 보호하기 위한 자율적인 제도로 정착되어야 한다. 정부는 대한의사협회가 이런 일을 하도록 위임하고 법으로 보장해 주면 된다.

「메디칼 옵저버, 2003. 1. 16.」

불량 의료를 줄이는 방법

"아무리 우수한 사람을 모아 놓은 집단이라 해도 낙오자가 생기고 아무리 정성들인 일이라 해도 결과의 일부는 믿을 수가 없다"는 일반적인 통념이 그렇게도 정확하게 여러 경우에 적용되는 것은 참으로 불가사의한 일이다. 잘못되는 비율이 5%라고 흔히들 말하나 이는 사례마다 다르고 최근 각 분야에 질 향상 프로그램이 시행되면서 불량률은 현저히 낮아졌지만 불량품이 존재하는 것에는 변함이 없다.

의료에서도 마찬가지이다. 대학병원의 오진율이 5%라든지 같은 검체에 대한 검사 결과가 병원마다 달라 믿을 수 없다는 말을 흔히 듣는다. 영국 같은 의료 선진국에서도 병리의사에게 같은 조직표본을 보내 판독을 의뢰한 결과가 30%는 학술적으로 오류였다. 여기서 먼저 의사들이 말하는 오진이 정확히 무엇을 말하는지를 이해해야 한다. 예를 들어 '빈혈'은 진단명이 아니다. 빈혈을 가져오는 원인 질환은 수백 개나 되고 진단명에 빈혈이란 단어가 들어가는 병명도 백여 개 이상이다. 이 빈혈이 있는 환자에 대해 의사가 오진했다면 그 수백 개 중에서 알아내지 못했다는 것이다. 환자에게는 해가 없는 경우가 대부분이다. 그래도 오진은 오진이고 환자에게 나쁜 영향을 줄 수 있다.

즉 어떤 측면에서는 오진 자체보다 의료행위 과정에서 발생하는 과오가 더 큰 문제라는 것이다. 일본 동경대학교병원에서 입원환자가 병원감염으로 사망하고 지난달 또 다른 대학병원에서 인공호흡기 잘못 조작으로 환자가 사망한 사건 등은 오진의 문제가 아니다. 의료의 불량품이 일정비율로 있음을 뜻한다.

그러나 사람들은 자동차의 불량품에 대해서는 불평하지만 불량품 존재 자체는 있을 수 있는 것으로 받아들인다. 불량품을 줄이기 위해 정부가 투자하여 성능검사 시설도 만들고 정기적인 점검도 한다. 그러나 의료의 불량품은 그 존재 자체를 인정하려 하지 않고 만일 불량한 의료라는 의심이 있으면 이를 크게 문제삼기만 한다.

이는 의료가 무엇보다도 소중한 생명을 다루는 것이기 때문에 그렇게 바라는 것이다. 하지만 의료인 스스로가 의료는 완벽한 것이고 의사의 의료행위는 불가침이라는 독선에 빠져 도대체 실수라는 것은 있을 수 없다고 강변해왔기 때문에 일반인들이 그렇게 믿고 있는 면도 있다. 의료에는 잘못이 없어야 하고 없는 것으로 믿고 싶은 것이다. 그러니 의료사고 발생을 최소화하는 정책개발도 소홀히 해 왔다.

그러나 의료인도 사람이고 의료도 사람이 하는 일이기 때문에 최선을 다한다 해도 일정 비율의 의료인과 의료행위는 불량품일 수밖에 없다는 것을 의료인이나 환자 모두가 인정해야 한다. 이런 인정 위에서 불량품을 줄이도록 노력하는 것이 불량품 문제를 해결하는 가장 일차적인 접근 방법이다.

의료에서의 불량품을 줄여나가는 방법이 무엇인가? 인력이 불량한 경우의 해결책은 교육이다. 일반적으로 투자라고 하면 시설 건물 기기에 대한 것을 의미하지만 교육훈련에 대한 투자만큼 효과적인 투자는 없다. 특히 의료행위는 대부분 사람의 판단에 의존하고 최근 의학과 의술의 발달이 가히 초고속이기 때문에 면허를 받기 위한 교육과정에서 배운 것의 수명이 그렇게 길지 않다. 그러므로 의료인의 졸업 후 교육과 평생교육에 대한 투자를 해야 한다. 그래서 불량한 의료 인력이 발생되지 않도록 해야 한다. 의료인 자신도 투자해야 하지만 정부와 사회도 이를 도와야 한다. 의료 선진국들이 의료인의 평생 교육에 투자를 하고 교육비를 세금감면 처리 해주는 이유가 공익을 위한 것이기 때문이다.

의료 불량품을 최소화하기 위한 여러 가지 제도도 도입해야 한다. 그 중에 선진국에서 일부 실시되는 것이 의료감사 제도와 의료 질 확인 제도이다. 이들 제도는 몇몇 의료행위에 대하여 정기적인 검토를 전문가로부터 받는 것이다. 약 처방이나 검사 의뢰 등 의료행위의 타당성을 검토 받는 것이다. 의료행위를 평가받는다는 것에 대해 의료인이면 누구나 거부감을 가진다. 그러나 감사결과를 교육적인 차원과 의료의 질 향상만을 위해 이용한다는 것이 전제되고 결국은 의료인 스스로를 보호한다는 것을 이해하게 되면 우리 나라에도 자율적인 제도로 도입할 수 있다.

의료 질 확인 제도는 몇 가지 의술에 대하여 그 성취도를 평가하는 것이다. 검사결과에 대한 확인제도는 많은 나라들이 실시하고 있고 우리 나라에서도 30년 전부터 임상병리검사에 대하여 외부평가를 실시하여 그 신뢰도를 유지하고 있다.

그런데 무엇보다도 중요한 것은 환자 한사람을 놓고 일어나는 많은 의료행위가 의사에 의해 오케스트라처럼 지휘되어야 한다는 것이다. 즉 의료 팀의 구성과 관리이다. 의사의 의견이 의료의 구석구석까지 미치지 못하면 이는 지휘자 없는 오케스트라와 같다.

나를 진찰한 의사는 믿을 만한 의사인가? 내 약을 조제한 약사는 믿을 수 있는가? 내가 먹는 이 약에는 그 성분이 충분히 들어 있는가? 내게서 채취한 혈액은 제대로 검사되는가? 병석에 누워 있는 환자는 이런 모든 의문 때문에 더욱 고통스럽다. 이런 환자를 안심시킬 수 있는 완벽한 의료 팀이 필요하고 이들의 의료행위를 객관적으로 평가하는 시스템이 필요하다.

의료인이라 하여 만능일 수 없고 언제나 실수할 수 있다는 것을 겸손하게 인정하고 이를 위한 대비에 게을리 하지 않는 것이 의료계가 지금 해야 할 큰 과제이다.

인터넷이 의사들의 이런 노력을 쉽게 해줄 전망이다. 의료인들의 평생 교육이나 의사들끼리 상호 자문 그리고 의료정보의 공유를 통해 의료의 질을 향상시킬 수 있을 것이다. 또한 의사들의 의료 팀 지휘에도 인터넷이 활용될 수 있을 것이다. 정부도 이런 의료의 질 향상에 관심을 두고 적극적인 제도 마련과 의료인 평생 교육에 배려와 투자를 해야 한다.

그러나 의료사고를 줄이기 위해 무엇보다도 먼저 선행되어야 할 것은 확인되지 않은 알량한 지식으로 인명을 다루는 것이 얼마나 큰 범죄인가를 환자를 대하는 모든 인력 뿐 아니라 전 국민이 인식하는 것이다.

「이슈투데이, 2000. 10. 28.」

오퍼상 의료와 의료비

'오퍼상 의료'란 말은 우리 나라 의료를 비하하기 위해 붙인 것은 아니다. 우리 의료 현실을 직설적으로 표현하여 심각함을 같이 느끼자는 것이다. 검은 고양이든 흰 고양이든 쥐를 잘 잡으면 된다는 등소평의 주장은 의료에서 성서 말씀과 같이 지켜져야 한다는 것에 동감한다.

우리 나라 인문학, 어문학, 사회과학, 자연 과학, 심지어는 일부 예술까지 오퍼상의 틀을 벗어나지 못한 분야가 대부분인 판에 더구나 의료가 오퍼상 의료라 해서 나무랄 것이 하나도 없다. 오히려 어려운 여건에서 서양 의학을 도입하여 오늘의 의료 수준을 만든 것은 전적으로 오퍼상 의학자, 오퍼상 의료인, 오퍼상 의료 사업자의 덕분이다.

그래도 최근 의료보험 재정 파탄 문제를 보면서 질이 높은 오퍼상 의료에 너무 많은 돈을 지불해야 하는 우리 처지가 안쓰럽고 오퍼상 의료의 피해를 최소화할 길이 무엇인지 같이 생각해 보자는 뜻으로 붙인 글 제목이다.

오퍼상 의료의 당위성과 우수성에는 이론의 여지가 없다

치료법의 효과는 가능성의 문제이다. 아무리 악성 질병이라 해도 자연 치유가 가능하다. 치료 안 하고 그대로 둬도 낫는 경우이다. 또 아무리 우수한 치료법이라도 100% 모든 환자를 낫게 하지는 못한다. 몇 명에게는 효과가 없을 수 있다.

실상과 유사한 가정을 해 보자.

〈치사율이 높은 A라는 병이 있다. A병을 앓고 있는 환자 100명을 치료 안 하면 그 중 10명은 살아 남고 나머지 90명이 목숨을 잃는다. 이 환자들에게 민간 요법으로 치료하면 20명이 더 살아 남아 30명이 목숨을 건질 수 있다. 민간 요법을 좀더 정리 발전시킨 동양의학으로 치료하면 30명을 추가하여 60명의 생명을 살릴 수 있다. 현대의학, 즉 오퍼상 의료로 치료하면 90명을 살릴 수 있다. 특히 최근에 개발된 비싼 약을 쓰니 95명을 살렸다.〉

이런 질환에는 당연히 오퍼상 의료인 현대의료를 사용할 수밖에 없다. 오퍼상 의료 중에도 5명을 더 살릴 수 있는 비싼 약을 쓰는 치료법을 선택할 수밖에 없다. 이런 의료의 선택은 극히 상식적인 일이다. 여기에 오퍼상 의료가 어떻다고 시비를 건다는 것 자체가 바보 같은 일이다.

문제는 돈, 즉 의료비용이다

돈은 없으나 최상의 치료는 받아야 한다는 모순 속에서 최선의 선택은 무엇인가? 돈이 별로 안 드는 민간 요법으로 치료하여 요행을 바라보고, 안되면 돈을 좀더 들여서 동양의료로 해보고, 또 안되면 비싼 현대의료로 단계적으로 치료할 것인가? 아니면 치료비가 비싸도 처음부터 치료 가능성이 높은 현대의료로 치료할 것인가? 어느 과정을 밟는 것이 국민 개인 및 국가 전체의 의료비를 줄일 것인가?

당연히 비싸도 치료 처음부터 효과가 높은 치료법을 써야 경제적이다. 그런데 우리 국민의 상당수와 심지어는 국가 보건 정책 당국까지도 국민들이 단계적인 접근을 하도록 조장하고 있다. 돈이 넉넉하다면 그리고 병이 진행되지 않고 여러 치료법을 시도할 때까지 기다려 준다면 단계적인 접근도 좋을 수 있다. 그러나 단계적 접근은 경제적으로 넉넉하지 못한 대부분 환자들을 초반에 탕진하게 만들고 병을 키우게 한다. 정작 효과 높은 오퍼상 치료의 의료비는 감당할 수 없게 된다.

여기서 오퍼상 의료의 문제점이 부각된다. 민간 치료, 동양의료 그리고 현대의료라는 단계적 접근을 선호하게 만든 책임은 일차적으로 국민 각자와 정부에 있지만 오퍼상 의료에도 그 책임이 크다. 효과 높은 현대의료를 국민 주머니가 감당할 수 있게 공급하지 못하는 주된 이유가 바로 오퍼상 의료이기 때문이다. 오퍼상 의료의 가격은 우리보다 연 소득이 3배 이상 많은 나라 사람들이 결정하니 우리 주머니가 감당하기 어렵다. 이 오퍼상 의료를 탈피하지 않고는 치료 효과가 낮은 민간치료법과 동양 의료의 늪에서 국민들의 재산과 건강을 구해 낼 수가 없다.

비싼 오퍼상 의료를 우리 국민이 감당할 수 있도록 정착시켜야 한다

어떻게 하면 질 높은 오퍼상 의료를 우리가 감당할 수 있는 것으로 만들 수 있을까? 기초의학 연구에 투자해야 한다든지 생명과학 산업을 육성해야 한다든지 하는 말은 신물이 나게 들어온 말이다. 지난 30여 년간 의학자나 정부 정책 당국자의 주장과 계획을 수도 없이 들어온 터이지만 아무 것도 나아지는 것이 없이 아직도 현대의료의 대부분을 오퍼상 의사와 의료 산업이 담당하고 있다. 무엇을 잘못하고 있는가?

잘못은 바로 우리 자신의 머리 속에 있다. 국내 의학 연구 수준을 높이고 의료 산업을 발전시키자는 사람들 자신이 대표적인 오퍼상 의학자들이고 오퍼상 의료 산업으로 부를 축적한 사람들이니 오퍼상의 매력에서 벗어나지 못하기 때문이다. 우리 모두가 오퍼상 의학 연구 와 의료 산업에 몸과 정신이 찌들어 버렸다. 교육과 훈련은 미국에서 받았어도 머리 속은 우리 것일 수 있을 텐데 사고까지도 오퍼상에 찌든 것이다.

우리 머리가 오퍼상 기질에 찌든 사례는 구석구석에 있다. 결정판이 SCI 등재 논문을 우상처럼 받들고 국내 문헌은 처다보지도 않는 우리들 자신이다. 특허 시효가 지난 약을 국내 제약회사가 합성해도 그 효과를 평가하여 오리지널 제품과 차이가 없다는 것을 평가 확인하는 일을 천시한다. 효과가 같다는 것을 누군가가 확인해 주어야 의사들이 마음놓고 국산 약을 쓸 텐데 아무 데서도 안하는 것이다. 국내 의학자들은 이런 일 해봐야 대학에서 학문적 업적으로 평가해주지 않으니 연구할 매력이 없다. 더구나 연구비를 대주는 정부 단체들은 세계 최첨단만 읊조리고 있다.

국내에서 개발한 인공 심장을 미국보다 1개월 앞서 이식 수술한 것은 오퍼상 의료에 찌든 우리에게 희망을 준 쾌거이다. 그러나 이런 업적을 놓고 이것이 세계 최초냐 아니냐 또는 국내에서 처음 하는 것이냐 아니냐로 설왕설래하는 것을 보고 의료계뿐 아니라 사회 각 분야까지 오퍼상의 병폐가 뼈 속까지 스며들었다는 공포감을 느낀다. 우리 손으로 만들어 우리 손으로 환자에게 이식했다는 것 자체가 얼마나 큰 업적인가?

오퍼상 의료가 치료 효과를 95%까지 올렸다면 그 효과를 97%나 98%까지 높이기 위한 것이 최첨단 연구이다. 우리는 주제 파악도 없이 이 2~3%에 매달리고 있다. 먼저 할 일은 오퍼상 의료가 끌어올린 의료비를 우리 수준에 맞게 낮추는 일부터 해야 한다. 이에 대한 연구와 산업 개발은 우리 나라에서 극히 현실적이고 필요하다. 인공심장 개발이 그 가능성을 보여 준 것이다.

정부는 오퍼상 의료의 높은 신뢰도를 유지하면서 오퍼상 의료에 의한 의료비 상승을 최소화하도록 하는 정책부터 펴야 한다. 국민들이 오퍼상 의료비를 대는 데 허덕이는데도 보건 정책은 오퍼상 의료의 또 다른 피해자인 의사들만 쥐어짜고 있다. 학자들은 세계 최초만 꿈꾸고 정부는 첨단만 장려한다 해서 해결되지 않는다. 의사들에게 값싼 현대의료의 약과 의료기기를 공급해 주는 일부터 해야 한다. 이런 식으로 가다가는 앞으로 3세대, 즉 100년 이내에는 오퍼상 의료에서 벗어나기 힘들 것이라는 자조 섞인 평가가 사실이 아니길 바랄 뿐이다. 오퍼상 의료 때문에 국민도 의사도 모두 고달프다.

「이슈투데이, 2001. 7. 7.」

의료행위,
근거에 의한 의사결정의 연속

　　의사들이 환자를 진료하는 과정을 살펴보면 연속된 의사결정에 의해 진행된다. 얼굴이 창백한 환자를 보고 이 환자의 병이 철 결핍성 빈혈이라 진단하고 치료약을 투여하고 그 효과를 보고 진단을 뒤돌아 확인하는 등의 의료행위는 모두 근거를 활용한 연속된 의사결정 행위이다. 의료행위가 아닌 보건의료정책도 마찬가지이다. 성인들이 B형 간염 예방 주사를 맞게 할 것이냐 하는 정책은 예방 주사의 효과와 경제적인 부담 등을 분석한 근거를 활용한 의사결정으로 만들어진다.

근거 중심 의료(evidence-based medicine)란

현대의학은 과학에 바탕을 두고 있고 의료는 과학적 근거를 토대로 이루어지는데 왜 새삼스럽게 근거 중심 의료라는 말이 생기고 이것이 의료의 새로운 패러다임이라고까지 포장되고 있는가? 이는 수많은 의료정보에 쉽게 접근할 수 있는 정보화 사회에서 이들 정보를 쉽게 의료행위의 근거로 활용될 수 있게 됐기 때문이다. 신뢰할 수 없는 경험에만 의존한 의사결정 대신에 근거에 의한 의사결정이 가능해진 것이다. 또한 의료에 대한 사회의 기대 수준이 높아지고 의료가 과학화되면서 의료행위에 필요한 의사결정(판단)은 신뢰할 수 있는 근거 중심의 접근법을 따를 수밖에 없게 됐다. 분석 평가되지 않은 단순한 개인 경험에 의한 의사결정, 즉 의료행위는 신뢰를 잃은 것이다.

근거(evidence)란?

근거는 진리 또는 사실이라고 할 수 있다. 그러나 근거라는 말은 사실 자체를 지칭할 뿐 아니라 그것이 활용된다는 의미를 내포한다. 즉 의사결정을 하는 데 기준으로 활용된다는 뜻이 포함되어 있다. 의료에서 이루어지는 수많은 결정과 판단의 기준이 될 수 있는 것을 근거라 할 수 있다. 그래서 근거의 가치나 근거일 수 있는 조건은 그 자체보다는 근거를 요구하는 상황에 의해 결정된다.

모든 정보가 의사결정의 근거가 될 수는 없다

정보가 근거가 될 수 있는 일반적인 조건은 신뢰성이다. 의료에서의 의사결정은 사람을 대상으로 한 것이다. 그래서 엉터리 근거에 의한 의사의 잘못된 결정은 환자의 생명을 위해할 수 있다. 의사의 분석 평가된 경험도 근거가 된다. 실험 결과나 집단의 통계 등도 근거이다. 그러나 이들 경험, 연구 결과, 통계 등은 그 신뢰도가 평가되어야 한다.

빈혈이라고 판단하려면 혈색소라는 혈액 성분을 측정하여 그 양이 12g/dL 이하라는 기준 근거가 필요하다. 이 기준을 사용하여 혈색소가 10g/dL인 환자를 빈혈이 있다고 진단한다. 그런데 문제는 12g/dL 이하라는 판단 기준과 이 환자의 혈색소 양이 10g/dL라는 것 자체의 신뢰도이다. 실상은 절대적으로 신뢰할 근거란 있을 수 없다. 100% 정확한 진단을 할 수 있는 근거를 제공하는 검사도 있을 수 없고, 100% 완치시키는 약도 있을 수 없다. 그래서 근거의 신뢰성은 확률의 문제이다. 의사의 역할은 가장 확률(신뢰도)이 높은 근거를 찾아 활용하는 것이다.

100명의 환자에게 약을 투여하여 50명을 치료한 약제와 90명을 치료한 약제 중에서 90명을 치료한 약제를 선택하여 치료하는 것이 의사의 소임이다. 가끔 TV의 건강 프로그램에서 의사 아닌 사람들이 무슨 병에는 무슨 약이 좋다는 말을 천연덕스럽게 하는 것을 듣는다. 대부분은 근거가 희박하거나 그보다 몇 배 좋은 약이 있는데도 말이다. 의사는 최선의 약을 선택할 의무가 있고 이는 근거에 의해 이루어진다.

그래서 의사결정에 필요한 근거는 대부분 통계적, 계량적 방법을 사용한 연구 논문에서 얻는다. 근거가 필요할 때 이와 관련된 연구 문헌을 어렵게 겨우 한두 개 찾아 정보를 얻던 때는 믿을 수 있는 것인지 의문을 가질 새도 없이 의사결정의 근거로 활용해 왔다. 그러나 각 분야 별로 연구 논문과 전문가들이 많아지고 이들이 생산하는 수많은 정보를 쉽게 얻게 됐다. 한편 정보의 소화 불량도 생기기 시작한 것이다. 정보들끼리 서로 상충되기도 하고 같은 의미의 정보라도 신뢰도가 달라 이들 정보가 근거로서 가치가 있는가를 평가해야 하고, 근거가 될 만한 정보를 골라야 하는 부담이 생긴 것이다.

정보화로 제공된 근거의 신뢰성과 효용성

정보화는 수많은 정보를 모으고 이를 분석하여 근거를 만드는 작업을 쉽게 했다. 컴퓨터에 의한 의사결정 시스템이 개발됐고 앞으로 더 믿을 만한 것이 만들어질 것이다. 그러나 문제는 분석에 사용된 개개 정보의 신뢰성이다. 즉 환자 백만 명의 진료 내용을 정보화 기술로 분석하여 의사결정에 필요한 여러 가지 근거를 만들어냈을 때 백만 명 환자 개개인의 진료 자체가 엉터리였다면 아무리 좋은 정보화기법이나 통계기법을 사용해서 얻은 기준이라 해도 쓸모가 없다. 정보화가 의사결정에 참고할 만한 근거를 쉽게 제공할 수는 있지만, 그 근거의 신뢰성은 개별 정보를 산출하는 매일 매일의 일상 생활의 진실성에 의해 결정된다.

설사 신뢰할 만한 근거를 만들어냈다 해도 이를 의사 앞에 앉아 있는 특정 환자에게 적용할 수 있는가를 판단하는 것은 또 다른 의사결정이다. 근거의 효용성은 이를 활용하는 의사에 의해 결정될 수밖에 없다. 즉 정보화 사회라 해도 의사들의 진실된 일상적인 의료행위가 믿을 수 있는 근거를 만들어내고 이 근거를 활용한 의사결정이 환자에게 도움이 되느냐 하는 것도 의사에게 달려 있다.

근거가 튼튼해야 의료의 질이 높아진다

이렇게 의사결정 근거의 신뢰성과 효용성을 따져야 의료의 질이 높아진다. 이는 의료의 각 분야에서 이루어져야 한다. 의사, 한의사, 약사, 간호사 등 의료 관련 인력뿐 아니라 환자까지도 의료행위가 근거에 의해 이루어지는가 그리고 그 근거는 믿을 수 있는 것이냐까지 따져 보아야 한다. 특히 인터넷 건강 의료 사이트의 수많은 정보가 근거가 있는 것인지를 의심해 봐야 현혹되지 않는다.

「이슈투데이, 2000. 6. 25.」

의료 일원화의 당위성과 추진 방안

1. 왜 의료 일원화가 필요한가?

1) 의료는 한 가지뿐이다.

사람 몸이 하나인 것 같이 인간 전체를 한 개체로 다루는 의료도 하나여야 한다. 쉽게 말해 사람이 건강 문제가 생겼을 때 만나야 할 사람은 무조건 의사여야 한다. 의사에게 갈까, 한의사에게 갈까, 약국에 갈까를 각자 환자들이 결정해야 하는 현재의 우리 의료제도는 국민을 혼란에 빠뜨리고 있으며 이는 심각한 국민 건강 위해(危害)환경을 국가제도가 만들어 놓고 국민을 함정에서 헤매게 하고 있는 상황이다. 또한 국민 의료비의 낭비 등으로 경제적인 손실도 막대할 것이다. 더구나 각 직종들이 서로 생존을 위해 경쟁해야 하는 제도를 만들고 이를 국민들에게 밥그릇 싸움으로 비치게 만들어 국민의 불신을 조장시킨 것도 결국은 국가 제도이다. 공급자를 다양하게 하면 소비자에게 유리할 것이라는 일반 경제 논리는 의료에서는 성립되지 않는다. 의료는 소비자가 선택할 수 있는 상품이 아니다.

2) 한의학이 과연 국민 건강에 얼마나 기여하고 있는가? 기여할 수 있는가?

이런 아주 단순한 질문에 답할 수 있는 연구 결과를 가지고 있지 않다. 그러나 어느 물건이나 제도 및 단체의 필요성을 이해하려면 그것이 없어졌을 때 어떤 아쉬움이 있는가를 살펴보면 될 것이다. 즉 한의학이 우리 나라에 없을 때 무슨 문제가 발생할 것인가? 좀더 직접적으로 말하면 국민 평균 수명이 낮아질 것인가? 한의학 치료를 받지 못해 사망하는 예가 얼마나 될 것인가? 병이 악화되는 예가 얼마나 될 것인가? 한의과대학이나 한의사가 없는 스위스나 스웨덴의 국민 평균 수명이나 국민 건강이 우리와 비교하여 어떤가? 어느 조사라도 좋다. 좀더 과학적인 신뢰성 있는 조사 연구가 있어야 한의학이 국민 건강에 기여하는 실상을 알 수 있을 것이다. 좀더 연구가 진행된다면 국민들이 내는 의료비와 우수한 고등학교 졸업자들을 투입하는 것에 상응하는 기여를 한의학이 국민에게 제공하고 있는가 등이 평가될 것이다.

동양(중)의학을 비교적 범국가적으로 교육하고 시행하고 있는 중국의 실상을 좀더 적극 적으로 파악해볼 필요도 있다. 한동안 신비의 마취술로 매스컴의 각광을 받았든 침술 마취가 중국에서 실제로 얼마나 사용되고 있는가? 사용되지 않고 있다면 그 이유는 무엇인가? 그렇게 많은 연구인력을 투입하여 발전시켜온 중국의 중의학이 현재 어떤 방향으로 가고 있는가? 중국의 중심의학으로 발전하는가? 아니면 점차 그 설자리를 잃어가고 있는가? 그 이유는 무엇인가?

한의학과 한약을 좋아하는 국민이 아직도 있으니까 이 제도를 두어야 한다든지 우리 국민의 몇 퍼센트가 한약을 먹어본 경험이 있다든지 하는 통계는 국민 건강에 대한 기여도와는 상관없이 오히려 국민 건강과 경제의 위해 요소일 수도 있다. 이상의 문제에 대해 좀더 적극적인 검토가 있어야겠다.

3) 그러나 우리의 전통의학에 무언가 있다면 이는 발전시켜야 한다.

의료의 바탕은 과학이다. 과학성이 결여된 의료는 사이비 의료이다. 진단하고 치료하는 모든 의료행위에는 근거가 있어야 한다는 것은 만고의 진리이다. 한의학도 의료로서 활용되려면 과학적 근거가 있어야 한다. 근거가 확실하기 전까지는 의료행위로서 인정되어서는 안 된다. 성서(成書)로 받들어지고 있는 동의보감(東醫寶鑑)이 의료행위의 근거가 되기에는 취약한 부분이 많다. 동의보감의 내용을 현대 의약품의 인정과정에 대입하여 검증할 때 과연 몇 가지나 살아남을지 의문이다. 더구나 이들의 효과가 다른 의료행위나 약제에 비하여 어떤가를 비교 판단한다면 더구나 우려되는 부분이 많다. 최근에 일본 후생성이 한약제 '소시호탕(小柴胡湯)'의 부작용으로 1994년 이후 88명이 간질성폐렴의 부작용을 경험했고 그중 10명이 사망했다는 보고를 한 바 있다. 이 사례가 시사하는 것은 이런 부작용을 확인하고 그 병리를 밝히는 것이 현대의학에서 이루어진다는 점이다.

2. 일원화 단계

필자의 의견은 지금 당장이라도 일원화를 시작해도 된다고 본다.

1) 의사면허를 하나로 한다.

의사면허는 하나여야 한다. 이는 환자가 건강에 문제가 있어 만나야 하는 면허를 가진 직종은 하나여야 하기 때문이다. 그리고 그 면허는 최소한 일정한 의료능력을 가졌다는 것을 보증하여 국민이 신뢰할 수 있도록 하여야 한다. 그러려면 현재의 의사와 한의사의 면허를 합쳐 의사로 하고 면허 표시를 한의사의 경우 '의사(한의학)'으로 하면 된다. 만일 한의사 중에서 현재의 의사와 같은 서양의학의 의료를 주로 하겠다면 일정기간의 훈련을 거치도록 하면 된다. 그리고 현재 의사로서 한의학 진료를 하겠다면 일정 시간 이상의 한의학 연수교육 과정을 거쳐 한의학을 의료에 활용하도록 하면 된다. 다행스럽게도 현재의 한의과대학의 교과과정과 의과대학 교육과정의 많은 부분이 같기 때문에 한의사가 의사노릇하기 위한 보충 교육이 그렇게 힘들다고 보지 않는다. 의사로서도 마찬가지이다. 한의학의 고유한 의료를 진료에 도입하고자 하면 어느 의사에게나 한의학 교육받는 것이 그렇게 큰 부담이 되지 않을 것이다. 필자의 대략적인 추정으로 한의사에게 의학교육을 200여 시간, 의사에게 한의학교육을 약 100여 시간만 실시하면 대체적으로 상대의 의료기술 중 어느 것이 활용 가능성이 있겠다는 감을 잡게 할 수는 있을 것이다. 그 다음은 각 개인이 노력할 탓이다.

2) 의학교육에 한의학 교육을 추가한다.

의사 교육 과정에 한의학교육 과정을 추가하여 의사가 된 의과대학 졸업자는 어느 쪽이나 일정 이상의 의료 시술능력을 갖추도록 하면 된다. 이를 위해 현재의 의과대학과 한의과대학을 하나로 통합하고 교수진도 그대로 유지하도록 하면 된다. 의대와 한의대를 모두 가지고 있는 대학교는 이를 통합한 정원을 인가하면 된다.

그러나 의사교육에 한의학교육을 포함시킬지 여부는 해당 의과대학의 자율에 맡기기보다는 의무적으로 교육하도록 하여야 할 것이다.

3) 한의학 전문의 수련과정을 두도록 한다.

의과대학 졸업자들의 수련과정에 한의학 전공의 과정을 두어 전공토록 한다. 내과나 외과 와 같이 한의학을 한 전문 분과로 두어 이를 전공한 의사들이 한의학 전문의로서 활동하도록 하면 된다. 한의학 내에서의 침구학등 세부전공은 세부전공 전문의로 하면 된다.

4) 기존의 의료기관에도 한의학과를 설치하도록 한다.

우리 나라의 종합병원의 진료과목에 한의학과를 두고 한의학 전문 의사를 채용토록 한다. 이 과에는 침구전공 등 다수의 세부 전공 한의사를 두어 임상

각과의 진료 요구를 수용한다.

5) 의료를 다루는 정책 부서도 하나여야 한다. 정부가 주도하는 연구기관도 하나여야 한다. 한약사제도도 약사로 일원화되어야 한다.

3. 맺음말

의료제도 및 이를 뒷받침하는 의료 인력 양성 제도는 단순 명확해야 한다. 그래야 국민들이 쉽게 이해하여 의료를 최대한 활용할 수 있고 의료 인력을 최대한 활용할 수 있게 될 것이다. 국민은 의사가 하는 의료이든 한의사가 하는 의료이든 간에 가장 좋은 방법을 선택하여 질병을 예방하고 진단하고 치료할 수 있는 의료를 필요로 한다. 또한 그런 의료를 할 수 있는 사람을 국민은 필요로 한다. 그런 사람에게 의료를 할 수 있는 권한을 주고 국민들은 이 사람을 자동적으로 만나 건강을 보호받는 단순한 제도가 필요한 것이다. 이런 단순 논리는 어느 집단의 불이익 때문에 손상되어서도 안되고 생명을 놓고 누이 좋고 매부 좋은 제도로 얼버무려서도 안 된다.

의료는 오직 한 가지뿐이다. 환자의 질병을 예방하고 진단하고 치료할 수 있는 방법 중에서 현존하는 최고의 것을 사용하는 오직 한 가지뿐이다. 또한 그런 의료를 행할 수 있는 면허도 한 가지여야 한다.

「**의협신보**, 1997. 1. 2.」

'신토불이' 같은 근거 없는 말이
의료 우민을 만든다

어린아이가 지적으로 성장하는 것은 쓰는 어휘를 살펴보면 쉽게 짐작할 수 있다. 즉 다양한 고급 어휘를 이해하고 사용할 수 있다는 것은 아이가 지적으로 성장하고 있음을 뜻한다. 이는 말을 잘한다는 것과는 다른 의미이다. 반대로 서너 살 때까지 엄마 아빠 등 몇 개의 어휘만 쓰면 성장 장애의 문제를 생각하고 쌍소리를 거침없이 쓰게 되는 경우는 그 애의 도덕적 성장을 우려하게 된다.

의료와 의사도 마찬가지이다. 우리 나라 의료 수준은 의료에서 쓰는 어휘의 수 및 질과 관계가 깊다. 우리 나라 의학 및 의료 수준이 선진국과 차이가 있음은 의료에서 사용되는 어휘 수의 차이가 이를 말해 준다. 의사의 경우도 마찬가지이다. 많은 의학 용어를 구사할 수 있는 의사는 한마디로 실력 있는 의사일 가능성이 높다. 말을 그럴듯하게 해도 근거 없는 허무맹랑한 얘기만 늘어놓거나 기본적인 의학 용어나 최신 의료발전과 관련된 의학 용어를 이해하지 못하면 그 의사의 신뢰성을 의심하게 된다.

TV 등에 나와서 건강 상식을 전하는 의사나 유사 의료 업자들의 얘기를 들어보면 저 사람이 인체와 의료를 얼마나 알고 있는가를 직감적으로 알 수 있다. 어휘의 신뢰성은 그 어휘가 가리키는 대상의 사실성과 과학성이다. 사실성과 과학성이 빠진 용어는 그럴듯하게 들리지만 아무런 의미가 없다. 오히려 이들 뜻이 애매하고 비과학적인 어휘는 말하는 사람이나 듣는 사람 모두를 우매하게 만들뿐이다.

이런 범주에 속하는 대표적인 어휘들이 '신토불이', '허하다', '체질의 차이', '기(氣)가…' 등등이다. 국산 농산물 애용을 유도하기 위한 근거 없는 표어성 어휘인 '신토불이'가 준(準) 의학 용어로 둔갑한 것이다. 기호 학자들이 즐겨 인용하는 '모든 사고는 기호에 의해 이루어진다'는 찰스 퍼스(1931∼1958)의 말대로 라면 바로 이런 근거 없는 말들이 우리 국민을 의료 우민으로 만들고 국민의 의료비를 낭비시키는 데 주범급 역할을 하는 것이다. 의학용어는 의학을 발전시키기 위해 만들어지지만, 잘못된 의학용어는 의학 발전을 방해한다.

정보화 사회로 되면서 우리가 쓰는 의학용어들의 정확성이 더 절실히 요구되고 있다. 사실 의료는 정보를 산출하여 정리하고 이를 근거로 의료행위를 하면서 또 다른 정보를 산출하는 연속적인 정보관리 행위이다. 그래서 의료 발전을 위해서는 정보통신 기술을 사용하여 이 수많은 의료정보를 정리하고 정보화시켜 그 가치를 재생산하여 활용하여야 한다. 그런데 의료행위를 정보로 만들려면 이를 표현할 방법이 필요한데 용어와 코드 그리고 영상 등의 방법이 있다.

의사가 환자를 진찰하고 진료 기록부를 작성하고 이를 보관했다가 다음 진료에 참고하는 것이 전통적인 의료행위이다. 이 진료 기록부는 대부분의 경우 그 의사의 기억 보조 역할이다. 의사 자신이 볼 수 있고 이해 할수 있도록 기록해도 큰 문제가 없다. 그런데 이를 정보화시켜 의사 기억 보조 역할 이외에 타 의료기관과의 환자 전달 체계나 의료보험 업무나 의학 연구 자료 등으로 활용하게 만들 때 제일 중요한 문제가 용어의 정리이다. 그 용어를 받아 보는 의사나 보험 당국 및 컴퓨터가 모두 같은 뜻으로 이해할 수 있는 용어가 필요하다. 즉 용어의 표준화이다.

그런데 어떤 사실을 기록하고 표현하기 위해 용어가 만들어졌는데 반대로 그 용어가 반드시 그 사실을 표현하는 것으로 모든 사람이 인식하지는 않는다. 같은 대상을 놓고 다른 용어로 표시하거나 같은 용어를 놓고 머리 속에서는 서로 다른 대상을 생각할 수도 있다. 대화에서나 글에서는 혼선을 극복할 수 있다. 그러나 정보화 기술에서는 쉽지 않다. 이런 용어로 인한 혼선을 최소화 시켜야 정보통신 기술을 의료에 최대한 활용할 수 있다.

이런 혼선을 피하기 위해 용어 대신 코드를 사용하는데 혼란은 코드화에서도 나타날 수 있다. 최근 의료보험 청구에 사용하고 있는 EDI(electronic data interchange)가 소형 의료기관에서는 상당히 활발히 이루어지는데 의료행위가 복잡한 대형 병원에서는 정착이 어려운 이유는 코드의 불일치 때문이다. 결국은 용어 사용의 혼선 때문이다. 즉 같은 의료행위에 다른 이름을 붙여 놓고 서로 통하길 기대하는데 그게 안 되는 것이다.

전세계 많은 기관들이 의학용어를 정리하고 정의를 내리고 코드화하여 사용하기 편리하게 하고 있다. 대표적인 것이 SNOMED, UMLS, LOINC, ICD-10 등이다. 우리 나라는 이들 용어를 정확히 번역하여 사용하는 데 주력하고 있고 의사협회가 지속적으로 추진하는 '의학용어집' 제작은 나름대로 의학 용어의 혼선을 정리해 가는 데 역할을 하고 있다. 그러나 이런 전세계적인 노력 자체에도 혼선이 있다.

SNOMED에서 DC-10010 Anemia 와 ICD-9-CM의 285.9 Anemia-NOS 는 같은 anemia를 나타내도 의미가 다르다. DC-10010 Anemia는 모든 anemia를 포함하지만 ICD-9-CM의 285.9 Anemia-NOS는 chronic blood loss anemia 와 철결핍성 빈혈을 제외한 다른 빈혈만을 뜻한다.

용어를 정하고 이에 대한 정의를 내리고 이를 코드화하여 정보화시키는 데 편리하도록 하는 일은 지속적으로 이루어져야 한다. 또한 의료 발달에 따라 새로운 용어와 코드가 추가되기도 하고 버려지기도 한다. 우리 나라 경우는 이들 용어의 한글화라는 또 다른 어려움이 있다. 이에는 해당 분야의 전문가 뿐 아니라 어문학자 및 정보학 전문가 등이 참여해야 한다.

'신토불이' 같은 근거 없는 용어들이 의료를 오염시키지 않게 하기 위해서라도 의학용어는 엄격한 과학성과 사실성에 근거해 정리되어야 한다. 이는 의학과 의료 발전의 초석이기 때문이다.

「이슈투데이, 2001. 6. 11.」

잘못된 의료 상식,
어떻게 바꿀 것인가

"간장의 피를 맑게 하고 눈을 맑게 하고 갱년기 사지가 뻣뻣할 때 복용한다." 유명한 한의사가 쓴 글의 한 구절이다. TV에서 인기 속에 방송된다는 어느 한의사의 강의(?)는 반 시간 동안 들어도 과학적 근거가 있을 법한 얘기는 한 마디도 없다. 상상으로 작문한 것이란 생각이 들 뿐이다. 그들이 잘못 말하고 있거나 내가 이해를 못 하거나 둘 중의 하나이다.

50년 전 어린 시절을 보낸 마을 앞 개울가에 앉았다. 마을 제사를 지내는 500년 된 은행나무, 산밑 자락 따라 배열된 큰 기와집과 30여 가옥들, 그리고 마을 앞을 가로질러 읍내로 나가는 길. 초가 지붕이 양철 지붕으로 변한 것 이외는 옛날 그대로다.

그래도 호롱불은 전깃불로 변했고 호미나 쟁기 대신 농기계가 농사를 짓는다. 겨울 밤 관솔 불 켜고 참새잡이 하던 애들은 그 시간에 TV 앞에서 앉아 있을 것이다. 몇 가옥 앞마당에는 자동차도 보인다. 홍역 걸린 아이 업고 동짓날 밤 고개 넘어 의사에게 가던 어머니들이나 질퍽한 논길 따라 필통 딸랑거리며 학교 가던 아이들은 이제 포장 도로 따라 자동차 타고 갈 것이다.

그러나 이들의 의료에 대한 의식은 얼마나 변했을까? 지붕 이엉 매다가 떨어진 이에게 인분을 먹이는 일을 지금도 하고 있을까? 치매 걸린 노인을 위해 굿판을 벌리지는 않을까? 만병통치약이라고 이상한 소금을 먹이는 일은 이제 없어졌을까?

1,500년 전 의자왕이 부여에서 50여리 떨어진 옆 마을로 매일 신하를 보내 샘물을 떠오게 했다는 약수터 고사가 숭상 받고 있다. 가끔 서울로 오는 고향 환자들 이야기를 들어보면 의료에 대한 의식은 50년 전이나 지금이나 변하지 않은 것 같다. 앞으로도 상당기간 변화를 기대하기 어려울 것 같다.

시대와 세계가 급속도로 달라지는데도 의료에 대한 우리 국민의 생각은 변할 줄을 모른다. 최근 30여년간 사람들이 올바른 보건의료 상식을 갖게 하기 위한 많은 교육이 정부, 각종 보건 단체 및 언론에 의해 시행됐다. 그러나 유사 의료는 점점 더 창궐하고 있다. 국민들의 의료비는 엉뚱하게 새나간다. 무책임한 언론 매체들은 이를 거들고 있다. 아무런 근거 없는 코미디 같은 얘기들이 공영 방송을 통해 안방으로 방영되고 있다. 근거도 없이 멀쩡한 시청자를 환자로 만들고 근거 없이 조작된 병이니 근거 없이 치료해도 나을 수밖에 없는 것을 전통의료로 포장하는 것이다. 진짜 병이라 낫지 않으면 체질이 다르기 때문이라는 엉터리 설명에 고개를 끄덕인다.

새로운 과학적 사고가 필요한 현대 의료를 이해시키는 데는 저항이 따른다. 이 저항을 교묘히 이용하여 저항 없이 받아들일 수 있는 얘기로 의료 우민 정책을 조장하는 것이다. 의료에 관한 한 정보화 시대에 정보화 매체로 국민을 더 멍청하게 만들고 있다.

우리 국민들이 답답하다. 일편단심 한마음을 존중하는 전통 정서 때문에 조상들이 먹던 것에 편안함을 느끼기 때문인가? 입맛에 익숙해져 있다는 것 이외는 아무 근거도 없는 '신토 불이'란 말에 발목이 잡힌 것인가? 생각을 바꾸지 못하면 본인 뿐 아니라 주위까지 공동 몰락하는 시대에 살고 있는데도 말이다. 그렇다고 믿을 건 아무 것도 없으니 하나하나 따져 보시오 하는 것은 국민을 너무 피곤하게 하는 것이다.

어느 것보다도 의료에 관한 한 국민이 참된 마음으로 변신을 선택해야 한다. 이번 의료 사태에서 국민의 의료에 대한 의식을 바꾸기 전에는 참다운 의료가 어렵다는 것을 의사들은 절감했을 것이다. 국민이나 정부 언론 의료계 모두 참다운 의료를 위해 해리 포터의 마법을 써서라도 전방위 변신이 필요한 때이다.

「청년의사 제75호, 2001. 7. 2.」

시인도 물레를 돌려야 한다

　의사들의 의약분업 관련 투쟁에서 얻은 최대의 효과는 대부분의 의사들이 의료 제도에 대한 무관심과 타성으로부터 벗어났다는 것이다. 그보다 더 큰 수확은 이번 투쟁에 두 가지 핵심 요소가 있다는 것이다. 하나는 거부요 다른 하나는 힘을 나타낸 것이다.

　거부란 어떤 것을 받아드리는 것과 마찬가지로 중요한 행위이다. 그런데도 의사들은 정부의 정책에 대하여 아니라고 말하는 것을 불충인 것으로 여기는 일이 습관화 됐었다. 의료보험 도입으로부터 시작된 일련의 의료 제도 변화에서 정부는 의사들과 의논했다고 한다. 그러나 지금까지 의사들이 'NO' 라고 해서 중요한 의료정책이 시행되지 못한 사례를 들어보지 못했다. 의사들의 지엽적인 의견 제출을 참고하는 정도가 고작이었다.

정책이 거부될 수 있다는 것은 정부의 정책 중에서 잘못된 것이 솎아질 수 있다는 것이고 거부된 정책이 없다는 것은 잘못된 정책도 정부의 의도대로 그대로 시행됐을 가능성을 말하는 것이다. 현재 우리 나라 보건의료의 낙후와 혼돈은 의사들의 강력하게 거부하지 못하는 나약한 속성과 거부의 가치를 헤아리지 못하고 꺾어오기만 한 정부의 강력한(?) 정책의지 때문이다. 이 같은 일은 이번 의약분업 문제에도 그대로 재연되고 있지만 조금은 달라질 가능성을 확인 한 것이다.

의사들이 보여 준 집단의 힘은 그 가치와 효과를 판정하기 아직 이르고 이 힘이 앞으로 어떻게 작용할지가 더 중요하다. 이 시점에서 의사들은 이 힘의 성격을 이해해야 앞으로 효과적으로 사용할 수가 있다. 단체의 힘이란 그 자체는 비이성적이기 쉽고 고유의 어떤 위험성을 가지고 있다. 이는 의사단체의 힘이나 공권력 모두에 해당한다. 특히 힘에 의해 일이 잘 풀어지는 것처럼 보일때 그 힘의 위험도 비례하여 커진다. 그래서 가능하면 단체의 힘은 사용하지 않는 것이 좋다.

그러나 불행하게도 그러한 힘의 사용은 이미 시작됐다. 우려되는 것은 분노를 동반한 것이다. 이 힘의 사용은 우리나 상대로 하여금 증오심을 품도록 끌어 갈 가능성이 있다. 그래서 힘은 강해서 그 진가와 위력을 입증하되 그 권위와 가치를 지속시킬 수 있게 하여야 한다.

여기에서 본 대학의 역할은 명확해 진다. 즉 의사들로 하여금 이번 투쟁을 통하여 보여준 단호한 거부와 이를 뒷받침할 힘이 권위와 가치를 가질 수 있도록 하는 것이다.

"수레바퀴가 돌아갈 때 저절로 승리가 이루어진다고 꿈꾸면서 자신이 그만큼 고립되는 줄도 모르고 헛된 물레질만 계속하고 있다"는 시인 타고르의 혹평에 발끈한 간디가 반격한 말이 '시인도 물레를 돌려야 한다' 이다.

「의사신문, 2000. 8.」

「이슈투데이, 2000. 7. 7.」

'학술대회 공해'의 개선

1. 학술대회란 무엇인가?

전문학회의 학술대회는 전문 분야의 학술 진흥을 위한 정기적인 모임을 말한다. 학술대회를 갖는 목적은 학술 진흥, 평생교육, 전문인 공동체의 발전, 회원간의 친목 증진 등이다.

학술대회는 학술 집단을 존속 발전시키는 수레바퀴 같은 역할을 한다. 이렇게 중요한 학술 대회이기 때문에 각 학회는 학술대회를 성공적으로 개최하기 위해 끊임없이 노력한다. 학술대회 후 흔히 성공적이었다고 주위에서는 인사치레 칭찬을 하게 되고 주최측도 자화자찬을 하지만 평가 기준도 모호하고 한 가지 한 가지를 따져 보면 개선점이 수도 없이 도출된다.

　전문 분야의 특성에 따라 학술대회의 개최 방식 등이 서로 다를 수밖 에 없으나 성공적인 개최를 위한 공통적인 요소를 같이 생각해 보자.

2. 현재 학술대회의 문제점

1) 과소비 잔치이다.

　현재 많은 의학계 학술대회는 고비용 저효율 잔치이다. 학술대회 장소는 대부분 고급 호텔이고 일등석 비행기표로 부부 동반으로 초청한 외국 학자의 강의를 듣고 1인당 5~7만원 상당의 파티를 연다. 이런 잔치를 일년에 춘 · 추계 두 번에 걸쳐 벌린다. 이런 비용은 대부분 회원들이 내는 회비와 참가비로, 그리고 더 많은 부분을 제약회사를 비롯한 스폰서로 충당한다. 학술대회가 끝난 다음에 남는 의문은 왜 이렇게 많은 돈을 쓰며, 그 효과는 무엇인가 하는 점이다.

2) 학술대회가 너무 많다.

　전문의 제도를 가진 학회를 비롯하여 세부 전공 분야, 유사분야 등의 학회가 일년에 춘 · 추계 두 번 학술대회를 갖는다. 그리고 많은 국내 의사들이 외국 학회 1~2개에는 참가한다. 이에 따른 회원들의 시간적 · 경제적 부담, 환자들에게 주는 불편함, 그리고 병원 경영에 미치는 영향 등을 생각하면 '학술대회 공해' 라고 표현해도 과언이 아니다. 더 큰 문제는 현재 우리 나라에는 매주 한 개씩 학회나 연구회가 신설된다. 이는 학술대회를 후원하는 기업체들에게도 과중한 부담이다. 특히 최근의 경제적 어려움 속에서는 기업들의 생존까지도 영향을 줄 정도의 부담이다. 건전한 의료산업 발전을 위해서도 학술대회는 개선되어야 한다.

3) 학술대회의 효과가 의문시된다.

현재의 학술대회가 과연 전문인 학술 집단의 발전에 도움이 되는가 하는 의문이다. 이렇게 자주 학술대회가 열리다 보니 발표 논문의 질이 떨어지고 같은 논문이 여기 저기서 발표되고 만나는 회원들도 그 얼굴이 그 얼굴이다. 그러니 학술 진흥의 목적, 전문인 단체의 발전을 가져오는 것이 아니라 학술 진흥의 부실, 전문인 단체의 분열 및 분파만을 초래하고 있다. 잿밥에만 관심이 있다는 비난을 받기 알맞게 변모되고 있다.

3. 어떻게 개선할 것인가?

1) 학술대회 횟수를 줄이자.

어느 학회라도 학술 대회를 일년에 한번만 하도록 하자. 전문의가 있는 학회 등 소위 '메이저' 학회는 가을에 한번만 하고 분과학회 성격의 학회는 봄에 한번만 하도록 하자.

2) 대규모 학술대회는 줄이고 소규모 전문가 집담회로 대치하자.

학회가 만들어지는 과정은 대개 외국에 있는 학회에 참석했던 인사가 국내에서 그에 대한 학회를 만들자는 데서 출발한다. 학회를 만들자니 사람을 모아야 하고 그러자니 애꿎은 전공의들만 여기 저기 끌려 다니느라 고달프다. 공통의 학술적 흥미를 가지고 모이는 자체를 못마땅해 할 이유는 없다.

단지 좀더 생산적인 모임이 되게 하기 위해서는 전문가들만의 연구회로 구성하는 것이 바람직하다. 학술 결과를 발표하기 위한 대규모 장이 필요하다면 원래의 관련된 모 학회의 학술 대회에서 하면 된다.

30~50여명의 전문가로 구성된 연구회가 학술적인 면에서 훨씬 생산적일 수가 있다. 여기에는 큰 스폰서도 필요 없다. 호텔 같은 호화 발표장도 필요 없다. 병원에 피해를 주지 않고도 주말에 손쉽게 모일 수 있다. 기금이나 사무실, 사무원도 필요 없다. 회원수가 적으니 더 화합이 잘되고 가족 같은 분위기를

가질 수 있다.

3) 학회 집행부와 별도로 매회 학술대회 조직위원회를 조직한다.

학회 개최되기 3년 전쯤에 학회에서 개최 지역 및 대학 등을 고려하여 조직위원장을 위촉하여 상당한 준비 기간을 갖도록 한다. 조직위원장은 학회 집행부와 학술대회 개최에 대한 계약을 하고 조직위원회를 구성한다. 현재 많은 학회들이 학회 회장의 성격을 학술대회장으로 규정하고 있다. 이 경우에는 차기 회장 뿐 아니라 부회장 제도를 두어 자동적으로 부회장이 차기 회장이 되도록 하면 학술대회장을 3년 전에 위촉하는 효과를 가진다.

4) 학술대회 프로그램에 학회 전문위원회등 사무적 모임이 포함되어야 한다.

우리 나라 학술대회의 구성은 대개 일정하다. 특강, 심포지엄, 패널토의, 일반 연제 구연 및 포스터 발표, 전시회, 그리고 파티 등이다. 물론 이들이 학술대회의 주요 메뉴이다. 그러나 학술 프로그램 못지 않게 중요한 것이 학회와 학술 발전을 위한 사무적 모임이다. 소위 '비즈니스 미팅(business meeting)' 이 필요하다. 그러나 대부분의 학회가 이에 대한 배려가 없다. 각 학회마다 구성된 전문 분과 위원회 등 각종 위원회가 대부분 일년에 한번도 채 모이지 않는 경우가 많다. 이들 위원회가 제대로 활동하는 것이 학술 연제를 몇 개 발표하는 것 보다 전문 집단의 학술 발전을 위해 절대적으로 필요하다.

5) 경비를 절약하자.

학술대회 경비를 절약하여 회원과 후원회사들의 경비 부담을 줄여야 한다. 외국 학자들의 초청을 자제해야 한다. 특강 연자로 가급적 국내 학자들을 내세우자. 특히 타 분야의 훌륭한 업적을 가진 분들을 활용할 수 있다. 학회 내 인사들 중에도 외국 초청자를 대신할 분들이 있을 수 있다. 주최측은 국내 동료의 업적을 내세워 주기를 꺼리는 경향이 있고 세계적으로 훌륭한 학자를 초청하면 자기도 그 반열에 끼는 것 같은 착각을 하는 것이 아닌가 할 정도로 외국 초청을 중요시 하는데 이런 사대주의를 버릴 때도 됐다.

또 한 가지, 먹고 마시는데 돈을 쓰지 말자. 식당과 음료수 마실 곳을 안내만 하고 학회의 돈은 쓰지 말자. 저녁 파티도 없애자. 공로에는 패 대신 종이로 공로 상장을 만들자.

6) 인터넷을 최대한 활용하자.

학술대회의 공지, 안내, 사전등록, 초록 및 원고 접수 등은 모두 우편료 안들이고 인터넷으로 할 수 있다.

「**의사신문, 1999. 1. 4.**」

영국 환자의 외국 의뢰와
우리의 환자 유출

　의료 선진국인 영국이 자국 환자를 유럽 다른 나라에 내보낼 계획이라고 외신이 전한다. 수술을 기다리는 환자를 제대로 소화하지 못해 궁여지책으로 생각해 낸 것이 주변 국가에 환자를 의뢰하는 것이다.

　1980년대 런던 병원에서 보니, 수술 대기 1년은 흔히 있는 일이고 질환에 따라서 2년 이상 기다려야 하는 경우도 있었다. 그런데도 대학병원에서는 서두르는 일이 없었다. 외래 환자 1인당 진료 시간은 20여분이고 하루에 진료하는 환자 수는 20명을 넘지 않는다. 수술장이 비어 있어도 오후 3시 이후에는 수술을 시작하는 일이 없다. 국가가 부담하는 의료비는 일정하지만 높은 수준의 의료를 유지하고 의료 관계 직종들의 복지(?)에 매달리다 보니 환자를 소화하지 못하는 것이다. 돈 있는 사람들은 많은 돈을 지불하고 진료를 빨리 받을 수 있는 비 보험 길을 터놓았는데도 해결이 안 됐던 모양이다. 국가가 비용을 지불하는 의료와 개인이 비용을 지불하는 의료가 수준은 같으나 지불하는 돈은 엄청나게 차이가 나니 급하지 않은 병은 기다려서라도 자기 돈 안 들이고 치료받겠다는 것은 당연하다. 외국에 환자를 의뢰하겠다는 것은 환자 적체가 더욱 악화됐든지 영국 국민의 인내심이 한계를 넘어 정부를 압박했든지 둘 중의 하나일 것이다.

그러나 영국 환자의 외국 의뢰는 우리의 환자 유출과는 다르다. 영국은 국가 재정이 치료비를 부담할 것이나 우리의 환자 유출은 개인이 돈을 싸 들고 외국 병원에 가서 치료받는 것이다. 우리 나라 환자는 우리 의료를 믿지 못해 해외로 나가지만 영국은 자국의 의료를 믿지 못해서가 아니라 국가의 알선에 의해 나가는 것이다. 공통점도 있다. 모두 돈이 나간다는 점이다. 영국은 정부 돈이 나가고 우리는 개인 주머니 돈이 나간다. 영국 정부는 자국에서 의료환경 개선에 쓰는 비용보다 외국에 환자를 내보내는 것이 더 경제성이 있다고 판단했을 것이다. 말하자면 다른 나라에 의료 용역을 주는 셈이다.

우리 정부는 외국으로 환자 유출이 횡행하고 있다는 것조차 인정하거나 싶지 않고, 그러니 얼마나 많은 환자들이 외국으로 나가고 있는지 파악조차 하기 싫은 것이다. 우리 나라에서 환자 유출에 대한 믿을 만한 통계가 없다. 비용으로 연간 몇 천억 이라고도 하고 조 단위를 거론하기도 한다. 미국의 유수한 대학병원들이 일주일에 10여 명 내외의 한국인 환자를 진료한다고 한다. 두 번 외래 진찰하고 미화 3,000달러(400만원) 내고 별 이상이 없다는 설명 만 듣고 귀국한 사람이 미국 병원의 친절함을 침이 마르도록 칭찬한다. 억대의 돈을 들여 간 이식을 하고 귀국해 3개월만에 사망한 환자의 자식들은 후회 없이 효도 했다고 자위한다. 이런 것들을 알고도 모른척하면서 대책을 세우지 않는 정부와 진료비로 몇천만 원을 쓰고 와서는 이를 자랑스럽게 떠벌리며 국내 의료의 한심함을 탓하는 국민들, 그리고 이런 현실을 누구보다도 잘 알고 있으면서도 보험제도에 묶여 꼼짝달싹 못하는 의사들의 공동 책임이다.

환자 유출을 막을 방법은 무엇인가? 미국의 대학병원 같이 친절하고 고급 진료를 할 수 있는 병원을 가질 수는 없는가? 우리 나라 의료 인력의 수준으로 충분히 가능하다. 우리 의사들의 진료 능력은 미국 대학병원의 진료 능력에 손색이 없다. 단지 차이는 돈이 없어 충분한 시설을 갖추지 못하는 것이다. 환자들이 국내 병원에서는 돈을 쓸 수 없도록 만든 의료보험 제도와 '위화감 조성'이라는 비난을 감당치 못해 모든 의료를 하향 평준화시킨 의료정책 때문이다.

가진 자들도 소중한 우리 국민이다. 이들을 위한 정책을 세우면 사회 안정에 해가 된다는 발상은 이해하기 어렵다. 덜 가진 자들의 기분을 상하지 않게 하기 위해 가진 자들은 외국에 내보내야 한다는 논리가 성립되는 꼴이다. 외래 환자 진료 시간 환자 일인당 30분이고 입원환자 하루 진료비용 100만원쯤, 그리고 정상 분만 비용 2,000만원쯤 들어가는 병원을 서울에 세워 가진 자들이 국내 병원에서 치료받게 한다 해서 무슨 문제가 있는가? 못 가진 노동자들이 애써 만든 자동차와 TV 수백 대 수출해도 환자 한 사람이 외국 병원으로 유출되면 헛장사한 것이다. 의료를 하향 평준화시켜 환자를 외국으로 유출시키는 이유가 무엇인지 이해할 수 없다.

영국 환자의 외국 용역을 보면서 우리도 국내 의학 연구와 의료를 고급화시켜 돈 있는 환자를 국내에서 치료할 수 있도록 하고 아직도 16세기 의료를 선호하는 환자는 동양의학의 종주국인 중국에 용역을 주어 치료토록 하면 의료비 상승도 없이 우리 의료 수준을 높일 수 있을 것이라는 실현 가능성 없는 상상을 해 본다. 아르헨티나가 국가 부도 위기를 맞고 있다는 뉴스를 보고 몇 년 전 미국 병원에서 진료 받던 아르헨티나의 부자 환자 얼굴이 떠오른다. 남의 일 같지 않다.

「이슈투데이, 2001. 8. 9.」

참여 복지의 성공 조건

- 제도 및 집단 사이의
상호작용에 정책의 초점을 맞추어라

개인이나 집단이나 제도나 저 생긴 대로 자유스럽게 놀 수 있고 그것이 사회에서 통한다면 그들에겐 가장 이상적일 것이다. 즉 타고난 유전자가 지시하여 뇌에서 발생하는 생각대로 거칠 것 없이 행동하면서 일생을 보낸다면 아마도 그 개인에게는 이 세상이 극락이요 천국일 것이다. 단체도 자기들의 정관대로 거리낌없이 활동하면서 생존할 수 있고 제도도 본래의 취지대로 시행되면서 사회 발전에 기여하고 정착할 수 있다면 장수할 수 있을 것이다.

그러나 그렇게는 안 된다. 생긴 대로 놀 수 없는 이유는 '상호작용(관계)' 때문이다. 이 세상의 어느 것도 '상호작용'으로부터 자유로울 수 없다. 우리가 존재를 인지할 수 있는 아주 작은 입자들 사이나 단위 세포 사이에도, 사람과 사람, 집단과 집단, 집단과 개인, 제도와 제도, 제도와 개인 및 단체 그리고 우리의 상상 밖에 존재하는 거대한 존재라 해도 또 다른 존재와의 상호작용에서 자유로울 수 없다. 우리 주위의 전문직 단체와 국민 사이, 그리고 전문직 단체와 전문 직업인 사이, 한 가지 전문직과 또 다른 전문직과의 사이에는 끊임없는 상호작용이 발생하고, 이런 작용 속에서 생긴 대로 논다는 것은 불가능하다. 더욱이 개인이나 집단, 제도 자체 보다 상호작용이 더 큰 힘을 가지고 있다. 이 상호작용이 개인이나 집단이나 제도의 존재 의미를 만들어 줄 뿐 아니라 발전시키거나 파괴시킬 수도 있다.

상호작용은 어느 경우에 발생하는가? 주고받거나 치고 받는 것만이 상호 작용은 아니다. 소매를 스치는 것을 가장 작은 인연으로 표시한 것은 잘못된 것이다. 소매를 스칠 정도로 접근한 두 사람은 벌써 상당한 상호작용 속에 놓인 것이다. 손끝의 세포와 골수 속 깊은 곳에 숨어 있는 세포 사이에도 상호작용이 일어난다. 실제로 이 세상에 존재하는 유형 무형의 모든 존재는 서로 상호작용을 하고 있다고 해도 논리의 비약은 아니다. 이렇게 온 세상을 뒤덮고 있는 상호작용 속에서 살면서 이를 존중하지 않고 생긴 대로 논다면 결과는 개인의 불행이고 단체의 몰락이다.

제도도 마찬가지이다. 우리는 어떤 제도를 기안하여 실행에 옮길 때 제도 자체의 장점을 너무 부각시켜 우리 스스로를 도취시키고 판단을 흐리게 한다. 제도에 대한 연구보고서의 내용 대부분은 장점 나열에 할애되고, 이 제도와 다른 제도 사이의 상호 작용, 관련된 인력 및 직종, 사회단체와의 상호 작용에 대한 검토는 형식에 그치거나 제도의 도입에 걸림돌이 안되도록 적당한 선에서 마무리된다. 제도 자체보다도 이 상호작용이 제도의 운명에 더 큰 영향을 미친다는 것을 도외시한다는 말이다. 그런 상태로 제도가 도입되면 많은 사람들이 고통받고 제도는 제도대로 단명에 끝난다.

상호작용은 어떤 형태로 발생하는가? 상호간에 이익과 불이익을 주고받는 것을 기준으로 가장 단순하게 분류하면 양쪽에 모두 무해 무익한 작용, 한 쪽에는 이롭고 다른 쪽에는 해로운 작용, 양쪽 모두에게 해롭거나 이로운 작용 등이다. 가장 바람직한 상호 작용은 양쪽에 모두 이익이 되는 것이다. 반대로 어느 한 쪽에 치우치면 양쪽을 모두 불편하게 만든다. 전문직 집단도 같다. 지난 몇 년간 의료계가 힘들었던 원인도 여기에 있다. 의료를 행하기 좋은 환경은 의료를 둘러싼 국민, 정부, 여러 단체와의 사이에 원만한 상호 작용이 일어나야 하는데 그렇지 못했다. 국민과 정부, 정부와 의사단체, 의사와 약사, 의사와 환자, 공공의료와 사립의료 사이에도 마찬가지이다. 이들 사이의 상호 작용이 서로에게 이익이 되도록 만들어 갈 방법을 찾아야 한다.

바람직하지 못한 상호작용은 왜 발생되는가? 어느 한쪽이라도 타고난 대로 행동할 때이다. 자신의 생존을 위해서도 주위와의 상호작용이 가장 중요하다는 것을 잊고 자기의 주장(소신)대로 밀고 나가는 경우이다. 한쪽이 오만해서 그럴 수도 있고 다른 한 쪽이 상호작용을 발생시킬 힘이 약해 일방적으로 끌려다니는 경우도 있다. 어느 경우라도 양쪽 모두 자기 영역 안에 앉아 상대방의 힘에만 관심을 갖고 이를 억누를 생각만 하기 때문에 이 때 발생하는 상호작용의 결과는 양쪽에게 모두 해롭게 된다. 상대방의 의견이나 힘과 겨루는 것이 아니라 양쪽 사이의 상호작용으로 발생하는 결과가 무엇이냐에 관심을 갖는다면 양쪽 모두에게 이롭게 만들어갈 수 있다. 의료제도에서 정부는 항상 강자이고 의사는 약자이다. 강자와 약자 사이의 상호작용은 약자에게 해롭게 일어나는 것이 상례이다. 그렇게 되지 않도록 강자가 배려를 해야 강자 자신도 산다.

새 정부가 내건 '참여'란 말은 상호 작용을 바람직하게 이끌어갈 수 있는 가장 매력적인 기법이다. 그러나 참여라는 외적 형식만 갖추고 둘 중에 힘센 쪽 하나가 생긴 대로 행동한다면 바람직한 상호 작용이 일어날 수 없다. 몇 주전에 있었던 대통령과 검사들의 토론을 보면서 진정한 의미의 참여와 바람직한 상호 작용의 산출이 얼마나 어려운 일인가를 다시 한 번 절감했다. 언론에 보도되는 신임 복지부장관의 최근 언행도 참여를 유도하고 함께 풀어 가자는 것이 아니라 일방적으로 이렇게 저렇게 하겠다는 것이다. 의사와 의사단체 그리고 보건 당국만이라도 각자 생긴 대로 노는 대신 바람직한 상호 작용을 산출하는 데 초점을 맞추고 이를 위해 상대의 참여를 유도하고 배려해야 할 것이다.

이 세상을 움직이는 힘은 수많은 개인과 단체 그리고 제도의 옳고 그름 및 효율성에서 생기는 것이 아니라 그들 사이의 상호작용에서 발생됨을 인식하면서 산적한 보건의료 문제를 풀어 가는 진정한 참여정부가 되길 기대한다.

「의사신문, 2003. 3.」

의사 환자의 주치의
선택 기준은 무엇인가?

　　병원에서 근무해 보면 친지들로부터 주치의를 누구로 했
으면 좋겠느냐는 질문을 자주 받게 된다. 심지어는 그 환자
의 병과는 거리가 먼 특정 의사를 지명하여 진료 받을 수 있
게 해달라는 부탁도 있다. 정보가 부족하여 누구를 추천할
지 암담한 경우도 있다. 특히 타 의료기관에 있는 의사들의
속사정은 알기 어렵다. 의료시스템에서 이런 것이 물 흐르
듯이 결정되었으면 좋으련만 우리 나라 의료시스템은 주치
의 선택 한 가지만 가지고도 환자와 의사들을 곤혹스럽게
만들고 있다.

　　사실 환자는 당대 최고의 의료기관과 주치의를 요구한
다. 그러면 어느 병원의 어느 의사가 최고인가는 어떻게 알
수 있는가? 어려운 일이고 정해진 평가 방법이 없다. 미국

의 경우 어느 언론 기관이 연례적으로 우수한 병원의 서열을 매길 때 의사 자신이 환자로서 진료 받기를 원하는 병원이 어딘가를 조사하여 순위를 결정한다. 우리 나라에서도 비슷한 일을 하는 언론기관이 있어 구체적인 질환 및 분야별로 주치의를 서열화하는 열성을 보이고 있다. 이 발표에는 의문과 허점이 많다는 지적이다. 의사들의 진료 능력을 개관적으로 평가하는 일은 동료 의사로서도 힘든 일이다. 그래도 동료 의사들의 평가는 비교적 정확한 정보에 근거하기 때문에 믿을 수 있을 것이다.

그러면 일반 사람보다 병에 대한 지식이 많고 의료기관이나 의사들의 생태를 잘 알고 있는 의사들은 자신이 환자가 되면 의료기관과 주치의를 어떤 근거로 선택하는가? 의사 환자도 자기가 알고 있는 최고의 의사에게 진료를 받고자 하는 데는 일반 환자와 다를 바 없다. 일차 진찰은 자기 자신이 하게 될 것이다. 그리고는 친분 있는 전문의의 진찰을 받고 그 결과에 따라 그 병에 관해 가장 많은 경험을 갖거나 가장 신뢰할만한 치료법을 시술하고 있는 3차 진료기관의 전문의사에게 진료 받기를 원한다.

그런 전문 의사가 자기가 졸업한 의과대학 병원에 있으면 자연히 그곳에 가지만 다른 대학병원에 있으면 그를 찾게 된다. 일반인들이 주치 의사를 찾아가는 과정과 별 차이가 없다. 단지 차이는 전문 의사들에 대한 정보를 더 많이 가지고 있다는 것이다. 그 정보가 유명한 대학병원의 교수라든가 매스컴에서 자주 이름을 접하거나 막연한 소문에 의한 것이 아니라 동료 의사들과 학계에서 평가된 것이다.

학계에서 평가된 것은 그 전문의사에 의해 치료받은 사람들의 진단의 정확성과 치료 효과에 대한 객관적인 평가이다. 그 병을 앓고 있는 환자 100명을 치료한 결과 그 중 몇 명이 완쾌되었는가 등을 논문 등으로 학계에서 발표한 것이 평가의 근거가 된다. 그러나 이것조차도 불완전할 수 있다. 자기 연구 결과를 좋게 하기 위해 치료 대상 환자를 치료가 가능한 환자, 즉 치료해서 나을 만한 환자만 치료하고 치료될 가능성이 없는 환자는 치료하지 않는 의사들이 있다. 특히 외국의 유명한 병원 암 치료 전문 의사들에게 이런 경향이 있다.

사실 이런 속내까지 알아내는 것은 동료 의사로서도 어려운 일이다. 일반 환자들이 적절한 주치의를 찾는 것은 아주 힘든 일이다. 방해꾼이 많다. 대표적인 방해꾼이 매스컴이다. 정확한 정보 제공이 아니라 장삿속이 훤히 보이는 것이 대부분이다. 거기에 경영학자들까지 끼어들어 환자들의 주치의 선택을 더욱 혼미하게 만들었다. 고객 만족이니 고객 충성이니 하는 용어들이 병원에까지 침투하게 만들어 의료 기술 자체보다 더 높게 대접받게 하고 병원 경영진들이 새로운 질 높은 의료 기술을 제공할 정책을 펴기보다 친절 교육과 환경 미화에 더 매달리도록 만들었다.

이런 의료 변두리의 외형 변화가 환자 진료 효과를 향상시키는 데 얼마나 기여하고 있는가는 의문이다. 병을 치료하는 것은 의료진의 기술 능력이고 직원들이 친절하면 금상첨화일 뿐인데, 친절 교육에는 많은 예산을 쓰면서 직무 능력 개발에는 태만한 것은 주객이 전도된 것이다. 건강 식품과 치료약도 구분 못하도록 만든 보건의료 정책이 서비스평가까지 도입하여 병원 운영자들의 가치 판단 기준을 흐트러뜨리고 환자들의 병원과 주치의 선택 기준에 혼란을 주었다.

의사 환자의 주치의 선택에는 학술 정보가 크게 작용한다는 점이 일반 환자들과 다르다. 일반인의 주치의 선택도 이런 기준에 따르도록 정확한 정보 제공이 필요하다. 고객 감동이나 고객 중심 경영(CRM)같은 것은 곁다리일 뿐이고 그 병원과 의사가 가진 의술이 환자 진료의 모든 것을 좌우한다는 점이 강조되어야 한다. 병원 현관에서 머리 굽혀 인사하는 도우미의 미소는 환자의 기분을 좋게 할지는 몰라도 병을 낫게 하지는 못한다.

「메디칼 옵저버, 2001. 10.」

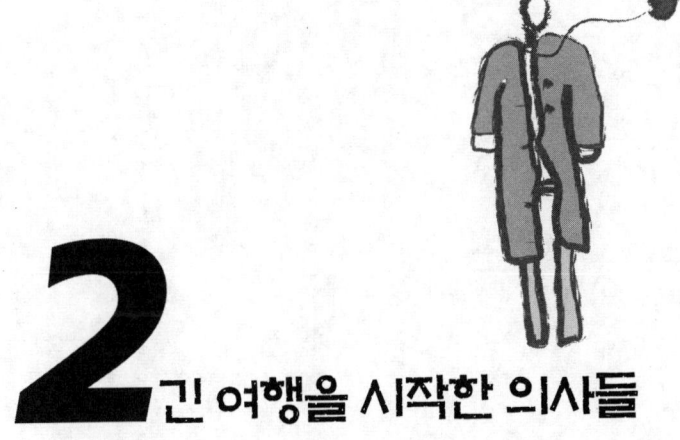

2 긴 여행을 시작한 의사들

의사들은 왜 화났는가

의사란 전문 직종의 위치

사람이나 물건의 가치는 그것들이 없어졌을 때 실감나게 느낄 수 있다. 의사라는 직종이 폐업했을 때의 심각성은 어느 시민이 언론에서 얘기한 대로 "환자들이 죽느냐 사느냐 하는 문제가 달렸기 때문에 의사들의 파업은 절대 안 된다"로 표현될 정도로 크다. 약사들이나 한의사들이 폐업했을 때 환자들의 죽느냐 사느냐 하는 문제는 생기지 않는다. 단지 좀 불편할 뿐일 것이다.

이와 같이 의사와 그들의 의료행위는 사람의 생명과 직결된다. 그래서 어느 나라에서나 의사를 보건의료 시스템의 중심에 세우고 각종 법이나 사회 시스템이 의사와 의료행위를 보호하여 최대의 효과를 내게 한다. 의사들은 이런 사회적인 배려 하에서 전문 직업인의 책무를 다하도록 스스로 노력하고 사회적으로도 강요받고 있다.

보건의료 제도에서 소외된 의사

우리 나라는 어떤가? 환자들의 죽느냐 사느냐 하는 문제를 다루는 면허를 가진 의사와 있으면 좋고 없으면 불편할 뿐인 자격증에 의한 직종들을 구별 못하는 정책이 주류를 이루어 왔다. 이 때문에 의료의 혼란과 의료비의 낭비, 의사들의 사기 저하 등 오늘의 문제를 가져 왔다.

과거 30여 년간의 중요한 보건 정책은 의사를 의료의 중심에서 끌어내리는 것이었다. 의사, 한의사, 약사, 간호사 중 누가 환자를 진료하는 주체인지를 모르게 만들어 놓은 정책도 많았다. 환자들이 병원, 약국, 한의원 중 어디를 찾아가야 할지 몰라 방황하며 돈을 낭비하게 만든 보건의료 제도를 국민이 원한다는 미명하에 21세기까지 끌고 왔다.

의료비의 상승을 걱정하여 최저 수준의 진료도 어렵도록 보험수가를 책정해 놓고는 한편으로 국민들로 하여금 보조 의약품에 불과한 것에 막대한 돈을 지출하도록 현혹했다. 의사의 처방 없이도 약국에서 마음대로 약을 팔도록 만들어 약품 오·남용 왕국을 만들어 놓고 뒤늦게 이를 개선하기 위해 의약분업을 하겠다면서 약품 오·남용의 원천인 약국의 임의조제, 즉 약사들의 의사 흉내 내기는 그대로 존속시키겠다는 것이다.

즉 의사들을 의료제도에서 소외시켜 의사 노릇하기 힘들게 만들어 놓은 것이다. 한술 더 떠 의사 집단을 의료보험 부당 청구, 약품 구매 관련 부정 거래 등이나 일삼는 집단으로 매도 해 왔다. 이런 일들이 현행 제도의 잘못 때문에 생긴 것임을 잘 알면서도 제도를 개선하기 보다 이를 이용해 의사를 국민으로부터 멀어지게 한 것이다. 정부, 언론, 사회 단체들이 힘을 모아 도와주어도 의사 노릇하기 어려운 판에 의사 죽이기를 지난 수십 년 동안 해온 것이다. 이런 푸대접 가운데서도 의사들은 생명을 다룬다는 직업적인 자긍심 때문에 참아왔다.

그런데 이번 의약분업 문제가 의사들 가슴속의 분노를 폭발시킨 것이다. 이런 폐업 사태는 몇 달 전까지만 해도 생각지도 못한 것이다. 지금도 일부 의사들은 의사가 어떻게 환자를 버리고 폐업하는가 하고 반문한다. 그러나 당장 피해를 보는 현재의 환자보다 수백 배 더 많은 장래의 환자들이 진정한 의료 혜택을 누리도록 하기 위해 의사들이 나선 것이다. 국민 건강을 가장 많이 걱정하고 환자를 제일 잘 아는 의사들이 의료의 중심에 서서 양심에 따라 최선의 의료를 만들어 가고자 나선 것이다.

의사를 보건의료의 중심에 세우고 도와야 한다

현 사태의 해결은 의약분업 시행을 미루고 의사들을 의료의 중심에 세우는 작업에서부터 출발해야 한다. 정부는 이들의 의료행위를 도와주고 보호하는 정책을 펴야 한다. 의사의 의료행위는 다른 직종이 대신할 수 있는 것이 아니다. 의사를 추락시킬 때 가장 큰 피해를 보는 것은 국민이다.

국민과 시민 단체들도 직업적으로 어려운 처지에 빠져들고 있는 의사를 도와야 한다. 돕는 한 가지 방법은 자기가 경험한 유사 의료행위가 믿을 만한 근거에 의한 것인지를 확인하는 습관을 기르는 것이다. 소비자인 국민들이 근거를 따져야 의료 관계 각 직종들이 분수를 지키게 되고 유사 의료행위가 발을 못 붙이게 된다. 스테로이드가 들어 있는 환약을 신경통 특효약이라고 서울 한복판 약국에서 판매하는 등의 사기극도 근절될 수 있다. 국민들이 스스로 깨닫고 믿을 만한 의료를 정부에 요구하는 것이 사기가 떨어진 의사를 돕는 것이다.

TV에 나와서 의약분업을 홍보하는 관료보다 폐업하는 의사들이 훨씬 더 환자를 걱정한다는 것과 의사들만이 환자의 고충을 풀어줄 수 있다는 것을 인정하고 현 사태의 해결점에 접근해야 한다.

「조선일보, 2000. 6. 22.」

의사들은 긴 여행을 시작한 것이다

- 의료파동은 '의료 바로 세우기' 운동이다

현 의료파동의 문제는 단순히 의약분업의 임의조제나 대체조제의 문제가 아니다. 여기에는 환자와 의사가 마주보고 만나는 상황, 즉 "의료의 원형"을 흔드는 의료의 근본적인 문제가 포함되어 있다. 의약분업으로 야기된 현 의료파동을 "의료 바로 세우기"와 "의사 제자리 찾기 투쟁"이라고 하는 이유가 여기에 있다. 그런데 문제의 발단인 의약분업 문제에 사고가 고착되고 발목이 잡혀 의사 등 관련 집단이나 보건정책 당국이 모두 겉돌고 있고 해결점을 찾지 못하고 있다. "의료 바로 세우기"와 "의사 제자리 찾기"로 관점을 돌려야 한다.

'분업'이 아니라 '보조협력'이다

'의약분업'이란 용어 자체도 잘못된 것이다. 용어가 그 참뜻을 곡해시키는 경우가 있듯이 의약분업이란 말도 우리에게 혼란을 준 면이 있다. 의약분업은 정확하게는 의사와 환자가 만나는 '의료의 원형'에 대한 정책 당국과 약사의 보조 협력이다. 즉 '의료의 원형'이 효과적으로 작동되도록 보조 협력하는 차원에서 의약분업이 이루어져야 한다. 환자라는 한 사람을 치료하는 데 의료 관련 각 직종들이 따로따로 분업하면 혼란을 가져오고 그 부작용은 상상조차 할 수 없을 정도로 크다.

의료는 어디까지나 의사가 이끄는 '팀'이 행하는 것이고, 다른 인력은 의사를 돕는 것이다. 약사도 의료 팀의 일원인 것이다. 팀원이 독자성을 주장하면 이는 의료의 파탄이고 배는 산으로 간다. 그 피해는 고스란히 환자에게 간다. 이런 의미에서 의사와 약사의 분업이란 용어는 잘못된 것이다. 의사의 의료행위에 약사가 보조 협력하는 것이다. 분업이란 말은 잘못 해석되면 의료행위, 즉 의료원형을 훼손시킬 수 있지만, 보조 협력은 그런 일이 일어날 수가 없다.

윤리문제를 소홀히 했다

또 한 가지 의약분업이라는 큰 변혁을 추진하면서 간과한 것은 제도 자체가 갖는 윤리성과 이 제도와 관련된 정책 당국 및 전문인 집단 및 개인들의 윤리문제를 소홀히 다루었다는 것이다. 윤리는 법에 버금갈 정도로 어떤 사회 제도를 정착시키는 데 필수요건이다. 특히 의료에서는 윤리의 뒷받침이 없이는 의료행위 자체가 성립될 수 없고 의료와 관련된 직종들도 그 존재의의가 없다고 할 만큼 윤리가 강조된다. 보조 협력에도 공통적인 의료의 윤리기준이 필요하다. 이 윤리 기준을 받아들이지 않는다면 협력은 불가능해진다.

그런데 이런 의료제도를 다루면서 이 제도와 관련된 법 제정이나 행정 지도에만 열을 올렸지 이 제도의 시행에 관련된 집단 구성원의 윤리성이 따라줄 것인가를 검토하거나 이에 대한 대책이 마련된 흔적이 없다. 더구나 의약분업 전에도 많은 윤리 문제를 야기한 집단들이 관여한다면 더욱 철저히 검토했어야 했다. 관련 단체들이 구성원들의 윤리성을 높이려는 활동, 즉 자정 노력의 실적만이라도 파악해 주위에 확신을 주었어야 했다.

복잡한 제도일수록 이 제도가 정착되어 사회에 이롭게 되려면 정책 당국과 관련 직종의 집단 및 구성원들이 이 제도에 합당한 높은 윤리성을 갖추어야 한다. 제도가 복잡하면 더 높은 윤리 기준이 필요한데 이를 따라 주지 않으면 자연히 '윤리의 갭(A. Toynbee, Experience, 1969)' 문제가 생기고 제도는 지리멸렬하여 없느니만 못하게 된다. 사실 이 윤리성에 대한 의구심이 의약분업 파동의 원초이기도 하다.

그래도 현 의료사태는 긍정적인 면이 많다

현재 국민이나 정부, 국회 및 언론이 의사들의 주장에 대한 이해가 부족하여 현 사태를 꼬이게 한 면이 있다. 주장을 이해하려는 노력보다 집단 이기주의로 몰아붙였다. 이해 못 시키는 의사들도 책임이 크다. 의사들이 현 의료 사태에서 얻은 최대의 전리품은 의사들 스스로가 의료 제도에 대한 무관심과 타성으로부터 벗어났다는 것이다.

이는 정부의 입장에서 보면 의사라는 의료의 중심 인력들로 하여금 보건의료정책에 대하여 눈을 뜨게 했다는 것이다. 제도에 피동적으로 움직이며 불평만 하던 인력이 자기의 본분을 자각한 것이다. 이를 활용하기에 따라서는 보건의료 발전에 중요한 자원이 될 것이다. 이번에 의사들은 의료 발전에 반드시 필요한 두 가지 핵심 요소, 즉 정부 정책에 대해 거부를 나타냈고 이를 관철시키기 위해 힘을 모았다. 거부와 결집된 힘 모두 우리 나라 의료 발전에 이바지할 요소이다. 물론 의사들도 이번 사태를 계기로 많은 반성을 해야 한다.

거부는 생산적 행위이다

거부란 어떤 것을 받아들이는 것과 마찬가지로 중요한 생산적 행위이다. 그런데도 의사 자신들과 정부 당국자는 당국의 정책에 대하여 아니라고 말하는 것을 비협조적인 것으로 깊게 인식해 왔다. 정책이 거부될 수 있다는 것은 정부의 정책 중에서 잘못된 것이 숨아질 수 있다는 것이고 거부된 정책이 없다는 것은 잘못된 정책도 정부의 의도대로 그대로 시행됐을 가능성을 말하는 것이다. 현재 우리 나라 보건의료의 낙후(WHO 발표 의료 수준 순위 58위)와 혼돈은 잘못된 정책을 강력하게 거부하지 못하는 의사들의 나약한 속성과 거부의 가치를 헤아리지 못하고 꺾어오기만 한 정부의 폭력적(?) 정책의지 때문이다.

뒤늦게나마 의사들이 "의료 바로 세우기"를 시작한 것은 우리 나라 의료의 백년대계를 위해 다행스러운 일이다. 큰 일을 시작한 것이다. 20여 년 전 의료보험이 시작될 때 이 일을 시작했어야 했는데 파행의 의료가 그 나름대로 뿌리를 내린 상황에서 이를 통째로 바꾸려 하니 힘든 것이다. 그래서 답답하여 집단의 힘을 써 보는 것이다. 집단의 힘을 한번도 제대로 써 본 경험이 없이 지난 30여 년간 뒷짐지고 있다가 인내의 한계 상황에서야 단체의 힘을 써보는 엄청난 시도를 하니 시행착오를 하고 있는 것이다.

의사들의 제자리 찾기

"의사 제자리 찾기"는 "의료 바로 세우기"와 동전의 앞뒤면 관계이다. 의사가 제자리를 찾아야 의료가 바로 선다. 그러나 의사들은 이에 대한 준비를 소홀히 한 채 일을 벌인 것이다. 수많은 전문 집단이 주위에 생기는 것도 인식하지 못하고 자기 위치가 어떻게 변하는지도 모른 채 지내왔다. 외력에 밀려 떠돌이가 되어 본적도 잃어버리고 현주소의 번지수도 제대로 쓰지 못하는 신세가 된 것이다. 모든 핑계는 의사를 '왕따' 시킨 보건의료정책에 두고 있지만 의사 스스로도 집 찾기를 소홀히 해 왔다. 따스한 방에 살고 있다고 여기다가 어느 날 갑자기 찬바람이 몰아치니 이제야 허겁지겁하고 있는 꼴이다.

인간이 아무리 노력해도 거추장스러운 타인들 사이에 놓이게 되는 것과 마찬가지로 집단도 여러 집단 사이에 놓여 고유의 균형을 취할 수밖에 없다. 의사들은 혼자 고고하게 고립되어 주위의 타 집단과 균형을 맞추지도 못하면서 지난 세기를 살아온 것이다. 균형을 취하려면 당연히 다른 집단과의 연결에 맞추어 자신들의 행동도 규제 받을 수밖에 없다. 의사는 스스로 주위와 균형을 맞추는데도 서툴고 규제를 받을 준비도 부족한 것이다. 그래도 시행착오를 거쳐 의사들이 자기 주소를 찾아갈 때 의료가 제대로 될 것이다.

집단의 힘쓰기 윤리

현 의료 사태는 의사들이 의료를 바로 세우고 자기들의 올바른 위치를 찾아야겠다는 일념의 주장이 먹혀들지 않자 집단의 힘을 서툴게 사용해 본 것이다. 집단의 힘은 사용하지 않는 것이 좋다. 힘의 파괴성은 내부로부터는 칭송의 대상이지만 외부로부터는 비난의 대상이기 쉽고 그 효과는 예측하기 지극히 어려워 가능하면 절제하고 방향 선택에 신중을 기해야 한다.

그러나 의사들 입장에서 보면 현실은 집단의 힘을 사용할 수밖에 없을 정도로 의료의 위기이다. 그러나 이 거부 운동과 힘 사용에도 의료행위에서와 똑같은 기준의 윤리성이 검토되어야 한다. 윤리성이 빠진 힘은 폭력이다. 더구나 높은 윤리성은 의사들의 존재와 생존에 필수 요건이다. 힘을 크게 낼수록 더 높은 윤리성을 유지하도록 노력해야 한다.

　의사 집단은 길고 긴 여행을 시작한 것이다. "의료 바로 세우기"라는 종착역이 없는 여행길이다. 다른 것은 다 버리고 떠나도 윤리성만은 챙겨 떠나야 할 여행길이다. 이것이 나침반이기 때문이다.

「이슈투데이, 2000. 8. 1.」

전문 직업, 전문인, 전문인 단체

　의사뿐 아니라 사회 각 분야의 전문인은 국민 생활에 큰 영향을 미친다. 따라서 전문직과 전문인은 사회의 가장 중요한 인프라이고 건전한 전문직과 전문인을 갖는 것은 사회 안정과 발전의 핵심 요소이다. 이들을 최대한 활용하기 위해서는 특성을 잘 알아 장점을 살리고 단점을 보완해 주어 그 역할을 다하도록 해야 한다.

전문 직업인의 특성은 무엇인가?

　전문직이란 자격을 인정하는 제도가 있어야 하고 그 직업만으로 생계가 유지되어야 한다. 또한 평생 직업이어야 하고 후계자를 양성하기 위한 교육기관이 있어야 한다. 고유의 전문인 단체를 구성하고 명시된 직업 윤리를 갖고 있어야 한다.

그래서 전문인들은 유사한 성장 환경과 동일한 교육 배경에서 자란다. 동일한 평생 직업을 갖고 유사한 직장 환경에서 생활하고 사회로부터 동일한 이익과 피해를 받는다. 이렇게 보면 상당한 동질성이 있지만 이들은 직업상 독자적인 판단이 습관화된 사람들이어서 각자가 혼자이다.

위에 열거된 전문인의 특징을 살펴보면 가장 두드러진 것이 독자적인 판단을 하는 사람이란 점이다. 독립적인 영역을 떠맡아 그 안에 안주하면서 직업상 독자적인 판단이 습관화된 사람들이어서 사회로부터 격리되고 배타적이 되기 쉽다.

전통적으로 위의 기준에 해당하는 직업은 교사, 변호사, 의사 등이었지만 이제는 어느 직종이 전문직이라 불리어질 수 있는지 애매한 시대가 됐다. 따라서 이 전문직을 구분해 내고 이들에게 전문직 활동을 보장하는 한편 사회적 책무를 다하도록 하는 것이 국가와 사회가 할 중요한 일이다. 전문 직업인의 속성인 사회로부터 쉽게 격리되고 배타적이 되는 점은 그들이 직업적 윤리를 지키는 한 결코 비난의 대상이 될 수 없다. 사회는 이들의 직업적 안정을 보장해 주고 직업적 책무와 윤리를 요구하면 된다.

전문인 단체의 특성은 무엇인가?

전문 직업의 요건 중에 전문 단체가 있어야 한다는 것은 전문 직업의 특성을 유지하기 위해 필요하기 때문이다. 그러나 전문 단체는 독자적인 판단에 습관이 들은 구성원들로 구성되어있기 때문에 불이나 물의 집단이 아니고 모래집단의 성격이 강하다. 따라서 구성원들의 응집력이 필요한 활동은 잘할 수 없다. 최근 의사들의 응집력 있는 집단 활동은 전문 직업의 특징을 유지할 수 없도록 한 외부의 강한 압력에 의해 피동적으로 발생한 것이고 전문인의 속성을 이해 못한 정부 당국의 부적절한 대처로 부풀려진 극히 예외적인 사건이다.

전문인 단체가 본래 할 일은 소속 전문인들이 전문인 역할을 잘할 수 있도록 환경을 만들고, 주위의 타 집단과 관계를 설정하고, 구성원의 평생교육 학습 공동체 역할을 하고, 전문직의 윤리를 지키도록 자정력을 갖추는 것이다. 따라서 단체의 활동의 대부분은 정책 개발과 교육 및 윤리 지키기를 위한 것이어야 한다. 회원 관리에서도 구성원의 윤리성과 자질을 높여 업무 수행 능력을 향상시키는 데 주력해야 한다. 단체 활동 자체에도 직업적인 윤리성이 강조되어야 한다. 단체의 대외적인 활동, 즉 정부나 사회 언론에 대한 활동에서도 직업 윤리가 기본 틀이어야 한다.

그러나 우리 나라 대부분의 전문인 단체들은 직업적 윤리를 지키는 노력이나 학습 공동체 역할보다 오염된 정치에 휩쓸리기를 즐겨 왔다. 정부와 사회가 그렇게 만들었다고 하는 편이 맞을 것이다. 각 전문인과 전문 단체가 제자리를 지킬 수 있도록 변화되어야 한다. 이번 의료대란이 이런 변화를 촉진하는 계기가 되어야 한다. 전문인 단체 자신들도 변모되고 정부 사회단체 언론도 전문인을 배척의 대상이 아니라 이 사회의 중요한 구성 요소로 인식하게 되길 기대한다. 그러면 전문인과 그 단체를 최대한 활용할 수 있게 되어 사회 발전과 안정을 가져 올 수 있게 될 것이다.

「이슈투데이, 2000. 9. 2.」

의사집단의 힘과 윤리

대표적인 전문직 집단인 의사들이 '집단의 힘'을 내고 있다. 국민, 민족, 군대, 학생 등은 수백 년의 역사를 지닌 전통적인 집단이고 농민, 노동자집단은 근세기에 들어와 형성된 집단이다. 의사를 비롯한 전문직종의 집단은 그 존재는 오래되지만 집단으로서의 역할이 없어 집단으로서는 무시됐다. 대부분의 집단들이 그들의 존재를 부각시킨 힘 사용의 역사를 가지고 있어 집단의 힘의 성격과 속성이 잘 이해되고 있다. 그러나 의사라는 전문 직업인의 집단적 힘은 역사적으로 사용된 사례가 극히 드물어 관심의 대상이 되지 않았다. 최근 두 번의 의료대란을 계기로 우리 나라 의사집단의 힘은 어떤 성격을 가지고 있는지 관심을 가져야 한다.

힘의 발생

집단의 힘의 크기는 구성원의 수와 개개인의 힘의 크기, 결속력 그리고 경쟁 상대의 위협정도에 따라 결정된다. 힘의 크기는 구성원 각자의 힘의 합과는 일치하지 않고 이들이 어떻게 집단 속에 용해됐느냐에 달려 있다. 그러니 집단이 큰 힘을 내게 하려면 구성원들이 밀집된 용해 상태가 되어야 한다. 전문 직업인인 의사 집단은 구성원 개개인은 어느 개인보다 힘이 있으나 결속 면에서는 모래알 집단 정도가 아니라 자갈이니, 자발적으로는 집단의 힘이 생길 수 없다. 또한 의사 집단은 근본적으로 닫힌 집단이다. 닫힌 자갈 집단이면서도 이번처럼 힘을 내고 있는 것은 전문 직업의 존속과 전문인으로서의 생존권을 지킨다는 공통의 관심사가 집행부 불신임이라는 집단의 소규모 폭발(E. Carnettee, Masse und Macht, 1960)을 가져왔기 때문이다. 이 폭발이 구성원을 결속시켜 일체감이 생기도록 했다. 여기에서 집단의 힘의 싹으로 자랐고 외부로부터의 위협이 이 싹을 키운 것이다. 즉 폭발로 인해 자갈이 모래로 부서져 구성원이 일체감을 가질 수 있었고 이에 따라 힘의 씨앗이 생겼고 정부를 비롯한 관련 기관 및 시민단체 등의 외부 위협이 이 싹을 키운 것이다.

힘의 크기

힘의 크기는 집단 자체의 폭발력과 주위의 위협 정도에 따라 결정된다. 집단 자체의 폭발은 대부분 외부 위협에 의해 촉발되지만 집단 힘의 크기를 결정하는 데는 몸통의 역할을 한다. 외부의 위협은 힘을 키우는 비료다. 그런데 문제는 상당수의 집단 구성원들이 외부의 위협을 위협으로 인식하지 못하는 데 있다. 위협이 아무리 커도 위협으로 느끼지 못하면 힘은 키워지지 않는다. 의사들은 자기에 대한 위협을 무시하는 오만함에 익숙해 있어 무덤 속으로 들어가고 있는 것도 인식하지 못해온 것이다. 특히 장년층의 의사들이 그렇다.

즉 의사단체는 내부 구성원의 평등성과 결집력을 확보하는 폭발의 강도가 약했고 외부 위협을 느끼는 정도가 약해 충분한 힘을 키우지 못하고 있다. 공동체 의식을 갖고 외부의 위협을 공유할 수 있도록 공동 학습 시스템도 가지고 있지 않다. 내부 구성원들을 결속시킬 새로운 폭발의 계기가 필요하고 공동체 의식을 키울 프로그램이 필요하다. 그러나 현재는 새로운 폭발을 일으킬 뇌관이 없다. 현재의 의약분업 사태는 큰 폭발로 이어지기 어렵다. 젊은 의사들의 장래에 대한 불안감이 뇌관이 된다면 이는 의사 사회로서도 손실이 크다. 의약분업으로 많은 의사들이 도산하고 거리로 내몰리는 상황이 계기가 될 수는 있을 것이다. 그러나 이것이 계기가 된다면 이는 의사 사회가 치명타를 입은 다음에 허우적거리는 상태로 될 것이다. 그래서 그전에 폭발을 만들어야 한다.

한 가지는 내부 정리이다. 의협, 병협, 의학회 등 의사단체의 통합 및 재정비이다. 이번 의료 사태를 통해 일부 단체는 오히려 거추장스러운 존재임이 증명됐다. 이번 사태를 통해 어떤 집단이 의사단체의 중심이 되어야 하는가가 확인됐다. 이들이 전면에 나선 단체가 되어야 한다. 이 통합 정비 과정에 의사회원 한 사람 한 사람이 모두 직접 참여해야 폭발의 효과가 있다. 이를 통해 의사 집단의 힘이 더 커지는 계기를 만들고 기다려야 한다. 외부의 위협을 위협으로 인지할 수 있고 이에 비례하여 내부의 힘을 배가시킬 수 있는 의사단체가 되어야 한다.

둘째 문제는 의사 제자리 찾기를 하면서 확실한 위치 선정과 그 위치에서 주위와 균형을 맞추는 청사진이 마련되어 있지 않다는 점이다. 의약분업의 본뜻은 약사의 의료행위(임의조제)를 없애고 의사의 의료행위에 약사의 보조를 강화시키는 의료형태의 일부 변화일 뿐인데 분업이란 말을 사용해서 의료자체를 약사와 분업하는 것으로 오해를 불러일으키고 있다. 약사는 어디까지나 의사가 이끄는 의료 팀의 일원으로 남아야 하는데 투쟁의 관점은 이를 부각시키지 못하고 밥그릇 싸움으로 비쳐지게 했다. 국가로서도 이번 기회에 의료 팀을 정비하여야 한다. 전국 어느 지역이나 어느 기관에서도 생산적이고 효율적인 의료 팀을 갖도록 해야 한다. 국가도 이번 기회를 의사 약사 등 관련 의료 관련 직종을 의료 팀 안에 확실하게 재배치하는 데 활용해야 할 것이다.

셋째 문제는 집단의 힘을 사용하면서 힘이 가진 파괴욕을 절제하는 문제와 힘의 대상 즉 방향 선택의 문제를 소홀히 다루고 있다는 것이다. 집단 힘의 방향을 재검토해야 한다. 대개 집단의 힘은 주위 환경 중에서 가장 취약한 곳을 향해 파괴시키지만 파괴 대상으로 삼은 경계가 실상은 집단의 보호막일 수 있다는 점이다. 이를 파괴하면 집단의 팽창을 가져올 수는 있지만 한편 넓은 경계를 관리하지 못해 아무나 드나들 수 있게 되고 집단의 고유 영역 즉 정체성을 훼손시킬 수 있다. 의사들이 현재 곤경에 처한 것도 옛날 '좋은 시절'에 그 넓은 영역의 관리를 제대로 못해 비의료인의 의료행위를 눈감아 주었기 때문이다. 현재 의사의 관리 능력을 감안하여 주위 환경에서 어느 벽이 파괴 대상이어야 하는가를 심도 있게 검토해야 한다. 의사를 힘들게 하고 의료행위를 황폐화시키는 것이 약사냐, 정부 의료정책이냐, 국민의 몰이해냐, 언론의 편협한 시각이냐는 현재 의사들의 분노하는 가슴으로 헤아리기는 어렵고 복잡한 일이다. 자연적인 경계로 사용할 수 있는 것까지 파괴시키는 우를 범하고 있는 것은 아닌지 냉철하게 검토해야 한다.

넷째 문제는 의사 집단의 힘의 질이다. 힘이 크다고 효과적인 것은 아니다. 일반적으로 단체의 힘이란 그 자체는 비이성적이기 쉽고 고유의 어떤 위험성을 가지고 있다. 이는 의사단체의 힘이나 공권력 모두에 해당한다. 힘이 크면 클수록 위험도 비례하여 커진다. 또한 힘이란 괴물은 그 효과를 크게 나타내 사용하는 사람들을 도취시킨 다음에 스스로 자멸하는 속성도 있다. 중심을 잡지 못하고 힘쓰다가 털썩 주저앉는 씨름 선수와 같이 제힘에 자신이 잡힌 꼴이 된다.

이를 극복할 수 있는 질 높은 힘을 만들어야 한다. 질 높은 힘은 어떻게 만들어지는가? 가장 핵심은 힘은 관리될 수 있어야 하고 윤리를 동반해야 한다는 점이다. 관리되지 않고 윤리가 빠진 힘은 폭력이 될 수 있고 자멸하기도 쉽다. 특히 전문인 집단의 힘에는 윤리에 바탕을 두어야 한다. 윤리는 전문 직업 집단의 존속에 필수 요건이기 때문이다. 그래서 집단의 힘을 사용해본 경험이나 집단의 힘의 속성과 효과에 대한 이해가 필요하다. 무당 칼 춤 추듯 휘두른다면 효과적이지 못하다.

다섯째 의사들도 자신들의 윤리 문제를 공개적으로 논의하고 제도화해야 한다. '히포크라테스 선서'가 있고 의협의 '의사 윤리선언'이 있지만 이런 선언적인 것으로 이 복잡한 사회를 지탱할 수 없다. 좀더 적극적인 접근이 필요하다.

더구나 기술이 발전하고 사회제도가 복잡해질수록 더 높은 수준의 윤리가 필요하듯이 집단의 구성원 수가 많아지고 힘이 커질수록 윤리의 강도도 높아져야 한다. 의사 자신들과 의사단체가 윤리문제를 심도 있게 다루어야 의료에 참여하는 다른 직종에도 요구할 수 있다. 또한 정책 당국이나 정책 자체에도 요구할 수 있다.

현재 의사 집단의 윤리성은 우리 나라 어느 전문 집단의 윤리성보다도 높은 것이 확실하다. 이는 의료 자체가 그런 높은 윤리성을 생명으로 하고 있고 여기에 의사들이 습관화되어 있기 때문이다. 그러나 이런 습관적인 윤리에만 기대할 수 없는 상황이다. 더구나 의료와 관계된 주위에 이런 습관적인 윤리를 기대하는 것은 불가능한 일이다. 제도화해야 한다. 그리고 의사들도 먼저 이를 지키고 보여주어야 한다. 의약분업의 실상은 의료의 원형에 대한 약사의 보조 협력이다. 이 협력에는 공통적인 윤리기준이 필요하다. 이 윤리기준을 관계자들이 받아들여 실천하지 않는다면 협력은 불가능해진다. 윤리 문제에 관한 한 현실은 낙관적이지 못하다. 그럴수록 적극적으로 윤리 문제를 공개적으로 다루고 접근해야 한다. 윤리문제가 해결되지 않으면 의약보조협력은 이루어 질 수 없다.

단칼에 해결될 일이 아니다

현재는 목표를 정하고 이를 달성하기 위한 냉정한 전략이 보완되어야 할 시점이다. 힘을 키우는 일, 힘의 질을 높이는 일, 힘의 효과적인 사용, 외부 위협의 분석, 정부 정책에 대한 거부의 근거 마련, 집단의 윤리성을 높이는 일 등등 모두 뇌를 쥐어짜는 노력이 필요한 일이다.

의사단체가 이번 투쟁에서 조그만 성과가 있었다면 이는 지치지 않는 정신력으로 자신들을 희생하고 있는 동료 의사들 때문이다. 이들을 중심으로 다시 한번 내부적으로 이해와 정리가 필요하다. 인도의 시성 타고르가 "바퀴가 돌아가면 저절로 승리가 이루어진다고 꿈꾸면서 헛된 물레질만 계속하고 있다"고 혹평하며 물레 돌리기를 거부하자 발끈한 간디가 반격한 말이 '시인도 물레를 돌려야 한다' 이다. 타고르나 간디 같은 위대한 영혼을 가진 이들도 독립운동 방법을 놓고 서로를 비난했으니 의사단체 내에서 투쟁노선을 놓고 의견이 엇갈리는 것은 자연스런 일이다. 의사단체 내의 불협화는 다양성을 보여준 것으로 오히려 높이 평가해야 할 일이다. 생산적 갈등이 될 수 있다. 더구나 지난 세기 동안 한 번도 단체 힘쓰기를 해보지 못한 초보자들이 중구난방인 것은 당연하다. 사실 아무도 어떻게 하는 것이 정도이고 승리의 길인지 확신을 가질 수 없다는 것이 솔직한 마음일 것이다. 그러니 앞으로 지속적으로 전개될 많은 일들을 위해서 일을 꾸미는 간디뿐 아니라 발목 잡는 타고르도 필요한 때이다. 서로 이해하고 힘을 모아야 한다.

의사 집단은 길고 긴 여행을 시작한 것이다. "의료 바로 세우기"라는 종착역이 없는 여행길이다. 다른 것은 다 버리고 떠나도 어깨동무하고 윤리성만은 챙겨 떠나야 할 여행길이다. 이것이 나침반이기 때문이다.

「의사신문, 2000. 8. 10.」

전문 분야의 흥망성쇠

어느 전문 직종이든 흥망성쇠가 있다. 더구나 21세기의 10년 동안의 변화는 과거 30~50년 동안의 그것과 맞먹을 것을 생각하면, 어느 직종이든 장래에 대해 확실한 보장이란 있을 수 없다. 의료라는 전문 분야도 마찬가지이다.

현재 전문의의 종류는 내과 등 25개다. 이들 각 전문 분야의 형성, 발전 및 후퇴는 하나의 역사다. 새로운 의료 수요의 증가 및 기술의 발달 그리고 선각자들의 땀이 전문 분야를 형성시키고 질병 발생의 변화와 새로운 의술의 발달 그리고 의료제도의 변화가 전문 분야를 부침 시킨다. 결핵 환자 발생이 줄고 치료 방법이 발전되면서 결핵 전문의는 이제 명맥만 유지하고 있다. 그러나 앞으로 결핵이 옛날만큼 문제가 되지 말라는 법이 없다. 외국에서는 에이즈 때문에 결핵 환자가 늘고 있다. 응급의학과는 교통사고 및 심혈관 질환 환자의 증가 등 의료수요의 증가로 최근에 새로 생겼다.

전문 분야의 흥망 성쇠를 극적으로 관찰할 수 있는 것은 매년 의과대학 졸업자들의 전문 분야 지원 상황이다. 의술의 발달과 의료제도의 변화에 따라 전망이 좋은 과에는 우수한 졸업자들이 다수 모이고 그렇지 못한 과는 정원을 채우기 어렵게 된다. 금년에는 의약분업 시행 후 처음으로 전공의 모집이 이루어져 의사들의 전문 분야 지원 양태가 어떻게 변할 것인지 관심사였다. 의약분업이 각 전문 분야에 미치는 영향을 의사들은 어떻게 예상하는지를 단적으로 보여주기 때문이다.

금년 모집에서 인기 과는 안과와 피부과이다. 몇 년 전에는 3D과로 분류되던 일반외과와 산부인과의 인기 상승도 눈에 띈다. 이들 과에 비해 최근까지 인기과였던 내과와 가정의학과가 밀리고 있다. 내과, 가정의학과의 인기 하락은 의약분업 때문이라는 해석이다. 조제권을 빼앗긴 내과 의사들이 과연 옛날 같은 수익 구조를 가질 수 있느냐 하는 것이 지원자들을 불안케 한 것이다. 안과와 피부과의 인기 상승은 시력 교정술과 피부 성형을 포함한 비보험 진료가 수입이 좋기 때문이란 해석이다. 잘 낫지 않는 몇 가지 피부병 가지고 씨름하던 옛날의 피부과가 아니다.

전문과목 흥망의 대표적인 예가 일반외과다. 60년대 의과대학 상위권 졸업자들을 싹쓸이했던 일반외과와 산부인과가 80년대 의료 보험이 도입되어서 찬밥 신세로 일류 대학 병원에서조차 정원 채우기가 어려웠다. 그로부터 20년이 흐른 이제는 상승 기류를 타는 듯하다. 옛날 같은 화려한 세월이 올지는 모르나 의료 전체를 위해 다행스러운 일이다. 미국에서는 최근 10여 년간 의료제도의 변화와 병원들의 병합으로 많은 과 전문의들이 일할 자리를 잃었다. 의료기관의 구조 조정의 결과이다.

결국 전문 분야의 흥망을 결정하는 것은 의료제도의 변화와 각과의 의료 기술의 발달이다. 우리 나라의 경우 의료 기술의 발달보다는 의료제도, 특히 보험 수가 체계가 각과의 성쇠를 좌우한다. 일반외과나 산부인과 등 수술을 주로 하는 과들의 의료 수가 구조가 개선되면서 인기가 올라가고 있다.

그런데 문제는 당장 눈앞의 의료환경을 보고 전문 분야를 선택하는 것이 앞으로 다가올 의사 생활 40년 동안 통할 것이냐 하는 점이다. 1950년대 원시 X-ray 기기만 있을 때 이걸 믿고 방사선과를 선택한 선배들은 1990년대의 황금기를 전혀 예상치 못했을 것이다. 탁월한 선택 덕분에 일생을 방사선과 전문의로 보람있게 보냈다고 할 수 있을 것이다. 그러나 방사선과도 벌써 찬바람 소리가 들리는 것을 보아 황금기가 계속 되리라고 낙관하기는 어려울 것이다. 금년에 인기 높은 안과나 피부과가 어떻게 변할 것인가는 예상하기 어렵다. 이것도 보험제도의 변화에 따라 영향을 받을 소지가 있고 인기 있으면 우수한 의사들이 많이 몰려 경쟁이 심화되고 그러면 별볼일없게 되기 십상이다.

의료는 인력이 하는 것이고 의료 자원으로서의 전문의 인력이 적절히 배치되어야 효과적인 의료 시스템을 유지할 수 있다는 것을 생각하면 전문 분야의 장래에 대한 심도 있는 분석이 필요하다. 현재 우리 나라 같이 경직된 전문의 제도에서는 의료환경 변화에 적응이 늦어 의료제도 발전에 큰 부담이 되고 있고 전문의 각자에게는 좌절의 세월을 안겨 줄 수가 있다.

더구나 지금까지 우리 나라 전문분야의 성쇠는 대부분 보험 수가 구조의 영향을 크게 받았다. 그런데 수가는 복지부 직원의 펜 끝에서 결정되니 결국 의사들이 좋은 머리 굴려 이것저것 재서 선택한 전문의로서의 운명이 결국 복지부와 보험단체의 직원 손에 달려 있는 것이다. 이 영향을 뛰어 넘는 지혜로운 선택이 필요하다.

전문 분야의 선택에는 1950년대에 방사선과를 지원한 선배들 같이 당장의 눈앞의 이익 보다 먼 장래를 보는 혜안이 필요하다. 그리고 자기가 선택한 전문 분야를 국민의료에 필요한 것으로 발전시키겠다는 의욕도 필요하다. 의사들의 전문과목 선택은 고등학교 졸업자의 대학 선택만큼이나 어려운 일이다. 시류에 영합하지 말고 자기의 적성에 맞는 분야를 선택하라는 얘기는 공자 말씀 같지만 그래도 가장 기댈 만한 선택 기준이다. 어느 전문과를 선택하든 앞으로 40년 의사 생활 동안에 반드시 부침이 있음도 각오해야 한다.

「이슈투데이, 2001. 1. 6.」

의사단체의 나아갈 길

- 의사단체는 의사들의 노조여야 한다

의사단체에는 의사협회를 비롯하여 병원협회, 의학회, 각 전문 분과 학회, 개원의 협의회, 각 직역 협의회 등 수도 없이 많다. 본고에서는 의사협회와 의학회 및 그 산하 학회 그리고 병원협회를 염두에 두고자 한다.

1. 의사단체는 의사들의 노조인가?

결론부터 말하면 의사단체는 의사노조여야 한다. 특히 의사협회는 의사들의 노조여야 하고 아직 노조가 아니라면 지금부터라도 철저한 노조의 길을 걸어야 한다. 의학회도 정도의 의학을 지키고 발전시키기 위한 의학자들의 노조 역할을 해야 한다. 병원협회도 병원을 지키기 위한 병원장들의 노조여야 한다.

노조라면 붉은 띠를 머리에 두른 노동자들을 연상하고 막무가내로 자기들이 상상한 권익을 지키기 위해 물불을 가리지 않다가 회사와 함께 몰락하는 조직 단체로 인식되고 있지만 이는 잘못된 것이다. 노조는 사회의 균형을 잡고 발전시키는 데 불가결한 요소이다. 의견을 모으고 합의점을 도출하고 소속원을 결속시키는 데 탁월한 조직이다. 이런 결속된 집단이 설정한 목표가 무엇이고 이를 성취하기 위해 힘을 어떻게 쓰느냐가 문제이지 노조 자체는 집단 공동체로서의 많은 장점을 가지고 있고 사회 발전에 필수 조직체이다. 노조는 노동자뿐 아니라 의사를 비롯한 전문직과 공무원, 그리고 교수에게도 필요한 조직이다. 전문인의 권익만을 지키고 신장시키기 위한 조직체가 아니라 전문직의 사회적 역할을 충실히 하기 위해 노조 역할을 해야 한다.

노조는 노동자들의 것인데 의사가 왜 노동자인가? 비하시키는 것이 아닌가? 흔히들 이런 질문을 한다. 그러나 현재 우리는 직종과 직급의 차별이 없는 시대로 급속히 들어가고 있다. 그뿐 아니라 개인, 단체, 직종 사이의 무한 경쟁의 전쟁터로 나아가고 있다. 이 전장에서는 어느 직종이든 스스로 지키지 않으면 몰락하거나 변질될 수밖에 없다. 의료와 의사라고 예외일 수는 없다. 예외일 수 없다는 것을 2000년 의료 사태에서 실감했다. 이 전쟁터에서 가장 경계해야 할 것은 오만이다. 오만한 장수와 군사는 몰락하기 마련이다. 의사는 다른 노동자와 다르다는 생각이 가장 큰 오만이고 이것이 화를 부르고 패퇴의 원인이된다.

의사는 전문 직업 노동자 중의 하나일 뿐이라고 스스로 낮추어야 한다. 다른 노동자와의 차이는 사람의 건강을 지키고 병든 이를 돌보아 건강을 되찾게 해 주는 숭고한 일을 할 수 있는 배타적인 권한이 법에 의해 보호받고 있다는 것이다. 그러나 법의 보호가 영구적이고 불가침의 영역을 보장하는 것이라고 안심할 수 있는 것이 아니다. 법에 의해 보호된 권한을 가지고 있다면 법에 의해 그 권한이 빼앗기거나 손상될 수도 있다. 사회가 인정하여 권한이 쥐여졌다면 사회 집단들에 의해 권한이 박탈될 수도 있다. 의사의 경우라고 예외는 아니다. 법과 사회는 의료 자체를 변질시킬 힘이 있다. 의료를 의사의 전유물로 인정하던 사회는 지나가고 있다. 스스로 자기 위치를 챙겨야 할 시대를 살아가고 있다. 스스로 의료의 중심에 서도록 만들어가야 할 어려운 때에 있다. 여기서 삐끗하면 장래를 예측하기 어렵다.

설마 그렇게 될 것인가? 지난 50여 년의 변천을 되돌아보면 앞으로 50년 후에 어떻게 될 것인가는 아무도 장담할 수 없다. 전문 과목들의 부침이 많은 것을 시사하고 있다. 만일 의사들이 사회 변화에 순응하겠다면 그대로 있어도 된다. 그러나 의료의 본질이 손상되어서는 안 된다는 확신이 있다면 의사들이 지켜야 한다. 의료가 변질되고 의사들이 가진 배타적인 권한이 손상 당해 의료가 중구난방이 되는 것(현재 우리 나라가 이렇게 되어 가고 있다)을 막고 정도의 의료를 지키기 위해서 가장 효과적인 방법이 의사노조 활동이고, 여기에 의사 단체들이 중심이 되어야 한다.

2. 의학회까지도 노조여야 하는가?

이에 대한 대답도 마찬가지이다. 의학회는 의학을 지키기 위해 일반 노동자의 노조 같이 투쟁해야 한다. 특히 우리 나라의 의료 현실이 이를 요청하고 있다. 왜 이 겨울에 서울 한 복판에서 이질 환자가 300여 명씩 발생하는가? 왜 많은 환자들이 약효 미상의 약제를 달여 먹고 간 손상으로 병원을 찾고 있는가? 약효와 부작용이 불분명한 음료수나 식품 급의 것들이 고가의 치료약으로 둔갑하여 환자의 돈을 우려먹게 하고 한편에서는 국민 부담을 줄인다고 생산 원가에도 못 미치는 수가를 책정하여 결핵 치료제 생산이 중단되는 일이 왜 생기는가? 이를 통탄만 하고 정부만 비난하고 있을 것인가?

누군가 나서서 이 현실을 바꾸어 놓아야 한다. 그 역할이 의학회의 몫이다. 의학회가 의학에 바탕을 둔 의료를 보호하기 위해 의학자들의 노조 역할을 해야 한다. 의학회는 권익단체가 아니고 학술단체여야 한다고 주장한다. 옳은 말이다. 그러면 무엇을 위한 학술단체인가? 의료와 의학자들의 권익을 위한 학술단체여야 한다. 의학이라는 강력한 무기를 쓸 수 있는 위치에 있는 의학회만이 사이비 의학에 의해 손상 받는 의학을 보호하기 위해 투쟁할 수 있고 그 책임이 있다.

그 동안의 의학회는 의학 학술 진흥을 위해 많은 일을 해 왔다. 의학회의 노조 활동이라 해서 현재 하고 있는 것과 전혀 다른 별난 일을 해달라는 것은 아니다. 현재의 학술 활동에 노조 활동을 가미하여 현실 참여에 적극성을 보이는 색칠만 해도 그 효과는 클 것이다. 같은 일을 해도 의학 학술 진흥을 위해 한다는 것과 의학과 의사의 의료 활동을 보호하기 위해서 한다는 것과는 결과에서 많은 차이가 있다.

3. 이들 의사노조는 무엇을 할 것인가?

첫째로 회원에 대한 서비스를 강화하여 단체의 힘을 키우는 데 주력해야 한다. 힘이 있어야 일을 할 수 있고 정치 세력화도 가능하다. 단체의 힘은 회원의 적극적인 참여와 국민의 지지로부터 나온다. 회원이 적극적으로 참여하고 국민들이 호감을 갖고 단체를 지지하도록 해야 한다. 어떻게 해서 국민 지지를 얻을 것인가는 지난 몇 년간 많은 회원들이 지적하여 재론하고 싶지 않다.

국민 지지를 생각하기 전에 먼저 회원 호응을 얻기 위한 활동이 우선이어야 한다. 단체 구성 과정에서 합의된 정관에 따라 가입한 회원을 보호하고 권익을 챙기는 것을 최우선 과제로 해야 한다. 어떤 일을 어떻게 해야 회원을 위하는 것인가? 아주 구체적인 일이 수도 없이 많을 수 있다. 그 한 가지 한 가지가 모두 중요하다. 단체의 역량을 회원을 위하는 데 집중해야 한다. 회원을 위하지 않는 단체에 충성할 회원은 없다. 회원을 위한다는 것이 과잉 보호하라는 것은 아니다. 회원들이 제대로 의사 노릇하도록 환경을 만들어 주는 것이 회원을 보호하는 것이다. 의료환경을 휘저어 흙탕물이 되게 하는 회원은 퇴출시키는 것도 다수의 회원을 보호하는 큰 일 중의 하나이다.

구체적으로 회원 관리 담당 이사를 두고 해당 부서의 행정력을 강화시켜 회원의 문제를 상시로 추적하고 해결하는 데 힘써야 한다. 이는 의사협회 뿐 아니라 의학회, 병원협회, 그리고 각 전문 분과 학회 모두가 고려해야 할 사항이다. 회원들이 회비를 안 내는 단체에서 힘이 생길 수 없다. 회비를 받아 내려면 그에 상당한 서비스를 해 주어야 한다. 일당백인 7만 회원의 호응을 받는 다면 700만 국민의 지지를 얻고 가는 것이다. 의사의 정치 세력화에 회원 서비스가 출발점이어야 하는 이유가 여기에 있다.

둘째로 정상적인 의료 발전의 책임을 통감하고 구체적으로 행동해야 한다. 의료가 갖는 사회적 의미를 논하지 않아도 의료 발전은 국민 누구나 바라는 것이다. 또한 의료는 회원들이 일생을 건 터전이고 활동 무대이다. 이 활동 무대를 융성하게 만들어 가는 것을 싫어할 사람은 아무도 없다. 그런데 의료를 발전시키기 위한 구체적인 사항에서 그 책임을 절실하게 느끼고 실천하는 사람은 의사뿐이라는 것이다. 즉 의료 발전은 누구나 원하나 실천할 사람은 오직 의사뿐이라는 것이다.

그러니 의사단체들이 의료 발전을 실천할 유일한 단체이다. 정부 당국이 의료 발전을 방해한다고 책임을 전가하고 발을 뺄 일이 아니다. 처음부터 끝까지 의료에 관한 한 의사단체들이 책임을 진다는 각오를 해야 한다. 그것이 국민에 대한 책무이다. 의료 보험제도 도입에서나 그 후의 주요 의료정책이 시행될 때 항상 의사단체는 제삼자적인 태도를 취했다. 반대의 목소리는 높였으나 담겨진 내용이 없으니 방관한 것이나 다름이 없다. 내용이 담겨 있어도 현실감이 없으니 정부 당국자들의 코웃음 거리로 무시됐다. 그리고 잘못된 정책의 모든 책임을 정부 당국에 돌렸다. 의료에 관한 한 의사와 의사단체가 국민에 대해 전적인 책임을 통감하고 풀어가야 한다.

의료정책의 입안과 시행 과정의 내면을 들여다보면 더욱 의사와 의사단체의 책임이 큰 것을 알 수 있다. 대표적인 것이 의료보험 제도의 도입과정에서 일어난 일과 의과대학과 의사의 과대 생산이다. 누가 이런 보험제도 개발에 일조하고 방관하면서 받아들였는가? 누가 의과대학을 만들고 의사를 양산하고 있는가? 의사들 자신이다. 누가 전문의 제도를 이렇게 만들어 젊은 의사들을 필요 없이 고생시키고 시간을 낭비하게 하는가? 이와 비슷한 일이 많은 의료정책에서 있어 왔다. 이를 조정하고 억제할 큰 책임은 의사단체에게 있다. 점잔만 빼는 전문인 단체로서는 할 수 없었고 끝장을 보는 노조 같이 달려들었어야 해결됐을 문제들이다. 지금부터라도 의사단체는 현안 문제들에 적극적으로 달려들어야 한다.

4. 버리고 가야 할 우리의 약점

우리 의사단체가 해야 할 일을 하는 데 발목을 잡는 우리 자신들의 약점이 몇 가지가 있다. 아래의 몇 가지만이라도 반성하고 새해를 맞자.

첫째는 단체에 헌신하는 임원들에게 고마워할 줄을 모른다. 대개는 임원들의 발목을 잡거나 취약점을 확대해 보길 즐긴다.

둘째는 시대(환경) 변화를 읽어 내는 데 미숙하면서도 이를 인정하지 않는다. 세상 돌아가는 줄도 모른다는 말을 들을 대상이 다른 집단에 비해 의사들 중에 비교적 많다.

셋째는 우리 현실 문제 해결에 도움이 안 되는 외국 사례를 아직도 너무 좋아한다. 외국 사례 소개를 빼고 그 시간에 우리 사정을 좀더 심도 있게 얘기해 보자.

넷째 총론만 있고 각론이 없다. 정책을 구체화시킬 책임 있는 임원들이 총론 얘기만으로 책임을 다했다고 발뺌하고 구체적인 각론은 제시하지 못해 일을 진척시키지 못한다.

5. 맺음

의사단체들은 의사와 의학의 노조여야 한다. 회원에 대한 서비스를 확대하여 회원의 적극적인 호응을 획득하고 나아가 국민의 지지를 얻어야 한다. 이를 바탕으로 단체의 힘을 키워 정치적 역량을 극대화하고 의료를 발전시켜야 한다.

「의사신문, 2002. 1. 3.」

왜 '의사노조'여야 하는가

　최근 국립대학교(서울대학교)에 한의과대학을 설립하느냐에 대한 논란을 지켜보면서 다시 한번 의사들과 의사단체들의 무기력함을 실감한다. 무기력하다는 것이 자기들의 밥그릇을 지키는 데 무기력하다는 뜻은 결코 아니다. 국민 건강의 지킴이로서의 무기력함을 말하는 것이다. 의료 일원화 문제에 관한 한 의사들의 무기력함이 도를 지나쳐 직무유기 상태라고 단정해도 반론하기 어려울 것이다.

　막강한 현대 과학의 힘을 바탕으로 하고 있고 전 세계가 공통으로 인정·채택하고 있는 의료 시스템에 몸담고 있으면서 현재 인류 세계를 이끌고 있는 서양 의술을 시술하고 있고 7만 여명의 회원 자원을 가지고 있는 의사 사회가 왜 이렇게 뒷걸음만 치는가? 왜 이렇게 됐는가? 의사들이 오만

하여 문제를 문제로 의식하지 못함 때문인가? 문제는 인식하는데 이를 해결해 갈 주체로서 의사단체 조직의 문제인가? 의사들은 최선을 다하는데 의료환경을 제공하는 사회가 문제인가?

1. 사회가 문제인가?

우리는 흔히 사회가 문제라고 탓한다. 급변하는 사회 때문이라고 말한다. 사회가 의사와 의료를 못마땅하게 생각하고 의사 죽이기를 하고 있다고 불평한다. 그런데 사회가 급변하든 화살이 우리를 향하든, 문제는 우리가 그 사회의 일원이고 그 사회로부터 한 걸음도 밖으로 뛰쳐나갈 수 없다는 점이다. 사회 속에서 문제를 해결할 수밖에 없다. 가변적인 사회의 문제와 의사들의 문제를 모아서 통찰하고 해결책을 찾을 수밖에 없다.

사회의 무엇이 문제인가? 한마디로 진리를 뒤집어 쓴 사회적 관습(전문직의 사회적 책무)이 문제이다. '의사는 이러해야 한다' 는 사회적 통념이 우리를 압박하고 있다. 의과대학 입학 신입생 면접에서 수험생들이 앵무새 같이 말하듯이 '의사는 봉사와 희생의 삶을 살아야 한다' 는 의사에 대한 사회적 통념과 요구가 정당한 것인가? 그것은 그냥 습관화되어 사회의 공공선으로 오해되고 있는 것이 아닌가? 이는 만고의 진리인가? 더구나 우리 스스로가 이에 세뇌되어 우리 스스로를 속박하고 있는 것은 아닌가? 전문직의 책무만 있고 전문직의 권리는 관리의료 등 제도와 사회 감시 기구(언론, 시민 단체 등)에 의해 점점 강하게 관리되는 현재의 추세가 정당한 것인가?

확실히 변해 가는 사회 안에서 변화의 정체를 읽고 우리 자신의 위치를 바라보며 자신의 힘으로 대처하려면 어떻게 해야 하는가? 즉 공공선을 만고의 진리인양 붙잡고 있기만 하면 우리 전문직업은 안전한가? 의료의 장래도 이 관습이 책임질 수 있는가? 그렇지 않으면 현재를 지배하고 있는 관습과 맞붙어 싸우면서 의료와 의사의 앞길을 개척하여야 하는가?

도덕적인 진리가 승리하는 데도 악이 승리하는 것과 똑같은 전략 전술이 필요하다. 도덕의 승리가 필연적이라든가 관습을 따라야 사회적으로 안전하고 직업적인 자부심을 가질 수 있다는 것은 이제 의사를 비롯한 전문 직종들에게 아무런 도움이 안 되는 허울뿐인 전술이다. 무언가 새로운 생각이 필요하다.

2. 우리 스스로도 문제이다

새로운 시대는 새로운 집단과 새로운 제도를 요구한다. 어느 집단이든 지속적인 생존을 위해 이 요구를 받아들여야 한다. 어떤 새로운 집단과 제도여야 하는가? 의견은 있을 수 있지만 정답은 없다. 그런데 새로운 것을 모색할 때 구성원들 사이에 이해가 일치되어야 새로운 집단은 탄생되고 성장할 수 있다. 구성원의 이해를 일치시키는 일을 비교적 손쉽게 할 수 있는 집단 형태와 제도는 무엇인가? 의사단체는 이를 고심해야 한다.

고심하고 있다고도 할 수 있다. 문제는 낡은 관습을 훌륭한 전통이라고 항변하면서 이에 매여 있는 상태에서 새로운 것을 모색하고 있는 것이다. 복지국가 건설을 위해 국가가 의료에 개입해야 한다는 관리의료에 맞붙어야 할 의사들이 그보다 더 낡은 관습, 즉 전문직의 사회적 책무에 스스로 매달려 힘을 쓰지 못하고 있다. 스스로를 구속하는 데는 의사들의 속된 허영심이 더 크게 작용한다. 즉 의업은 생명을 보호하는 봉사 직업이고 사회 안정에 기여하는 숭고한 전문직이므로 법으로 배타적 권리가 보호되어야 한다든가 의사 스스로가 성장할 수 있고 자정할 수 있으니 의사와 의료에 간섭하지 말라는 교과서적인 원칙에 매달리는 허영심과 오만, 그리고 나태로 스스로를 구속하거나 사회적 구속에 동조하고 있다.

전문주의가 먹히던 시대가 지나고 있음을 2년 전 의료 파동 때 가슴 깊이 경험했는데도 똑 같은 노래를 부르고 있는 꼴이다. 전문주의에 매달려서는 변화에 적응하지 못함을 빨리 깨닫고 대책을 마련해야 한다.

3. 의사는 근로자(노동자)인가?

의사는 전문직의 자율성을 법으로 보호받고 있다. 즉 어느 의료제도에서도 독립적인 영역을 확보 유지하면서 의료를 할 수 있다. 의사 스스로는 이를 과신하며 부정하길 꺼린다. 그러나 실제 상황은 그렇지 않다. 국가나 보험단체에 의해 경제적 제한을 당함으로써 경제적인 이득뿐 아니라 의료행위에서도 실질적으로 자율성을 침해받고 있다. 즉 관리의 대상이 된 것이다. 계약의 대상이 된 것이다. 따라서 법에 의해 명시된 임금을 받는 것은 아니지만 경제적인 이득이 법과 계약에 의해 정해지는 근로자이다.

의사가 근로자인가 하는 문제에 대해서 일반인보다 의사 자신들이 오히려 더 부정적이다. 그러나 이는 대부분 감성적인 부정이다. 의사 자신들은 집단의 통제에서 자유로울 수 있다는 자기 과신에서 오는 착각일 뿐이다. 의사가 근로자(노동자)로 자칭하면 반사회적이 되고 사회에서 고립될 것이라는 공포감과 사회적인 신분 추락 즉 우월 신분(?)의 포기로 연결된다는 그릇된 생각 때문에 근로자(노동자)라는 말을 꺼리는 것이다. 의사도 지식노동자인가 서비스노동자(대인서비스 노동자, 단순 서비스 노동자)인가(피터 드러커, 1992, 로버트 라이히, 1991)의 분류 문제이지 어느 곳이든 새 시대의 직업 분류에 노동자란 말로 끼여들 수밖에 없다. 의사들 스스로 노동자라는 말을 쓴다 해서 의사의 위상에 손상을 가져오지는 않을 것이다. 오히려 현실을 부정하는 안일한 태도가 의사를 추락시키는 데 더 기여할 것이다.

4. 의료와 의사의 장래는 무엇이 결정할 것인가?

의학 및 의료 기술의 발달, 의사를 지망하는 인력 자원과 교육의 질, 의료정
책 및 제도, 제약 등 관련 산업의 발달, 사회변화 등 많은 인자들이 강도의 차이
를 갖고 의료와 의사의 장래에 영향을 미칠 것이다. 이런 모든 인자들의 영향
을 능동적으로 받을 것이냐 수동적으로 받을 것이냐는 또 하나의 변수이다.

받는 태도가 가장 큰 변수일 수 있다. 결국 의사들이 이들 영향 요소를 어떻
게 다루느냐에 의사들의 장래가 달려 있다. 최선의 대처 방법은 무엇인가?

한마디로 의사단체의 협상 능력이다. 의료를 둘러싼 전방위 환경을 대상으
로 효과적이고 생산적인 협상을 하면서 매듭을 하나하나 풀어가는 일이 의사
와 의료 장래를 결정하는 데 가장 중요하다. 협상능력은 무엇이고 의사단체가
협상 능력을 키우려면 어떤 조직이어야 하는가?

5. 노동조합이란 무엇인가?

"노동조합이라 함은 근로자가 주체가 되어 자주적으로 단결하여 근로 조건
의 유지, 개선, 기타 근로자의 경제적 사회적 지위의 향상을 도모함을 목적으
로 조직하는 단체 또는 그 연합체를 말한다(노동조합 및 노동관계 조정법 제2
조 4항)"

"근로자라 함은 직업의 종류를 불문하고 임금 급료 기타 이에 준하는 수입
에 의하여 생활하는 자를 말한다(노동조합 및 노동관계 조정법 제2조 1항)"

6. 노동조합의 특성은 무엇인가?

노동조합은 다음과 같은 특성을 가진다.

1) 헌법에 정해진 국민 기본권의 하나로 사회의 불균형을 시정해 나가는

효과적인 장치이다.

2) 직종이나 직장 및 사회 조직의 구성원들이 적극적으로 참여하여 내부에서 흔히 발생하는 위법 행위를 감시하고 견제하면서 자정시키는 기능이 있다.

3) 조합은 구성원들이 모여 교육받고 토론하고 이를 통해 발굴된 문제점과 합의된 목표를 공유하고 효과적으로 추진(협상)하는 문화를 가지고있다. 효율적인 단체들이 갖추어야 할 핵심적인 요소인 상호 신뢰에 바탕을 둔 응집력 있고 밀착된 구성원 조직을 가능케 한 것이다. 노동조합이 아니라도 이런 조직 문화가 큰 힘을 발휘한다는 것은 역사적으로 많은 사례가 있다.

4) 구성원들이 다수결에 의한 결정을 승복하고 이에 따라 단체 행동을 한다. 이는 민주주의의 기본적인 원칙을 지키는 것이다.

5) 구성원 개개인의 문제에 좀더 관심을 갖고 획기적인 서비스를 해줄 수 있다. 전문 직종 협회의 주 역할이 국가 등 관련단체를 설득하여 정책을 그 직종에 이롭도록 변화시키는 데 중점을 두는 반면 노조는 이것도 효과적으로 할 뿐 아니라 구성원 개인 문제도 중시한다. 이를 통해 어느 조직보다도 효과적으로 구성원들을 집중시키고 통제하는 기능도 있다.

6) 어느 조직보다도 가변적이다. 이는 구성원 중시 문화 때문에 가능한 것이다. 변화하는 주위 환경을 읽고 이에 대한 대책을 세우는 과정에서 구성원들의 참여가 어느 단체보다 효과적으로 이루어지기 때문이다. 이런 참여는 조직 안에 구성원이 있는 것이 아니라 구성원이라는 핵심을 중심으로 조직이 체계를 갖추는 것이다. 즉 사람이 핵심이고 조직은 이를 어우르기 위해 언제나 임시방편으로 만들어진다.

7. 의사 노동조합은 어떤 성격이어야 하고 어떻게 조직되어야 하는가?

산업 노동조합의 좋은 성격이 의사 노동조합에서도 작용할 것인가? 산업 근로자와 의사와는 상당한 차이점이 있다. 따라서 산업 노동조합의 기능이 그대로 의사노조에서도 작동할 수는 없고 그래서도 안 될 것이다. 의사노조는 산업 노조의 장점을 토대로 의사노조 나름대로의 정체성을 만들어 가야 한다.

어떤 성격이어야 하는가 라는 질문에 현재로서의 해답은 산업 노조의 조직에 전문직의 성격을 접목시킨 것이라고 간추릴 수 있을 것이다.

의사노조가 전문주의나 관리의료보다 더 의사를 속박할 가능성은 없는가? 물론 있다. 그러나 이는 전문직이라는 울타리 속에서 전문직의 사회적 책무를 하지 않는 일부에 해당할 것이다. 아직 우리 나라에서는 주먹구구식으로 심평원 등에 의해 이루어지고 있으나 관리의료에서 이들은 결국 의료감사, 감시, 동료의사의 평가, 정도관리, 인증심사 등등에 의해 속박을 받거나 퇴출될 수밖에 없다. 이런 일들은 의사노조가 의사를 보호하면서 더 잘할 수 있을 것이다.

의사노조의 설립은 피고용자의 신분이 명확한 의사들(봉직의)부터 추진해야 할 것이다. 개원의 노동조합은 설립이 어렵다 해도 봉직의 노동조합과 협력관계를 유지하면서 개원의 협회 형태에 노동조합의 역할을 가미할 수 있을 것이다. 이렇게 설립된 노동조합이 모여 전국 조직으로 성장할 수 있을 것이다.

8. 의사 노동조합은 의사들에게 어떤 일을 해 줄 수 있는가?

1) 의사들의 임금 및 보수 관련 협상(고용주, 보험 단체 대상)

2) 진료 환경 개선 협상

3) 근로 조건 개선 협상

4) 환자 및 법에 의해 침해받는 의사의 권익 보호

5) 구성원 교육

6) 구성원들로부터의 정보 창출, 정보 공유, 구성원들에 대한 정보 제공

7) 구성원 사이의 경쟁 및 재정적 다툼의 중재

8) 구성원의 자율 감시 및 퇴출

9) 협상 전문가의 보유(이 전문가는 여러 경우에 의사들의 권익을 효과
   적으로 대변할 것이다)

10) 협상 자료와 전술을 마련하기 위한 조직 가동

9. 현재의 의사단체들은 어떻게 해야 하는가?

현재 전문인 협의체 형식인 협회들은 현재의 체제에서 노동조합의 장점을
협회 운영에 도입할 수 있다. 앞에서 기술했듯이 노동조합은 여러 장점을 가지
고 있다. 구성원들의 어려운 점과 일하는 환경을 정리하고 그 원인을 찾을 수
있으며 이를 토대로 구체적인 의견을 만들고 다듬어 축적하고 이를 다수가 합
의하는 데 효과적인 조직이라는 것이다. 또한 이 합의된 의견을 협상자료로 활
용하고 협상 기술을 개발 축적하는 데 어느 조직보다 우수하다는 것이다. 이런
과정에서 구성원을 보호하는 것이 노동조합의 최우선 업무라는 점이다.

따라서 전문직 협회도 이 장점을 살릴 방책을 현재의 협회 운영에 반영할 수
있을 것이다.

「민주의사회 워크숍 기조발표, 2002. 3.」

의료사태 끝낼 때이지만…

　의사, 약사, 정부가 합의에 도달했다는 뉴스가 전해진다. 의사들이 투표로 합의 내용을 추인하는 절차가 남아 있다고 한다. 이제는 끝낼 시점이다. 끝내야 할 시점이다. 그렇게 강하게 의료 현장의 문제점을 제기했는데도 국민과 정부가 이해를 못하면 못한 채로라도 이 사태는 끝내야 한다. 그러나 의사들로서는 이번에 이루지 못한 의료 바로 세우기를 위한 노력은 계속하여야 할 것이다. 그것이 그들의 책임이기 때문이다.

　이 시점에서 다시 한번 장래의 올바른 의료를 위해 이번 사태가 무슨 일이었고 앞으로 어떻게 해야 하는가를 정리할 필요가 있다.

의사들은 무엇을 한 것인가?

한마디로 왜곡된 의료 시스템에서 더 이상 의사노릇 못하겠다는 항변을 한 것이다. 처음에는 이 나라에서 의료가 시작된 이래 의사들이 가지고 있던 약 조제를 못하게 됐다는 박탈감 과 의사 아닌 집단의 불법의료행위를 조장, 묵인 하는 데 대한 격분 그리고 의사에 대한 사회적 적개심에 대한 억울한 마음과 이로부터 탈출하고자 하는 의지, 투자 없이 사회주의 의료로 묶어 가는 정부 정책에 대한 반발로 출발했다. 전문직이 이렇게 푸대접받아도 이 사회가 온전 하게 지탱될 것인가는 다른 차원의 위기 의식이었다.

그러나 투쟁을 위해 준비된 것은 의료가 이렇게 왜곡되어서는 안 된다는 위 기 의식뿐이었다. 현 의료 현실에 대한 우려와 위기 의식은 개원의뿐 아니라 교수들로 확산되고 점차 중소병원 봉직의 그리고 전공의 학생들에게 전파됐 다. 급기야 전공의 전임의의 20대와 30대 초반 의사들이 전면에 나서 사태를 주도하게 된 것이다. 점차 투쟁 논리도 정리되고 요구 사항도 구체화시켜 의정 협상이라는 자리까지 만들게 됐다.

의료 사태를 맞은 사회 분위기는 처음에는 험악했다. 도덕성 운운하며 의사 들을 파렴치범에 버금갈 정도로 비난했다. 의사의 독점적 직능을 유지하고 의 사의 지위가 떨어지는 것을 막기 위한 발버둥이라는 둥, 약사와 밥그릇 싸움이 라는 둥 언론 및 시민단체는 악평을 동반한 심한 집중포화를 퍼부었다. 그러나 이것이 해결책이 아님을 알고 의사들의 주장이 도대체 무엇인가를 알려는 노 력이 일부 정부 관료와 지식층 및 언론들의 논조에 비치기 시작했다.

사실 이번 의료 사태에서 의사들의 주장은 처음부터 명확했다. 약사들의 불 법의료행위를 근절시키라는 것과 현 의료보험 제도가 왜곡시킨 의료를 정상화 하고 의료환경을 개선하라는 것이었다. 환자 한 사람당 3분 진료해야 하는 엉 터리 의료는 못하겠다는 것이다. 그리고 보건의료정책 기획 실행에서 의사들을 참여시키라는 것이었다. 이를 국민과 정부가 이해하지 못해 이렇게 지루한 사태로 발전한 것이다.

의사들은 누구를 상대로 투쟁한 것인가?

다른 말로 하면 의사들이 치른 전쟁터에서 누구하고 싸웠는가 이다. 국민, 정부, 시민단체, 언론, 약사 중에서 누구를 상대로 투쟁한 것인가? 협상 테이블에 앉은 것은 정부이니 표면으로는 정부를 상태로 투쟁했다고 볼 수 있다. 그러나 실상은 국민이 이번 투쟁의 주 상대였고 정부는 실무그룹일 뿐이다.

왜 국민인가? 누가 주 상대인가는 누가 가장 큰 피해자인가를 보면 알 수 있다. 국민, 정부, 의사, 약사 중에서 누가 가장 큰 피해를 입었는가?

정부의 피해는 국민으로부터 정책 수행 능력에 대한 의심을 받고 신뢰를 잃은 것이다. 정치권도 정권 차원에서 우려할 정도로 민심이 떠났으니 큰 피해를 본 것이다.

그러나 정부도 정치권도 뼈아픈 고통을 느끼지는 못했다. 이 점이 참으로 불가사의한 일이다. 국민이 그렇게 고통을 받고 있는데 정부는 국민의 고통을 외면한 채 4개월을 끌어온 것은 이해할 수가 없다. 의사들의 요구를 다 들어준다 해서 우리 나라 보건의료에 무슨 문제가 발생할 것인가? 의료의 많은 문제가 해결되고 의료의 질이 향상될 수 있는데 왜 못하는가? 약사들이 반대해서 안 된다는 논리는 있을 수 없다. 의료란 단순히 국민의 불편을 덜어주는 일이 아니라 생명을 지키는 일이다. 의료의 원칙을 정부가 흩트려 놓는데서 모든 문제가 발생하고 있는데 이번 같은 의료대란을 겪으면서도 이를 깨닫지 못한다면 정부 자체에 문제가 있다고 해석할 수밖에 없다.

의사들이 치른 희생은 의료계 유사 이래 가장 큰 것이다. 몇 사람이 구속된 것을 말하는 것이 아니다. 국민으로부터 신뢰의 상실 문제는 생각하기 나름이다. 이번 사태를 통해 의료시스템이나 정책의 문제점을 덮어두고 국민을 기만하면서 의료를 행하던 때보다 오히려 더 큰 신뢰를 얻는 계기를 마련할 수도 있다.

의료기관들이 입은 경제적 손실은 의료기관 존립을 위태롭게 하고 있다. 전공의들의 3개월에 걸친 파업은 자신들의 수련 내용을 부실하게 했다. 의과대학생들의 동맹 휴학은 이들이 받는 의학교육의 질을 위태롭게 하고 있다. 국가고시를 거부하고 전문의 시험을 거부하는 사태가 현실화된다면 이들의 희생을 회복하는 데는 그들의 일생을 걸어도 모자랄 것이다. 모두 의료계로서는 크나큰 손실이다.

우리 나라에서 약사들의 위치는 기형적이다. 이번 같은 사태에서 약사들은 의료집단의 일원으로 의사들의 투쟁에 동참하여 의료 질서를 바로잡고 의료의 질을 높이는 데 협력했어야 할 위치이다. 약사들이 그렇지 못한 것은 약사들의 불법 의료행위를 오랫동안 방치해온 의사들이나 정부의 정책 때문이다. 국민, 정부, 의사뿐 아니라 약사들 스스로도 전체 의료의 틀 속에서 약사업무의 원형을 찾아 정착시키는 노력을 해야 한다.

누가 무어라 해도 국민이 큰 고통을 받았다. 제때에 치료를 받지 못한 환자가 가장 큰 피해자이다. 이 고통은 의사나 약사, 정부, 정치인이 받은 고통과 비교가 안 될 정도로 큰 것이다. 그러나 이는 의사와 정부 사이의 싸움에서 억울하게 당한 고통이 아니라 이번 사태의 당사자의 한쪽으로서 받는 고통이다.

그렇다면 의사들의 투쟁에서 가장 큰 피해를 본 것은 국민과 의사이고 의사들의 투쟁 대상은 국민이었다는 얘기다. 의사들은 자기들의 생활 터전인 국민을 상대로 투쟁을 벌인 셈이다. 문제는 국민이라는 거대한 집단, 즉 의사와 의료를 선택하여야 할 주재자 입장에 있는 집단을 대상으로 한 힘든 투쟁을 벌인 이유가 과연 무엇이었는가를 다시 한번 정리해야 할 시점이다.

왜 국민을 상태로 투쟁하고 있는가?

결과적으로 최근 의약정 협상에서 도출된 것을 보면 무엇을 위해 투쟁했는지를 유추할 수 있을 것인데 의사들의 요구사항이 거론됐지만 의료를 제자리에 세우기에는 한참 미흡하다. 대부분 땜질 식이거나 의료발전특위로 넘기는 내용이다. 정부 보건 관료들이 국민들에게 필요한 의료가 무엇인지를 잘못 판단하고 있고 국민의 단순한 불편 해소와 의료를 혼돈하고 있으니 해결점이 도출될 수가 없다.

약사법 개정은 최종 국회에서 통과되어야 할 일이니 속단할 수는 없으나 약사들의 불법 의료행위를 막아주고 의사들이 낸 처방약이 환자에게 제대로 조제되는지 알 수 있으면 된다. 의사들이 약사를 포함한 의료팀의 팀장 노릇을 확실하게 할 수 있도록만 해주면 된다. 그러나 이번 협상 내용을 보면 크게 미흡하다. 국민이나 정부나 정치인들이 아직 의사들의 주장을 납득하지 못하는 것 같다. 그래도 언젠가는 납득시키고 해결해야 한다. 이를 해결할 힘은 국민이 갖고 있으니 장기적으로 인내심을 갖고 그 당위성을 설득할 수밖에 없다.

또 한 가지 의료계가 국민에게 요구한 것은 의료 수준과 그에 필요한 비용 부담에 대한 합의이다. 의정협의에서 제시된 지역 의보 재정 40%의 국고 지원이 어떤 효과를 낼 수 있을 지 미지수이다. 그 외의 의료 수가의 원가 보상 문제는 복지부 수장이 여러 번 거론했으나 이번 합의 내용에는 빠진 것 같다. 이런 의료비용 부담에 대한 정부와의 합의를 일부 시민단체들은 반대하고 있다. 실현될지 미지수이다.

도대체 우리 나라 국민은 어떤 의료를 원하는가가 불확실하다. 실상 의료란 그 국민의 부담 능력에 맞게 형성될 수밖에 없다. 국면소득 10,000달러 이하의 국민에게 30,000달러의 국민이 누리는 의료를 시행하려는 것도 무리이고 국민 입장에서 그런 수준 높은 의료를 요구하는 것도 무리이다. 그런데 이번 투쟁에서 의사들은 국민들의 부담 능력에 따른 의료혜택 정도를 정확히 전달하지 못했다. 그래도 의료의 질은 들어간 돈에 비례하여 좋아진다는 것이 조금은 이해된 것 같다. 또한 다른 나라와 비교할 때 우리국민이나 정부가 국민 각자의 소득 수준에 비해 가장 적은 돈을 내면서(약 1/4) 높은 수준의 의료를 요구하는 염치없는 일을 해왔음도 밝혀졌다. 그러나 어떻게 하면 3분 진료로 대표되는 전 세계 유일무이한 왜곡된 의료 행태가 바뀔 수 있을까에 대한 해답은 협상 결과의 어느 곳에도 없다.

의료 수준과 이에 따른 국민과의 합의를 도출하는 문제는 두고두고 해나갈 일이다. 의료를 의료사회주의 틀에서 운영하는 나라들에서 되풀이되는 의료파업은 이 합의 도출을 위한 정기적인 힘 겨루기이다. 그 동안 우리 나라 의사들이 힘들이지 않고 의사노릇 하다가 견딜 수 없어 투쟁에 나선 것이지만 이제부터는 정례 행사가 될 수밖에 없다. 이런 합의를 어떻게 평탄하게 도출해 나가느냐 하는 과제에서 그 반의 책임은 의사들에게 있다. 국민을 설득시키는 힘든 책임은 전부 의사에게 있는지도 모른다. 정부나 시민단체가 의사를 대신하여 국민을 설득해 줄 리가 없기 때문이다. 정부는 이번 사태를 겪으면서도 근본적인 태도 변화를 보이고 있지는 않으나 처음보다는 이해의 폭이 상당히 넓어진 것으로 평가된다. 그런데 정부 관료 몇 사람의 태도 변화가 큰 의미가 있는 것이 아니다. 문제는 국민이 납득하여야 한다는 것이다. 왜 국민인가는 이번 사태에서 더욱 명확해졌다.

이제부터의 문제

1) 의사들이 적극적으로 의료정책 기획에 참여해야 한다.
정부와 국민이 의료에 대한 근본적인 태도 변화가 없는 한 이런 의료 사태는 최소한 10년 주기로 터질 수밖에 없다. 이런 불행한 일이 일어나지 않고 지속적인 국민의 의료 수요를 충족시키고 의료 발전을 가져오기 위한 노력이 있어야 한다. 의사들은 비전문가들이 준비한 불합리한 의료환경에서 심부름만 하다가 환경을 바꾸라고 앙탈부리는 것 같은 인상을 없애기 위해서라도 의료제도를 만드는 단계부터 국민 그리고 정부와 머리를 맞대야 한다. 정부에서 추진하는 의료발전특별위원회가 그런 일을 하기를 기대한다.

그러나 다른 분야의 예를 보더라도 위원 몇 사람이 모여 회의하여 내놓는 안이 제대로 정착하기도 힘들거니와 시간도 많이 걸린다. 더구나 의료는 어느 분야보다도 살아 움직이고 몸집이 급속도로 커지는 생물과 같아 위원회에서 몇 번의 회의 후에 내놓는 안이 뒷북치기가 되기 십상이고 더구나 법안이 준비되고 실현될 때쯤 현실은 저만치 가 있을 수 있다. 정부와 의사단체가 중심이 되어 장래를 보고 우리 나라 의료를 위해 머리를 쥐어짜야 한다. 의사들도 의사만 보지 말고 사회와 의료 전체를 보아야 할 것이다. 의사에게는 그래야 하는 책임이 있다.

2) 국민과 의사들이 받은 상처를 추슬러야 한다.

국민이나 의사나 모두 깊은 상처를 입고 상호 신뢰감을 잃었다. 이것부터 회복해야 한다. 서로의 상처를 치유하는 노력을 빨리 시작해야 한다. 특히 정부와 언론의 노력이 필요하다. 처벌하고 사면 내리는 권력 행사의 극적인 표현을 즐기는 절대 권력자의 행태를 이어받은 정부라면 어떤 형태로든 의료계를 지속적으로 속박할 것이다. 이는 현명하지 못한 일이다.

또한 언론이나 시민단체, 의료계 모두 악평을 삼가야 한다. 악평을 내리는 것은 쾌감을 동반한다. 남을 격하시킴으로써 자신을 격상시키고자 하는 본능적인 행태이다. 이번 사태에서 의료계는 시민단체나 언론 심지어는 정부로부터 심한 악평에 시달려 왔다. 의료계에 대한 악평의 진실성 여부와 잘잘못은 악평한 쪽에서 스스로 생각해 볼일이다. 그러나 정부나 언론, 시민단체, 약사단체에 대한 의사들의 평도 때로는 악평이었다. 이런 악평을 서로 접어야 한다.

이번 의료 사태가 국민의료 발전에 양약이 될 것이냐 독약이 될 것이냐는 앞으로 국민, 정부, 의사들이 하기에 달려 있다.

「이슈투데이, 2000. 11. 11.」

의료와 정치

　오늘(3월29일) 의사협회 의쟁투 위원장이 30일부터 시작하는 집단휴진과 관련하여 우리 나라 대표적인 정치인인 대통령을 만나러 청와대로 간다는 오후 6시 뉴스를 들으면서 이 글을 쓴다. 청와대 면담 후에 의쟁투 회장은 집단 휴진 계획을 철회한다고 발표할 것이 뻔한데 과연 정치9단이 의사 대표를 어떻게 설득할 것인가가 궁금해진다. 이 만남의 결과가 어떻든 간에 의사와 정치인의 만남이라는 자체가 의사신문의 원고 청탁 내용과 일치하여 바짝 관심이 간다. 요즈음 인기 드라마인 '허준'에서처럼 의사(드라마에선 물론 한의사)들이 정치인들의 수하 사람 노릇하고 의녀(현재의 간호사?)들이 술시중을 들어야 하는 500년 전의 풍속이 어떻게 변했는가를 가늠해보는 중요한 사례도 될 것 같다. 만남의 하회를 기다리기 전에 정치란 무엇인가부터 생각해 보자.

정치란 힘있는 필요악이다

정치가란 말은 누구에게나 부정적인 이미지를 준다. 이는 현재의 우리 나라 정치나 정치가를 두고 하는 말이 아니라 본질적으로 그렇고 역사이래 그렇다는 말이다. 지난 세기의 대표적인 정치가인 처칠도 "정치는 전쟁만큼이나 재미있고 위험하다. 그러나 전장에서는 한번 죽으나 정치에서는 여러 번 죽을 수 있다." 고 정치의 비정하고 부정적인 면을 말한 적이 있다. 그러나 존 애덤스의 말대로 "나는 정치와 전쟁에 대하여 배워야겠다. 이는 내 아들이 수학이나 자연과학을 공부할 자유를 얻게 하기 위해서이다. 내 아들이 수학이나 자연과학을 배워야 손자들이 음악이나 미술을 공부할 수 있게 된다(1780)." 정치란 인간에게 가장 중요한 자유를 선사하거나 뺏을 수도 있는 힘을 가지고 인간 만사를 지배해 왔다.

특히 전문 직업인에게는 정치란 가까이 할 수도 없고 그렇다고 멀리 할 수도 없는 필요악의 하나이다. 실제로 전문 직종과 전문인을 발전시킬 수도 있고 퇴락시킬 수도 있는 힘을 정치는 가지고 있다. 최근 반세기 동안의 보건의료 분야를 되돌아 봐도 이러한 사례는 쉽게 발견할 수 있다.

정치의 힘은 총구에서 나온다 / 정치에는 돈이 많이 든다

이는 모택동과 윌리엄 로저스(미국)의 말이다. 총구를 사용할 수 없는 시대에는 결국 돈이 총구를 대신한다. 국회의원 선거에 출마한 사람들 중 상당수가 최근 몇 년간 재산세를 낸 적이 없다는 것과는 상당히 거리가 있지만 정치인은 가난해도 정치 자체는 돈이 많이 소요된다. 그 이유를 정확히 가늠하기는 비

정치인으로서는 어렵지만 그래도 쉽게 이해할 수 있는 사례가 최근의 시민단체이다. 시민 운동도 가장 좋은 정치의 한 형태이다. 그들이 최근의 국민적 관심을 끄는 일을 하기 위해 얼마나 돈이 필요했을까는 쉽게 추정할 수 있다. 시민단체까지 안가더라도 최근 의사들의 모임인 민주의사회나 의쟁투가 활동하기 위해 많은 의사들이 모금한 돈을 생각하면 정치에 돈이 얼마나 많이 소요되는가를 쉽게 짐작할 수 있다. 실제로 이들 의사단체는 본격적인 정치를 한 것도 아니고 단지 흉내만 낸 것인데도 그렇게 많은(?) 돈이 소요되는 것이다. 물론 여기서 돈이란 뇌물을 주기 위한 돈을 뜻하는 것이 아니다. 활동을 하기 위한 돈을 말한다.

의사들은 총과 총알도 없고 명사수도 없이 정치를 해 왔다

사람들을 헷갈리게 하는 것은 정치의 전면에 나서는 것은 돈이 아니라 명분과 여론이라는 것이다. 돈은 책상 밑으로 기어 들어가 숨어 버리고 명분만이 언론이나 국민들에게서 회자되니 정치에 미숙한 의사들은 명분 찾기에 힘을 다 빼고 이 명분을 정치화시키는 데 필요한 돈을 쓸 줄 모르니 모든 면에서 뒷걸음친 것이다. 즉 총도 없고 총알도 없고 명사수도 없이 지내온 것이다. 의료환경을 변화시키려면 강력한 정치 활동이 필요하고 정치에는 명분도 필요하고 이를 정치화시킬 돈도 필요하고 이를 추진할 능력 있는 의사 정치인도 필요하다.

의사단체 임원은 벌써 정치인이 된 것이다

요즈음같이 의료의 파행을 구할 정치인이 필요한 때도 드물 것이다. 의료보험 시작할 때 필요했었고 지금 또한 절실히 필요하다. 어떤 정치인이 필요한

가? 의사 정치인이 필요하다. 이는 국회의원이 된 의사를 말하는 것이 아니다. 의사가 국회의원이 되어야 정치인이 되는 것은 아니다. 국회의원이 됐던 많은 의사들이 의료 발전에 아무 역할을 못했다. 국회의원만이 정치인은 아니다. 정치인이란 전문 직종은 없다. 실제로 필요도 없다. 국민 누구나 어느 위치에서건 정치인이 될 수 있다. 의사단체의 임원이 의료를 위한 정치를 할 수 있는 최적의 위치이다. 의사단체의 임원이면 이는 정치인이다. 정치인처럼 정치를 해야 한다.

무엇이 변해야 의료 정치가 활성화되고 유능한 의사정치인을 갖게 되는가?

최근 의료계는 몇 가지 변화를 요구하고 있다. 의료 정치의 활성화가 절실히 필요한 때이다. 이를 위해서는 무엇보다도 밀실에서 의사회를 좌지우지하던 선배들이 물러가 주어야 한다. 특히 지난 회기의 대의원들은 다음 회기에는 절대로 대의원으로 나오지 말아야 하고, 부끄러워하면서 뒤로 물러가야 한다. 이들은 새로운 시대의 효과적인 정치를 이해하지도 못하고 수행하지도 못하고 오히려 몇 사람 양심적인 의사 정치인들의 발목만 잡아 왔다. 40대의 의사들이 전면에 나서 의료를 위한 정치를 할 수 있도록 해 주어야 한다. 또 한가지 변화되어야 할 것은 의사회 예산을 대폭 늘려야 한다. 발등에 불이 떨어질 때가 아니라 평소에 의사회비를 대폭 인상하든 의사회가 수익 사업을 해서든 재정적 뒷받침이 있어야 의료정치가 활성화된다. 이런 다음에 참 의사를 의사 정치인으로 키워야 한다. 키우는 데는 훈련이 필요하고 격려가 필요하다. 정치인을 훈련시키는 데 가장 좋은 방법은 선거를 치르게 하는 것이다. 300여명의 대의원을 상대로 한 선거 운동이 아니라 직선제로 바꾸어 5만 회원을 상대로 한 선거 운동을 하게 하는 과정에서 의사 정치인이 키워진다. 이런 선거는 30대부터

대의원, 구의사회장, 도의사회장 선거부터 경험토록 하고 그 과정에서 걸러져야 한다. 대의원도 철저하게 의사 회원수에 따라 배정하고 대학병원 등 큰 병원도 소속 의사들의 수에 따른 대의원을 무기명 비밀 투표로 선발하여야 한다. 이런 과정에서 키워지고 성장한 양심적인 의사가 회원들의 공감을 불러일으키는 의사 정치가로 의사회 대표가 되고 이들이 이끄는 정치 집단이 의료 정치를 해나갈 수 있다. 언제까지 정부 관료, 국회의원, 대통령의 눈치만 보고 집단 휴진 같은 엄청난 일을 늑대와 양치기소년 이야기 식으로 우화 시키는 삼류 정치를 해나갈지는 우리 스스로 정할 일이다.

「미발표, 2000. 3. 23.」

직선 회장이
모든 걸 다 해결 할 수는 없다

직접 선거는 그 자체가 아름답다

이번에 의사협회가 모든 회원들의 직접 선거로 회장을 뽑은 것은 그 자체로서도 높이 평가되어야 한다. 전형적인 보수 집단인 의사들이 단체를 변모시키기 위해 모험을 한 것이다. 전체 회원에 대한 대표성이 없고 학연 지연에 의해 좌우되던 대의원들에 의한 선거제도를 버리고 직접 선거를 한 것이다.

이번 선거 기간 동안에 직접 선거가 가져올 수 있는 회원들의 관심과 열기는 기대 이하였으나 오히려 차분한 속에서 후보들은 나름대로 정책을 제시하려 애썼고 회장을 옹립하는 참모진들이 혼연일체가 되어 정책을 개발하고 회원들을 논리로 설득하려는 모습을 보였다. 앞으로 누가 회장으로 선출되든 간에 의협을 이끌어가는 예행 훈련의 역할을 한 것이다. 또 한 가지 긍정적인 모습은 의사 사회의 수십 년간의 적폐인 학연이 아무 역할을 못했다는 것이다. 대의원들을 상대로 한 선물 공세나 술자리 및 학연 지연을 동원한 부끄러운 과거에서 의사회는 완전히 벗어났다.

물론 선거 예산 문제부터 투표방법 등에 대한 논란이 있었지만 이는 경험에 따라 최선의 방법을 찾아가면 될 것이다. 이번 선거의 경험에서 우리가 얻어야 할 것은 직선에 대한 확고한 신념을 가져야 한다는 것이다. 문제가 있으면 중의를 모아 해결하여야 하는데 최선의 방법은 모든 관계자들이 참여하는 투표임을 확신해야 한다.

지난번 뉴욕 참사 때 필라델피아 근교에 추락한 비행기 승객들이 비행기 납치범과 싸울 것인가를 투표로 결정했었다는 뉴스를 듣고 미국인들의 일상에 배어있는 의사결정 방법에 찬탄을 금할 수가 없었다. 급박한 상황에서도 투표로 의사결정을 한 납치 비행기 승객들은 결국 생명을 잃었지만, 이 투표로 수많은 미국인들의 생명과 재산을 보호했다는 면에서 높이 평가되어야 할 것이다. 한마디로 아름다운 일이다. 이런 시민과 이웃을 가진 미국이 부러웠다. 모든 회원이 참여하는 회원 직접 선거가 강력한 민주 단체를 건설하는 유일한 방법이라는 것에 대한 확신을 가져야 한다.

또한 이번 의사회의 회장 직접 선거가 학회 등 의료 관계 단체들에게 확산되어 단체들을 변모시키는 출발점이 되길 기대한다. 직접 투표를 하고 그 결과에 깨끗이 승복하는 것이 얼마나 아름다운 일이라는 것을 의사협회가 보여 줄 것이다.

회원의 각자의 힘을 회장에게 합해 줘야 한다

직선으로 뽑힌 회장이 삼손 같은 개인의 힘을 가지고 있을 리는 없다. 새 회장의 힘은 회원들의 힘이 모여서 생기는 것이다. 회장이 힘을 모을 능력이 있으면 좋고 그런 능력이 부족하다 해도 회원들이 힘을 모아주면 강한 회장이 될 수 있다. 이런 모아진 회원들의 힘을 적절하게 사용하는 것은 회장의 역량이다.

회원의 힘 모으기를 효과적으로 하기 위해 의사협회의 말단 조직까지 정비하여야 한다. 조직 정비의 첫 단계는 대의원과 시군구 및 시도의사회장뿐 아니라 학회 회장도 회원들의 직접 선거로 선출하도록 하는 것이다. 대표를 직접 선거로 뽑는 것은 그 단체가 모든 회원들의 공동 운명체임을 정기적으로 확인하는 것이다. 또한 민주적인 단체로서의 성격을 확실히 하는 것이다. 이런 민주 공동체로 거듭나고 이를 유지하는 것이 강한 단체를 만드는 방법이다.

병행하여 회원 관리를 철저히 해나가야 한다. 이번 회장 직선을 준비하는 과정에서 회비를 안 낸 회원들의 수가 예상 보다 훨씬 많다는 것을 알게 됐고 이를 우려하지 않을 수 없다. 회비를 내지 않은 의사는 엄밀히 말해 회원이 아니다. 이들이 모두 의사회 회원이 되도록 노력해야 한다. 의사회가 서비스를 강화해서 회비를 내는 회원으로 끌어들여야 한다. 대한민국의 모든 의사는 당연직으로 의사회 회원이라는 억지 논리를 펴는 상식 밖의 회원이 있음도 이번에 알게 됐지만 회원의 의무인 회비를 낸 의사만이 회원임을 확실히 해야 한다. 의사회 회원인 의사와 비회원 의사와의 차별화도 확실히 해나가야 한다.

회원에 대한 서비스의 질을 높여야 한다

의사회는 원칙적으로 이익단체이다. 회비를 낸 전체 회원의 공동 이익을 위해 투쟁하는 것뿐만이 아니라 개개 회원의 이익을 보호하기 위해서도 힘을 써야 한다.

지역 의사회를 통해 회원 개개인에 대한 보호 정책을 펴나가야 한다. 의사회 직원들을 모두 동원하고 의사회 간부들의 주요 활동 목록에 회원에 대한 서비스를 최우선으로 올려놓아야 한다. 중앙회는 서비스 방법을 구체적으로 개발하여 제공해야 한다. 중앙회도 정보통신 기술을 최대한 활용하여 회원들과 직접 접촉하면서 서비스를 제공할 수도 있다.

회원들에게 서비스한다는 의미는 무조건 회원을 감싸라는 것은 아니다. 공동의 이익을 해하는 상대는 외부에만 있는 것은 아니다. 오히려 내부의 적이 더 싸우기 힘들 수도 있다. 공동의 선과 이익에 위해를 끼치는 의사에 대한 관리는 외부의 정부나 단체에 대한 관리 못지 않게 중요하다. 환부가 있으면 도려내어 주위로 퍼지지 않게 한다든지 회원 전체가 고통을 받지 않게 하는 것 등도 전체 회원에 대한 서비스이다.

국민에 대한 서비스를 강화해야 한다

의사회 차원에서 시행한 국민에 대한 서비스는 의사들에게 이익으로 되돌아온다. 대국민 서비스의 내용은 의료의 모든 것을 포함할 수 있다. 보건의료 정책으로부터 건강 상식에 이르기까지 끊임없는 서비스를 제공해야 의사들의 의권도 보호되고 생존권도 유지 보호될 수 있다. 의권이나 의사들의 생존권은 사회적으로 보호되어야 한다는 일반 상식이 통하지 않는 나라에서 살고 있음을 작년 투쟁 과정에서 우리는 실감했다. 이를 해결할 현명한 방법은 대국민 서비스뿐이다.

맺음

직선회장을 갖게 됐다 해서 금방 무엇이 달라질 것이라는 기대는 금물이다. 의사들의 힘을 모으는 민주적인 절차의 첫 단추를 끼웠다는 것이다. 이 민주적

절차로 모은 힘을 활용하여 회원과 국민에 대한 서비스를 강화하는 것이 의권을 지키고 의사들의 생존권을 보호하는 길이다. 이제부터 시작이다.

「**의협신보, 2001. 11. 15.**」

진단을 투표로 결정한다?

　　지난번 뉴욕 참사 때 필라델피아 근교에 추락한 비행기 승객들이 비행기 납치범과 싸울 것인가를 투표로 결정하고 결행했다는 뉴스를 듣고 미국인들의 일상에 배어있는 의사결정 방법에 찬탄을 금할 수가 없었다.

　　환자의 병을 진단하는 일에도 의사들 의견이 모두 다를 수 있다. 진단에 따라 치료 방법이 달라지니 환자에게는 생명이 달린 중요한 일이지만 의사들에게는 의사결정의 문제이다. 환자에서 떼어낸 조직이나 X-ray 필름을 10명의 의사들에게 주고 여러 방법으로 관찰하고 진단명을 말하라고 하면 10명이 일치할 수도 있지만 반반 혹은 여러 그룹으로 의견이 나뉘어 팽팽하게 대립할 수도 있다. 치료 방법에 들어가면 더 많은 이견이 있을 수 있다.

병원에서 환자 소견을 놓고 회의를 하면서 결론이 나지 않을 때 거수 투표로 다수의 의견을 모으는 일은 가끔 본다. 다수의 의견이 물론 정답이 아닐 수 있지만 정답에 가장 근접했다고 평가하는 것이다. 이렇게 결정한다 해서 그 투표 결과대로 환자를 치료하는 것은 물론 아니다. 투표에서 다수 의견이라도 단지 2차 의견이라 해서 참고가 될 뿐이다. 환자를 담당한 의사의 판단이 절대적으로 중요하다. 2차 의견을 채택하느냐 여부는 담당 의사의 권한이다.

환자의 조직 표본이나 혈액 세포 등 검체나 검사결과를 세계 각국의 유수한 검사실이나 전문가에게 보내 의견을 묻기도 한다. 정답을 얻기 위한 경우도 있지만 참여하는 사람들의 교육이나 의료기관의 진단 방법을 표준화시키기 위한 목적도 있다. 각국에서 보내온 결과를 집계해 보면 한쪽으로 의견이 모아지는 수도 있지만 그렇지 못한 수가 많다. 필자의 병원에서도 20여 년 전부터 WHO에서 주관하는 이런 프로그램에 참여하고 있는데, 각국에서 보낸 의견의 최종 집계를 받아보면 같은 것을 놓고 전문가 의견이 이렇게 다를 수도 있음을 실감한다. 이들 의견 중에 분명 정답이 있지만 다수 의견이 정답인지 소수 의견이 정답인지 아리송한 경우도 있다. 그래도 다수 의견을 정답으로 간주 할 수밖에 없다.

요즈음 인터넷이 활용되면서 아주 쉽게 전 세계 어느 국가의 전문가에게도 의견을 물어볼 수 있게 됐다. 특히 EU 국가들의 일부 의료 분야에서는 일상적으로 활용되고 있다. 즉 문제되는 증례를 인터넷에 올려놓으면 이 분야의 전문가들이 자기 의견을 올려놓는 것이다.

투표는 생명의 위험을 무릅쓴 납치 비행기 안이나 생명을 다루는 병원에서도 활용할 만큼 집단 의사결정에서 최선의 방법이다. 그래도 그 결과가 정답인가는 항상 의문이다. 투표 결과의 신뢰성은 투표 참여자가 문제를 얼마나 정확히 파악하고 있는가에 달려 있다. 그래서 투표 전에 충분한 토론을 거쳐야 한다. 그리고 가능한 한 많은 사람들이 투표에 참여해야 한다.

최근 대한의사협회는 전 회원(약 45,000명)이 직접 우편 투표로 회장을 선출하는 과정을 밟고 있다. 과거에 대의원 250명이 모여 장충체육관 식으로 회장을 선출하는 것이 아니라 모든 회원이 참여하여 투표하는 것이다. 전 세계 어느 의사단체도 해보지 않은 시도를 하는 것이다. 사회의 전형적인 보수 단체가 탈바꿈하려는 진통을 하고 있는 것이다. 이런 진통의 결과가 우리 나라 의료 발전에 보탬이 될 것이다. 현재 진행 중인데도 벌써 학연이나 지연이 아무 역할을 못하고 배제된다든지 젊은 의사들이 참여할 수 있게 됐다는 등의 여러 장점들이 나타나고 있다. 이번 의사회장 직접 선거가 의사단체를 긍정적으로 변모시킬 것이 틀림없다.

　급박한 상황에서도 투표로 의사결정을 한 납치 비행기 승객들은 결국 생명을 잃었지만 이 투표 결과로 수많은 미국인들의 생명과 재산을 보호했다. 그러나 이 투표는 결과보다도 민주 시민의 생활 태도를 보여 주었다는 면에서 더 높이 평가되어야 할 것이다. 이런 시민과 이웃을 가진 미국이 부러울 뿐이다.

　이번 의사협회의 회장 직접 선거가 우리 나라 각 분야의 단체들을 변모시키는 출발점이 되길 기대한다. 직접 투표로 결정하고 승복하는 일이 얼마나 아름다운 일이라는 것을 의사협회가 보여 줄 것이다. 이런 직접 선거가 급변하는 사회 환경에서 단체들이 낙오되지 않고 활력을 유지하며 발전할 할 수 있는 유일한 방법이라는 것을 경험할 것이다.

「이슈투데이, 2001. 10. 8.」

의협이 왜 변해가야 하는가

1. 왜 변해가야 하는가?

어린이가 커서 성인이 되는 것은 자연현상이라기보다는 그래야 생명을 유지할 수 있기 때문이다. 마찬가지로 개인이나 단체, 회사 등이 변한다는 것은 지금보다 좀더 나은 상황을 만들기 위한 것뿐이 아니라 생명력을 유지하기 위한 것이다. 지금과 같은 상황을 유지하기 위해서라도 변해야 하고 더구나 발전하겠다면 더욱 크게 변해야 한다. 그렇지 않으면 생명력을 잃고 소멸되거나 퇴보하게된다. 이러한 사례는 회사들의 흥망성쇠에서 많이 찾을 수 있다.

전문 직업인의 단체나 학술단체도 마찬가지이다. 전문 직업인의 직업적 역할이 정해져 있지만 이것 또한 문화사회의 발전에 따라 끊임없이 변할 수밖에 없다. 50년 전 의사의 역할이 지금과 크게 차이가 나는 것을 누구도 부인하지 못한다. 의사라는 전문직업 자체도 변하고 의사 자신도 변하는데 이들의 단체가 변하지 않을 수 없다. 의사라는 전문직업인의 사회적 역할과 그 생존 가치를 유지하기 위해서 의사도 변해야 하고 의사단체도 변해야 한다. 환자들을 잘 돌보기 위해서라든가 사회적 요구를 수용하기 위해서 변해야 한다는 것이 아니라 의료업의 생존을 위해 변해야 한다는 것이다. 현재 의료환경과 의사들이 어려운 위치에 있게 된 것도 변하지 못했기 때문이다.

우리들은 우리내부에 변화를 어렵게 하는 여러 가지 요소를 가지고 있다. 의사나 의사단체는 근본적으로 보수적이다. 기본 틀을 유지하고 발전시켜야 하고 전통을 중시하여 이를 잘 유지하는 것 자체를 높게 평가한다. 또한 전통을 지킨다는 것과 변화나 개혁이 서로 대치되는 개념으로 이해하고 변화를 기존 질서의 파괴로 잘못 이해하고 있는 것이다. 이점이 의사의 몰락을 가져올 수 있는 아주 위험한 것임을 심각하게 생각지 못하는 것이다. 변하는데도 위험이 따른다. 그러나 전통을 지킨다며 변화에 게으르면 반드시 썩어간다는 것을 생각하면 변하지 않을 수 없는 것이다.

더구나 단체는 움직여야 한다. 돌아가는 팽이처럼, 돌아가야 쓰러지지 않는 법이다. 의사단체도 움직여 변해야 한다. 그래야 쓰러지지 않는다.

2. 변화하기 위한 조건

변화의 원동력은 단체 자체에서 나와야 한다. 변해야 한다는 구성원들의 욕구가 모아지고 분석되어져 구체화되는 작업이 계속적으로 일어나도록 해야 한다. 이렇게 되려면 이에 맞는 조직 구조를 가져야 한다. 그러나 조직 구조보다도 중요한 것은 이를 실제로 수행할 인력이 있어야 한다는 것이다. 단체의 책임자가 이런 변화를 모색하기에 적임자라면 최상이나, 책임자 자신이 직접 기획하고 입안하지 않아도 그런 일을 할 수 있는 사람이나 팀을 가지고 있으면 된다. 많은 회사 및 단체들이 몇 년 전부터 이런 팀을 운영하고 변신을 모색하고 있다. 이런 노력을 통칭하여 리엔지니어링이라 하고 단체에 따라서는 상당한 효과를 보고 있으나 더 많은 회사들이 실효를 거두지 못하고 있다. 리엔지니어링에 실패한 원인은 대부분 실질적이지 못하고 이상만 추구한데 있다.

의협도 지난해에 변화를 위한 방법을 모색하여 상당한 인력과 시간을 투입했다. 그러나 효과는 아직 나타난 것이 별로 없다. 예산문제 등 변할 수 없는 이유를 열거할 수 있으나 새로운 접근이 필요하다. 접근의 첫 발자국은 의협 집행진의 인식전환부터 시작되어야 한다. 집행부가 변화의 필요성을 알고 있고 방법만 제시되면 시행할 수 있다는 것만으로는 절대로 변화될 수 없다. 의사들은 자기가 모든 것을 알고 있고 여건만 성숙되면 행할 수 있다고 언제나 말한다. 이것은 아무 것도 변화시킬 수 없는 집단의 상투적인 자기 기만이다. 차라리 변화시킬 수 없다고 자기 부정을 하는 것보다도 더 일을 할 수 없는 상황이다. 의협이 이 단계에 벗어나야 한다. 그러려면 훈련이 필요하다. 배우는 자세가 필요하다. 변화를 위한 것이 무엇인가를 전문가를 초빙하여 교육받아야 한다.

변화에 필요한 또 하나의 조건은 회원들의 관심을 의사회로 이끌어내야 한다. 현재는 의협 집행부나 대의원 몇 사람을 빼고는 의사회 일에 관심이 없다. 군중의 관심은 그 자체가 큰 힘을 발휘한다. 이 힘에 의존하지 않고는 의협을 변화시킬 수 없다.

회원의 관심을 이끌어낼 방법이 먼저 고안되어야 한다. 그러기 위해서 현재의 의협조직을 재조직해야 한다. 의사회장을 직선으로 선출하는 것도 관심을 유도하는 방법이다. 회원 관리능력을 키워 회원을 장악하고자하는 노력은 현재도 하고 있으나 법과 행정부의 뒷받침이 필요하다.

또 하나의 전제 조건은 젊은 회원의 참여 폭을 확대시키는 것이다. 이는 의협이 필요로 하는 새로운 발상, 추진방법의 모색 등에서 훨씬 실감나게 자기 일로 여기고 참여할 수 있는 집단이기 때문이다. 현재의 시대 변화는 지난 어느 때와도 견줄 수 없는 속도성을 가지고 있다. 이에 맞추어 변화를 추진할 주체는 젊은 회원일 수밖에 없다. 이들이 변화의 주체로 활약할 수 있도록 의협이 구조변경 되어야 한다.

즉 의협 집행진이 재교육되어야 하고 회원의 참여를 극대화하고 젊은 회원들이 변화의 주체가 되도록 하면 변화는 시작되는 것이다.

3. 변화의 목표를 어디에 둘 것인가?

변화의 목표와 변화의 방향키를 무엇으로 하느냐가 가장 중요한 문제이다. 무엇을 중심으로 가치를 판단하고 방법을 결정할 것인가이다. 이는 미래의 국민의 건강이라는 잣대를 사용하면 될 것이다. 이 기준에는 타협이 있어서도 안되고 이 기준과 상치되는 일이면 회원의 이익의 감소도 감수해야 더 큰 것을 얻을 수 있는 변화를 쟁취할 수 있는 것이다.

또 하나 변화의 주체가 중요시해야 할 기준은 전문 직업인의 윤리이다. 단체나 회원 각자에게 모두 적용되는 고도의 도덕률을 기준으로 삼아야 한다는 것이다. 의사로서의 전문성의 논리와 전문 직업인의 도덕률을 국민 건강이라는 기둥에 접목시키면 무엇을 변화시킬 것인가 어떻게 변화할 것인가가 명확해질 것이다.

「1996. 4.」

의사협회
새 집행부에게 바란다

오는 5월, 앞으로 3년간 힘든 책임을 떠맡을 새 집행부의 출범을 큰 기대를 갖고 고대하면서 바램을 정리하고자 한다.

첫째 의사들이 공유할 이념을 제시하고 이를 기준으로 의사들을 통합하는 노력을 의협 활동의 기조로 삼아야 한다. 잘됐건 잘못됐건 간에 최근 몇 년간은 의협 창립 이래로 가장 활발한 단체 활동을 벌여 왔다. 거센 외풍이 그렇게 만든 면도 있으나 외풍에 대응하여 최선의 선택은 아닐지라도 가장 효과적인 활동을 하고자 몸부림쳐 왔다. 많은 성과도 있었으나 우리의 단점도 뚜렷하게 노출됐다. 가장 큰 문제점은 회원들이 개인으로나 소집단 단위로나 모래알 같이 흩으려져 의협이란 중앙회로 힘이 모아지지 않은 점이다. 수십 년간 고질적인 문제였던 출신대학 별로 헤쳐 모이는 풍토는 직선제를 통해 상당히 완화됐으나 세대별, 업종별, 전문 분야별 간격은 더 벌어지고 있다. 당국의 교묘한 정략에 말려든 면도 있으나 근본적으로 우리의 문제이다.

의협회장 선거 기간 중 후보 공약 사항에서 회원 통합이란 문구를 보고 반가웠지만 무엇으로 어떻게 할 것인가가 의문이었다. 어떻게 하여 회원들을 하나로 엮어 나갈 것인가? 쉬운 일이 아니다. 모든 의협 활동에 회원 통합을 기조로 삼아야 한다고 말할 수도 있으나 이것도 막연한 말이다.

모든 회원이 공감할 의사의 이념을 만들어 이를 공유토록 하면 생각의 뿌리가 하나로 되니 통합이 가능할 것이다. 그러나 도대체 의사들이 공유할 이념이 무엇이냐? '양심적인 의료'는 너무 노쇠하여 회원을 끌어당길 힘이 없고 '자유기업 의료'는 주위 환경과 부딪칠 일이 너무 많아 고달플 것이다. '노동자로서의 의사' 즉 '의사 노동자'로 우리 스스로를 끌어내리는 것은 어떠한가? 아무튼 중지를 모아 공유할 이념을 세우고 이를 중심으로 회원을 통합해 나가길 기대한다.

둘째 사이비 의료로부터 국민을 보호하는 데 의협이 나서야 한다. 신임 회장 당선자는 불법의료와의 전쟁을 해서라도 뿌리를 뽑겠다는 의지를 가지고 있다는 신문 기사를 보았다. 반가웠고 크게 기대한다. 국민의 건강을 책임진 의사들이 불법의료와 사이비 의료가 횡행하는 것을 뻔히 보면서도 묵인해 온 것은 크게 자책할 일이다. 불법의료로 인한 국민의 피해에 대한 정보는 의사들이 가장 잘 취합할 수 있으면서도 이를 문제삼지 않은 것은 직무유기를 해 온 것이다. 최근 TV프로에서 모 한의과대학 교수가 과학적 근거도 없이 그것도 비도덕적인 방법으로 진료를 하여 병을 악화시키고는 '기적을 바라고 그랬다'고 천연덕스럽게 말하는 것을 시청하면서 피가 거꾸로 솟구치는 분노를 느꼈다. 의협이 나서서 이런 파렴치한 행위가 의료라는 허울을 쓰고 있는 것을 벗겨야 한다.

셋째 보건의료정책에 관한 한 정부보다 한발 앞서가야 한다. 이에 대해서는 직전 집행부도 상당한 노력을 경주하여 의료정책연구소를 발족시켰으므로 이를 계속 발전시키면서 풀어가면 될 것이다. 어렵게 만든 연구소를 유명무실하게 만드는 우를 범하지 않길 간절히 바란다.

새 정부가 들어설 때 공교롭게 의협도 새 집행부를 구성하는 선거가 있어 여력이 없었겠지만 지금쯤은 새 정부의 보건의료정책에 대한 정보 수집과 이에 대한 대응 논리가 마련되고 이것이 회원과 정부 관련자들에게 전달됐어야 할 시점이다. 보다 더 바람직한 것은 새 정부의 보건의료정책이 성안되기 전에 현안 문제를 풀어갈 정책을 제시하는 것이다.

한 가지 예로, 노인을 위한 보험제도가 마련될 것이라고 하는데 이 보험이 포괄하는 대상 업무를 수행할 주체가 어떤 직종이 되고 의사들의 역할은 무엇인가에 대한 우려의 목소리가 크다. 이런 문제는 앞으로 수도 없이 나타날 것이다. 제도의 발생부터 그리고 제도가 논의되고 제도화되고 현실화되는 과정에서 바람직한 길로 나가게 하려면 문제 발생 단계부터 선점하는 선견지명을 발휘해야 한다. 정부가 실행하고자 성안한 일에 불려가서 설명을 듣고 큰일났다는 생각에 밤새 대응책을 마련해 봐야 힘만 들고 뜻을 관철할 수가 없다.

넷째 국민의 건강 보험료 부담을 높일 수 있도록 장기 전략을 세워 국민을 설득해 나가야 한다. 정부도 돈이 있어야 의사들의 요구를 들어줄 것이다. 돈은 국민들이 가지고 있다. 국민들이 돈을 안 내놓으면 정부라고 별 수가 없다. 국민을 설득해야 한다. 지난 의료대란을 통하여 이 점에 대한 국민들의 이해의 폭이 커졌다 해도 아직은 멀었다. 시민단체가 보험료 부담 인상을 반대하는 데 보이는 열성보다 몇 배의 노력을 경주해야 한다. 정부에다 대고 어렵다는 말을 한마디 한다면 국민들에게는 열 번 이상 말해야 한다. 국민들은 의사가 또 돈 얘기냐고 비웃을 것이다. 여기서 물러나면 안 된다. 반복해서 설명해야 한다. 여러 번 듣고 정말 그런가 하고 국민 스스로가 의문을 가질 때까지 반복해야 한다.

다섯째 의료 감사 제도 도입으로 신뢰받는 의료를 구현하는 데 의협이 앞장서야 한다. 어느 사회에서나 규칙을 위반하면 징계되어야 한다. 의사라고 예외일 수 없다. 규칙을 어겨 손가락질 받는 의사를 동료라고 감싸기만 하면 모두 추락한다. 동료 의사를 보호하기 위해서라도 의협이 자체적으로 감사 제도를 도입해야 한다.

의료에서 의료사고(불량품)를 줄여갈 방법이 무엇인가? 가장 먼저 할 일은 불량품 발생을 모니터링하는 것이고 그 다음 그 원인을 밝히기 위해 의료 감사를 실시하는 것이다. 모니터링에서 의료사고와 약품 부작용, 사이비 의료의 피해 등이 사실대로 보고되어 집계되어야 한다. 그 다음 이를 근거로 예방책을 세워야 한다. 그러나 이것은 우리 현실과 정서 상 실현되기 어렵다. 누가 자기 잘못과 남의 잘못을 당국(보건소)에 보고하겠는가? 혈액관리법에 의하면 수혈 사고는 당국에 보고되어야 한다. 현실은 1년에 한 건 정도이고 그것도 외부에 노출되어 마지못해 보고한 것이다. 모든 수혈 사고를 집계하여 이를 토대로 예방책을 세운다는 입법취지가 우습게 됐다. 이게 현실이다. 모니터링이 안되면 선택할 방법은 '의료 감사' 뿐이다.

'의료감사'는 어떻게 해야 하는가? 전문가들이 의료기관을 방문하여 몇몇 의료행위에 대하여 집중 검토하는 것이다. 약 처방이나 검사 의뢰 등 의료행위의 타당성을 검토하는 것이다. 감사받는 것은 기분 나쁜 일이고 의료인이나 의료기관이 환영할 리 없다. 그래서 감사결과는 교육적인 차원과 의료의 질 향상에만 이용한다는 것이 철저하게 지켜져야 한다. 의료인 스스로가 의료의 질 향상과 의료인 자신을 보호하기 위한 자율적인 제도로 정착되어야 한다. 의협이 의료 감사를 스스로 하는데 힘을 실어 주려면 정부가 의협에 위임하는 형식을 취하면 된다.

여섯째 의료의 뿌리와 기둥은 의학과 의학 교육이다 의학 발전에 의협과 모든 회원이 좀더 많은 관심을 가져야 한다. 보건의료 제도에서 의사의 주도적 역할을 계속하기 위해서는 의학 발전이 필수이다. 의학과 의학 교육의 발전 없이는 의사의 사회적 지위는 허약해질 수밖에 없다. 의료가 튼튼해지기 위해서나 의사가 의료의 중심 역할을 지속하기 위해서도 의학을 발전 켜야 한다. 의과대학의 교육 및 의사의 평생 교육, 전문 학회 활동 그리고 의학연구를 모든 의사가 뒷받침해야 한다. 그동안 의학회 발전을 위해 의협이 많은 일을 해 왔다. 앞으로 구체적으로 무엇을 어떻게 해야 하느냐는 의학회와 긴밀하게 협조하면서 개발해 나가면 된다.

「계간 의료정책포럼 1권 2호, 2003. 4. 5.」

누구를 왜 징계한다는 것인가?

　　의약분업 시행과정에서 대부분 의사들과 입장을 달리한 두 회원을 징계하는 절차가 대한의사협회에서 진행되고 있다고 한다. 문제점 많은 현행 의약분업 때문에 의료 자체뿐 아니라 정부, 의사, 국민 모두가 어려움 속에 있다는 것과 의료파동에서의 역할 때문에 의료계 지도자들이 유죄 판결 받은 것을 생각하면 분노를 누를 길이 없으나, 이번 징계는 분노의 대상을 잘못 잡은 것이다. 정책을 시행한 당국이 책임질 일이다. 이 징계 절차는 중단되어야 한다.

　　그 이유는 첫째, 의협 전체 의견과 다른 소수 의견을 냈다는 것이 징계 사유가 될 수는 없다. 소수의 의견을 내부적으로 소화시키지 못하고 이에 밀린 의협과 다수 회원의 책임이 더 크다.

둘째, 의약분업의 도입과정에서 이들 두 회원이 주장했던 의약분업의 타당성은 그들의 지론이다. 그 지론이 잘못된 것이고 그로 인해 의료체계에 손상이 왔고 다른 의사들이 고통을 받았다 해도 그것이 적법한 절차였고 파렴치 행위가 아닌 한 징계 사유가 될 수 없다.

셋째, 자기의 지론을 정책으로 추진하는 과정에서 동료 의사들을 매도한 것이 징계 사유의 하나인 것으로 보도되고 있다. 일부 의사들의 잘못된 행태를 과장 표현한 것은 잘못이지만 조그만 잘못도 못 참고 지적하는 동료가 있다는 것은 오히려 의사 사회의 건전성을 나타내는 것이다. 이런 지적을 보호하고 조그만 잘못도 안 생기도록 하지는 못할 망정 그 지적이 지나치다고 분노하고 더구나 징계 사유로 삼는 것은 옹졸한 일이다.

넷째, 자기가 가진 소신을 피력하고 이것이 시행되도록 추진할 수 있는 능력을 가진 의사 동료가 있다는 것은 의료계로서는 큰 자산이다. 이 자산을 스스로 버리겠다는 것은 과거 수십 년간 의사단체의 가장 큰 취약점으로 지적되고 있는 '폐쇄적인 무지한 오만' 이 다시 발동되는 것이다.

다섯째, 전문인 단체가 윤리위원회를 두고 자정 노력의 하나로 징계권을 발동하는 것은 높은 직업 윤리의식을 유지하자는 데 있다. 일반 사회 단체에서 흔히 거론하는 단체(집단) 이익에 반하는 행위에 징계를 가하는 것은 삼가야 한다.

그 동안 의협에서 어떤 사유로 몇 명의 회원을 징계해 왔는지 알지 못하지만 이번 징계 건으로 의사단체가 얻는 것보다 잃는 것이 더 많지 않을까 걱정된다. 정부 등 외부 단체에서 부적절한 행위를 한 회원으로 통보된 경우만 징계할 것이 아니라 의협 스스로 적절치 못한 의료행위를 하는 회원들을 찾아내 자정 차원에서 불이익을 주는 것이 먼저 선행되어야 한다. 이를 하지 못하면서 의협이 이번 징계를 추진하는 것은 감정을 앞세운 것이다.

의사로서 부끄러운 행위를 하는 의사를 찾아내 징계하는 일부터 먼저 해야 한다. 의사들의 잘못은 동료 의사들이 가장 먼저, 그리고 가장 잘 안다. 서로를 깨우쳐 주는 노력을 하고 그래도 안되면 의료행위를 못하도록 하는데 징계권한을 사용해야 한다. 의협이 그런 권한을 갖고 있지 못한 것이 안타깝지만 앞으로 그런 징계 권한을 갖도록 노력해야 한다.

「메디칼 옵저버, 2002. 8.」

의사회 조직과 운영

1. 사람이 문제이다

어느 조직이나 사람이 가장 큰 재산인 동시에 가장 큰 문제이다. 특히 의사회 같은 전문직 단체의 경우에는 구성원이 단체의 유일한 재산이다. 구성원이 단체가 가진 것의 전부라 해도 과언이 아니다. 의사 회원이 의사단체의 구성원으로 문제가 있으면 아무리 단체의 구조와 운영 시스템을 잘 만든다 해도 소용없는 일이다.

그 동안 의협 등 의사단체의 역사를 반추해 봐도 결국 사람이 문제였다. 현재 의사들이 어렵다면 이는 상당 부분 해방 후 의사단체를 이끌어온 지도자들의 책임이 크다. 수많은 사람들이 의사단체에 관여했으므로, 그 중에는 뛰어난 사람도 있었고 때로는 앞뒤 못 가리고 회원들에게 짐이 되었던 사람도 있었을 것이다. 온 정성을 다해 의료 발전과 의사의 공익을 위해 헌신한 사람도 있었고 개인 욕심 차리는 데 의사단체를 이용한 사람도 있었다.

어떤 사람을 가졌어야 했는가? 자기를 버리고 정성을 다하는 진실된 사람이었으면 되었는가? 수많은 성실한 사람들이 의사단체를 위해 얼마나 실질적인 일을 했는가를 살펴보면 반드시 헌신적이라는 하나의 기준으로는 부족함을 알 수 있다. 더구나 책임을 맡은 당사자들은 모두 자기는 헌신적으로 일한다고 자부하는 데 문제가 있다. 헌신적이라고 스스로 생각하는 것은 자기 변명이고 자기 만족이다.

단체에서 골치 아픈 사람에는 두 종류가 있다. 하나는 매사에 부정적이어서 자기는 아무 일도 안하고 남의 발목 잡기를 업으로 삼는 사람이고, 둘째는 방향 없이 천방지축 부지런 떠는 사람이다. 헌신적이라고 스스로를 평가하는 사람의 대부분이 둘째에 해당하는 사람이다. 부정적인 사람은 무시하면 되지만 천방지축 부지런한 사람은 다른 사람으로 하여금 뒤치다꺼리로 피곤하게 만들고 단체를 갈지 자 걸음 하게 만든다. 헌신적으로 뛰는 사람이 더 문제일 수가 있다.

최근 공사를 분명히 구분하여 공금을 공적인 행사 이외에는 한푼도 쓰지 않은 사람이 크게 칭송되는 것을 보고 속으로 실소를 금할 수 없었다. 공금을 공금으로 쓰는 당연한 것이 그 동안 제대로 지켜지지 않았다는 것을 의미하기도 하지만 이런 당연한 것까지 업적으로 치켜야 하는 것이 현 의사단체의 문제이기 때문이다.

의협이라는 전문인 단체를 제대로 운영하여 모든 의사 회원의 구심점이 되도록 할 수 있는 조타수가 작금 같이 절실히 필요한 때는 없었을 것이다. 그런 사람을 찾는 일이 가장 중요하다. 그런데 그런 조타수는 저절로 만들어지는 것이 아니라는 데 우리의 고민이 있다. 저절로 생겨나기 보다 양성되어야 하는데 그 동안 의사단체 풍토로는 그런 사람이 양성될 수 없었다. 사람을 양성하는 풍토를 만드는 일이 시급하다.

의협 상임이사진들 중 중요한 자리는 대개 의사들의 머리에 기억되는데 최근에는 이들의 이름을 기억하는 의사가 거의 없을 정도로 사람이 바뀌고 또 바뀌었다. 물론 의료 사태라는 미증유의 사건 때문이기도 하지만 의사단체에 전문가 그룹 즉 '의협꾼'이 형성되지 않았다는 것을 뜻한다. 의협이라면 적어도 50명 정도의 훈련된 의협꾼들이 10년 20년 매달려 있어야 하는데 대부분 초보자들이 모여 성의를 다하다 지쳐 물러나고 또 새로운 사람들이 들어와 어정어정하는 꼴이었다.

다행스러운 것은 이번 의료 사태를 통해 많은 의사들이 의사단체가 갖는 의미를 알게 되었고 강한 의사단체를 만드는 데 관심을 갖게 된 것이다. 특히 30대의 의사들이 나선 것은 고무적인 일이다. 그러나 나선다고 되는 일이 아니다.

2. 의협 간부는 훈련받아야 한다

의협꾼은 키워져야 한다. 전쟁터에 나가는 병사 같이 훈련되고 키워져야 한다. 전면에 나선 사람들은 스스로 부족하다는 것을 느끼고 10년 20년 훈련받을 각오를 해야 하고 회원들은 인내심을 갖고 기다려야 한다. 나선 사람들은 먼저 의사니까 할 수 있다는 망상과 오만을 버려야 한다. 지금까지 의사들의 악수는 오만 때문에 두어진 것이다. 고등학교 성적순만 믿고 다른 단체와 전문 집단을 우습게 여기다가 당한 것이다. 의료를 배우는 데 반평생을 소모한 의사들은 단체 운영에 문외한임을 솔직히 자인해야 한다.

자기가 부족하다고 뼈저리게 느끼면 다음에는 일을 위한 훈련을 받으면 된다. 의협 집행부가 구성되어 집단 공동체 훈련을 받았다는 소문을 들어 본 적이 없다. 몇 년 전에 사상 초유로 의협 간부진이 1박 2일의 워크숍을 갖고 현안 문제를 의논했다는 기사를 본 적이 있다. 이런 훈련을 상임이사들은 임기 초에 1주 이상 받아야 한다. 그리고 연 2회 이상 의식변환 운동에 참여하여 의협 목표에 스스로를 세뇌시켜야 한다. 특히 전문위원(현재의 상임이사에 해당) 등 의협 집행진은 임기 초기에 철저하게 훈련되어야 한다. 의협 회무에 대한 훈련 뿐 아니라 의료법 및 의료 시스템 전반에 대한 이해의 폭을 넓히는 교육을 받아야 한다. 또한 각 전문위원회의 연차계획 수립과 집행 기획 등에 대한 훈련이 필요하다.

사무직의 직무 훈련은 조직적으로 끊임없이 계속 되어야 한다. 이들의 훈련에 상당한 예산이 투입되어야 한다.

3. 의협의 구조는 망해 가는 회사 체제이다

현행 정관에 근거를 둔 의협 구조는 망해 가는 회사 구조를 그대로 닮고 있다. 사장이 있고 사장이 임용한 상임이사가 있어 들러리 역할을 한다. 상임이사의 손발이 되어 의협의 실무를 맡고 있는 의협 직원들은 의사 간부들의 경험 없는 헛소리에 면역이 되어있다. 시도의사회 회장단은 중앙 일에 관여하는 것이 자기의 본업인 것처럼 되어 있다. 중앙에 얼마나 영향력을 미치느냐가 자기의 위상과 직결되니 그럴 수밖에 없었을 것이다. 의협을 바라보면 물 속에 웅크리고 있는 돌덩이를 보는 기분이다. 대의원, 시도의사회장단, 그리고 원로들이 돌덩이가 되어 의사단체의 중앙에서 꿈적 안 하고 있다. 돌 주위에 몇 마리 고기들이 팔딱거린다 해서 아무 것도 변하는 것이 없다. 이 돌을 파헤치는 개혁이 있어야 한다. 그래야 망해 가는 회사 체제에서 탈피할 수 있다.

4. 활용 안 할 전문 위원회는 무엇 하러 만들었나?

의협에는 수많은 위원회가 있다. 위원 중에는 자기가 그런 위원회 위원인지 조차 모르고 지내는 경우가 있을 정도로 유명무실하다. 위원회란 전문가와 경험자들을 모아 구성한다. 그런데 각 위원회 위원장은 해당 상임이사가 되는데 이 상임이사는 그 위원회에서 한번도 일해 본 일이 없는 경우가 많다. 그러니 자기보다 경험이 많은 사람을 앞에 놓고 회의하기가 껄끄러우니 회의를 소집하는 일이 없다. 회의를 소집해도 회의에서 생산적인 역할을 하지 못한다. 그러니 위원들은 위원들대로 필요 없는 회의에 끌려 나왔다는 생각이고, 의협 직원은 자기들이 책상 위에서 다 해버리면 될 일을 괜히 회의해서 번거롭게 처리한다는 생각이니, 위원회가 필요 없는 상황이다. 회장과 상임이사 등 집행진과 의협 실무진과의 괴리, 의협 집행진과 의료계 중진들(위원회 위원들)과의 괴리, 그리고 회원과 집행진과의 교류 부재, 일년에 한 번 대의원들의 성토대회 등 어느 한 구석을 둘러봐도 생산성이라고는 없다. 집행부는 복지부 등에서 떨어지는 과제를 안고 허덕이는 것이 고작이다. 그걸 처리하면 자기 일은 다했다고 안위하는 것이 우리 단체다.

5. 회장에게 백지 위임해야 한다

새로운 구조로의 개선책은 회장에게 물밑의 돌덩이를 파헤칠 수 있는 힘을 주는 것이다. 회장 당선에 공헌한 동창회에 안배한 이사들이 아니라 돌덩이 파헤치는 데 연장이 될 사람으로 팀을 구성할 수 있도록 해야 한다. 그래서 전적인 책임을 갖고 회무를 집행할 수 있도록 해야 한다. 의협 구조도 회장이 수시로 바꿀 수 있도록 해야 한다. 한번 회장으로 뽑았으면 의협의 운영을 백지 위임하고 책임 경영토록 해야 한다. 일단 회장이 선임되었으면 시도의사회장도, 대의원들도 모두 손을 놓고 기다려야 한다. 회장의 독주는 필요하다. 견제책으로는 대의원회에서 중간 신임 투표를 할 수 있도록 하면 된다. 그런데 회장의 막강한 힘은 회원으로부터 직접 위임을 받아야 하는데 현 선출 방법으로는 힘의 전이가 불가능하다. 직선제를 도입해야 한다. 회장 뿐 아니라 대의원도 철저한 회원수(20명당 대의원 1명)에 의해 그 숫자를 배정해야 하고, 철저한 무기명 투표에 의해 선출돼야 한다. 대의원을 현재 같이 지역별로 선임할 것이냐 직능별 대표로 할 것이냐는 어느 것이 좋다는 확신은 없다. 현재 지역별 대표 체제에서 대의원 기능에 문제가 있으니 직능 대표로 바꾸어 시행해 보면 낫지 않을까 하는 정도이다. 지역별 의사 집단도 중요하고 직능별 의사 집단도 중요하다. 전공의와 봉직의는 직능별로 묶고 개원의는 지역별로 묶는 이중형을 채택할 수도 있다. 이 경우에 의학회의 학회 대표 대의원은 없어져야 한다.

6. 의협 의결 구조의 변경

현재 의협의 최고 의결기구는 대의원총회이고, 이로부터 위임받은 사항을 상임이사회가 처리하고 있다. 의결에 필요한 의안의 입안은 의협 사무 직원들의 손에 의해 이루어진다. 이것이 변경되어야 한다. 현재의 상임이사들은 전문위원 수준으로 낮추고 각 위원회 간사 역할을 맡으면 된다. 모든 생산적인 의안 산출은 각 전문위원회에서 전문위원들이 중심이 되어 하도록 하면 된다. 전문위원 수는 필요에 따라 40~50명 수준으로 해도 된다. 현재 시도의사회장으로 구성된 이사회는 필요 없다. 필요하면 시도의사회장 협의체를 구성하여 정보 교환 정도의 일을 하면 된다. 시도의사회장이 중앙회의 회무에 관여하는 것은 잘못된 관행이다. 이는 시도지사가 중앙 정부의 일에 의결권을 행사하는 것과 같이 모순된 일이다. 현재 상임위원회가 가진 의결 기능은 부회장(병원협회장, 의학회장), 개원의 대표 2인, 병원봉직의사회 대표(교수 대표 포함) 2인, 전공의협의회 대표 등이 구성한 회의(이사회)에서 처리토록 하면 된다. 현재 상임이사회에서 처리하는 대부분의 일은 회장 전결로 하면 된다.

7. 재정 문제

의사회 예산을 대폭 늘려야 한다. 발등에 불이 떨어 질 때가 아니라 의사의 연회비를 대폭 인상하거나 의사회가 수익 사업을 해서라도 재정을 늘려야 한다. 회장은 관례적으로 1년에 몇천만 원을 의사회에 기부해야 한다. 그리고 의협 대의원도 대의원회비를 연 백만 원 이상으로 책정해야 한다. 상임이사들도 이사 특별회비를 책정하여야 한다. 그렇게 만들어 놓고 일반 회원들에게 회비 인상을 요구해야 한다. 의사회 재정에 관한 포부는 의협회장 출마의 중요한 정책으로 부각되어 평가받아야 한다. 의협 수익 사업에 대한 계획이 공약에 포함되어야 한다.

8. 맺음

직선제로 선출된 회장의 책임 경영이 가능하도록 힘을 몰아주고 중간 평가를 받도록 해야 한다. 상임이사회는 폐지되어야 한다. 상임 이사를 전문위원으로 활용하고 최고 의결 기구는 의료계 각 직능 대표를 망라해서 따로 구성해야 한다. 시도 의사회장을 의협 이사회에서 제외시켜야 한다. 전문위원과 전문위원회를 활용하여 의협 활동의 중심축이 되게 해야 한다.

「의학신문, 2001. 1. 1. 신년특집」

3 의사의 자존심은 스스로 지켜야

전문의 제도, 무엇이 문제인가

의료 대란의 핵심에 전공의들이 등장해 있다. 의료대란은 다음 네 가지의 잘못된 보건의료정책 때문에 일어난 것이다.

첫째 사이비/유사 의료의 제도화, 둘째 의사와 의료를 황폐화시키는 의료보험, 셋째 무리한 의약분업, 넷째 비효율적인 전문의 제도이다.

의사들은 비효율적인 전문의 제도의 피해를 당해 왔다. 이를 개선하고자 수년간 노력했으나 답보 상태이다. 전공의들은 이제 막 이 제도의 피해를 보기 시작한 것이다. 전공의들이 현재 밟고 있는 수련과정 그리고 전문의가 된 다음에 기다리고 있을 상황을 보면 이들이 현재 극한 투쟁에 나서는 이유를 이해할 수 있을 것이다. 현 전문의 제도는 의사를 헛고생시키고 더 나쁘게는 국민을 오도하여 의료 혼란을 가중시켜온 주범 중의 하나이다.

1. 무엇이 문제인가?

1) 부적절한 고급 인력을 과잉 양성하고 있다.

본래 전문의란 의사들끼리 어떤 의사가 특수 분야를 일정 기간 훈련을 받았다는 것을 자율적으로 인정하는 제도이다. 즉 의사들끼리 환자를 의뢰하기 위해 만든 자생 제도이다. 현재 대부분의 나라들이 이런 뜻을 살려 전문의 제도를 운영하고 있다.

이것이 우리 나라에 들어와 법제화되면서 문제가 생긴 것이다. 법이 뒷받침하니 자격증에 불과한 전문의 자격증이 의사면허 위의 상급 면허로 탈바꿈해 버렸다. 그렇게 되니 전문의가 아닌 의사는 이류 의사 신세로 전락하고 모든 의사들은 전문의가 될 수밖에 없게 됐다. 쉽게 말해 제대로 된 의사가 되는 기간이 의대 6년에 전문의 수련과정 5년 합해 11년이 된 것이다. 그런데 문제는 제대로 된 의사가 아니라 허울 좋은 부적절한 의사를 만들고 있는 것이다.

개원하는 일반외과 전문의의 경우 자기 전문과목의 환자 비율이 단지 24%에 불과한 기형적인 전문의 역할을 하고 있는 등 의료 인력시장의 수요와는 큰 차이가 있는 의료인을 만들어 내고 있다. 현재 대부분의 의사들은 이 한심한 제도의 피해자로 멍든 채 일생을 보내는 것이다.

한편 진료 현장에서 필요한 일차진료 의사는 씨가 말라가게 됐고, 할 수 없이 일차 진료를 위한 전문의 과정까지 만들게 된 것이다.

2) 전문의 수련제도가 수련 목적 이외의 논리로 운영되고 있다.

전공의 정원은 수요 예측에 의해 결정되지 않는다. 수련 병원들이 운영에 필요한 값싼 인력인 전공의를 확보하는 차원에서 정원이 결정된다. 이 값싼 전공의 인력이 아니고는 병원을 운영할 수 없기 때문이다. 거기에 이류(?) 의사로 남을 수는 없다는 의대 졸업생들의 울며 겨자 먹기 식 지원 때문에 전문의가 과잉 생산되는 것이다.

모든 과의 수련 연한이 획일적으로 5년간이다. 각 전공 분야의 특성이나 사회의 수요를 고려하지 않은 것이다. 이는 각 전공분야의 자존심 때문에 그렇게 된 것이다. 선배들의 쓸데없는 자존심이 일을 그르친 것이다.

전공의가 수련을 시작해서 중도에 다른 분야로 전과하는 것이 불가능하고 전공의가 여러 가지 사정으로 수련 기관을 옮기고자 해도 거의 불가능하다. 이는 행정편의 때문이다. 즉 수련을 받는 당사자들의 입장은 전혀 고려하지 않고 고용주인 병원과 군의관 수급의 편리성을 최대한 보장한 제도이다.

즉 수련 병원들의 값싼 인력 요구와 의사들의 전문의가 되고자 하는 욕구가 맞아떨어지고 보건당국의 정책 부재가 가세되어 전공의 정원이 늘어나고 의대 졸업자 거의 모두가 전문의가 되기 위해 5년을 보낸다. 이런 비효율적인 제도를 개선하지 않고는 의료의 틀이 제자리 잡기 어렵다.

2. 원인이 무엇인가?

전문의 제도가 이렇게 비효율적인 제도가 된 것은 법으로 정해졌기 때문이다. 본래 자율적인 제도를 법으로 묶어 국가가 관리하면서 변질되고 부작용이 생긴 것이다. 전 세계에서 전문의 자격을 국가가 인정하는 나라는 우리 나라와 이태리뿐이다. 문제 투성이의 전문의 제도를 운영하는 나라는 우리 나라가 유일하다. 법이 전문의 제도를 경직화시키고 전문의 자격을 의사 위의 상위면허처럼 만든 것이 문제의 발단이다.

3. 어떻게 개선해야 하는가 ?

1) 법에서 전문의란 말을 삭제해야 한다.

무엇보다도 의료법에서 전문의 제도를 삭제하고 의사들 사회에서 자율적으로 제도를 운영하도록 해야 한다. 그래야 현재의 경직성에서 탈피하여 수련기간, 수련내용, 수련기관 등을 시대 변화에 맞게 조정해 나가면서 우리 나라에 맞는 제도로 정착되고 운영될 수 있다. 국가가 인정하는 것은 의사 면허 하나면 족하다. 국가는 의사 면허 한 가지만 보호하는 것도 벅차다. 전문의 제도에 국가가 관여하여 의사제도 자체를 혼란시킬 필요가 없다.

2) 전문의의 종류와 수련기간을 다양하게 하여야 한다.

의료인의 수요는 의료의 발달과 변화, 지역사회의 요구, 인구의 변화 등에 따라 다양하다. 또한 시간이 지남에 따라 변한다. 그런데도 우리 나라의 현 제도는 획일적인 수련과 자격 인정과정을 가지고 있어 전문의 제도가 사회변화와 의료발전을 따라가지 못하고 있다. 그래서 전문의의 종류와 수련 연한 및 과정을 다양하게 하여 지역사회의 요구에 알맞은 전문의를 배출할 수 있어야 한다. 즉 다양한 의술 분야, 다양한 사회적 요구, 의학발전과 시대 변화에 따라 이에 알맞은 전문인력을 양성하기 위해 전문의제도는 유연하게 운영되어야 한다.

3) 전문의 자격을 인정하는 주체를 민간단체로 해야 한다.

제도를 유연하게 운영하려면 전 세계 모든 국가에서와 마찬가지로 민간 단체가 하도록 해야 한다. 현재 보건복지부장관이 자격을 인정하도록 규정된 것을 의사협회로 이관하는 것이다. 그러면 의사 면허와 전문의 자격을 명확히 구분하여 전문의 자격을 격하시킬 수 있다. 격하 시켜야 전문의 제도가 제 역할을 한다. 의사면허는 국가에서 준 것이지만 전문의는 각 전문인 단체에서 임의로 정한 수련 연한을 끝내고 어느 정도의 진료능력이 있음을 회원끼리 서로 인정하는 것으로 그 성격을 명확히 하자는 것이다. 의사협회에서 주관하여 시행하기 때문에 제도를 유연하게 운영할 수 있고 의료 발전 등 주위환경의 변화에 알맞은 전문의를 생산해 낼 수 있다.

수련기간, 수련기관인정, 수련인정 등 전문의에 관한 사항을 대폭 의사협회에 맡겨야 한다. 즉 전문의란 전문인 학회 회원들끼리 의술을 상호 인정해주는 제도라는 전문의제도의 원형을 찾아 복원해야 한다. 전문 학회의 집단 이익을 위한 산아 제한 등의 예상되는 문제는 의료계가 자율적으로 해결해 나갈 수 있다.

4) 전문의의 특권을 인정해서는 안 된다.

환자 진료에는 의사라는 면허만 있으면 된다. 법에서는 의사가 진료한 것이냐를 따지기만 하면 된다. 전문의를 우대하면 현재의 혼란이 지속된다. 전문의를 우대했을 때 오는 의료 발전 등 장점은 잊어버려야 한다. 이를 법이나 제도로 보호할 필요는 없다. 전문 학회에서 집단 이익을 옹호하는 부작용도 특권불인정으로 어느 정도 막을 수 있다.

5) 의대 졸업자의 진료 능력은 의대 교육에서 해결해야 한다.

의대를 졸업한 의사의 진료 능력은 교육제도를 향상시켜 해결해야지 전문의 제도로 해결해서는 안 된다. 한 가지 방법은 의과대학 과정에서 환자 진료 능력의 기본을 익히고 이를 졸업 후 1~2년간의 임상 훈련을 통해 숙달되게 하는 것이다. 여기까지만 정부가 정책적으로 배려하면 된다.

4. 맺음

전문의 제도를 법에서 삭제하고 국가가 손을 떼면서 민간 주도의 제도로 바꿔야 한다. 이렇게 하여 전문의의 성격을 근본적으로 변화시켜야 한다. 그러면 전문의 제도가 유연해져 우리 나라 현실에 맞게 의사인력을 최대한 활용하는 효율적인 제도가 될 것이다.

「이슈투데이, 2000. 8. 20.」

전문의 제도의 개혁과
전공의 근무 조건 개선

I. 전문의 제도는 주요 개혁 대상

1994년 의료보장개혁위원회는 국민 의료수준의 질적 향
상과 계층간 형평성 제고 및 제도 운영의 효율성 증대 등의
세 가지 목표를 가지고 의료제도를 개혁하는 안을 만들었
었다. 그러나 전문의 제도와 관계된 사항은 별로 없었다.
그 당시 공청회 등에서 전문의 종류의 다양화와 자격인정
을 민간 단체인 의학협회에 이관하는 내용 등이 제안되었
지만 대부분 채택되지 않았다. 단지 단과 전문의의 과잉 배
출에 따른 문제점을 개선하고 일차진료의(가정의?)의 배출
을 확대한다는 것이 전문의와 관련된 유일한 내용이었다.
이는 정부나 의료계가 전문의 제도의 심각성을 깨닫지 못
했기 때문이다.

현재 진행되고 있는 의료대란의 원인을 깊게 살펴보면 전문의 제도와 관련된 것이 상당수 있음을 알 수 있다. 의료 현안 중 많은 것이 전문의 제도 개혁을 통해 해결될 수 있는데도 의료계나 정책 당국이 이를 인지하지 못하는 것이다. 의료계 내부에서는 전문의 제도의 문제점을 잘 알고 있으면서도 이를 지엽적인 것으로 생각한다.

　국민과 의사 모두 비효율적인 전문의 제도의 피해자이다. 특히 의사들은 이제도 때문에 생긴 멍을 일생동안 안고 산다. 이를 개선하고자 의사협회는 의학회를 중심으로 지난 수년간 노력해 왔으나 답보 상태이다. 전공의들은 이제 막이 제도의 피해를 보기 시작한 것이다. 전공의들이 현재 밟고 있는 수련과정 그리고 전문의가 된 다음에 기다리고 있을 상황을 보면 이들이 현재 극한 투쟁에 나서는 이유를 이해할 수 있을 것이다. 현 전문의 제도는 의사를 헛고생시키고 더 나쁘게는 국민을 오도하여 의료 혼란을 가중시켜 온 주범 중의 하나이다.

　최근에 대한의사협회 의권쟁취투쟁위원회가 발표한 대정부 건의안에도 전문의 제도 개혁에 대해서는 수련병원 지정과 정원 책정 권한을 의사협회로 이관하라는 것과 전공의의 처우 개선만을 제시했을 뿐 제도 개선을 위한 구체적 제안을 하지 않고 있다. 전문의 제도가 모든 의사의 발목을 잡고 있고 파행 의료의 원인을 제공하고 있는데도 불구하고 이에 대한 대책은 제시되지 않고 있다. 의료를 개혁한다면서 의료의 주체인 의사의 65% 이상을 전문의가 차지하고 있고, 신규 의사의 95% 이상이 전문의가 되고자 전공의 과정을 밟고 있는데도 전문의 양성제도를 개혁하지 않는다는 것은 의료개혁을 하지 않겠다는 것과 같다. 의료를 근본적으로 개혁하고자 한다면 전문의 제도부터 손을 대야 한다. 현행 제도의 문제점을 인식하는 것이 의료 개혁 과정에서 우선적으로 해야 할 일이다.

II. 전문의 제도 개혁

1. 전문의 제도의 현황과 문제점
현재 우리 나라 전문의 제도의 성격 및 내용을 요약하면 다음과 같다.

1) 전문과목 표방 허가제로 출발하였다.
이는 전문의 제도의 원죄에 해당하고 이 때문에 많은 문제점이 발생된 것이다. 우리 나라 전문의 제도는 1951년 전문과목 표방 허가제(11개 과목 규정)로 출발했다. 전문의제도는 의사의 졸업 후 교육과 교육 후 전문의로 인정하는 과정 및 의료에서의 역할 등이 검토되어 제도화되었어야 하는데 단순히 개원의들이 의원 간판을 어떻게 표시할 것이냐를 규제하기 위해 출발한 것이다. 그로부터 7년 후(1958년) 전문과목 표방 자격시험 제도가 만들어지고 이에 따라 1959년부터 인턴 레지던트 제도가 생겼다. 1960년 처음으로 전문과목 표방 허가 자격시험이 실시되었다. 그 후 전문의 제도란 말을 쓰기 시작했지만 밑바탕에 깔린 것은 여전히 전문과목 표방 허가제도라는 의료 행태를 관리하자는 것이다. 출발 때의 이런 정신이 전문의 제도를 왜곡시킨 가장 큰 원인이다.

따라서 전문의 제도는 의료 체계나 의료 현장에서의 수요 등을 고려해서 만들어진 것이 아니라 개업할 때 간판을 어떻게 표시하느냐를 해결하기 위해 생긴 제도이다. 더구나 이들 제도를 도입 운영 발전시켜 온 지도급 의사들과 대학교수들이 자기들을 일반 의사들과 차별화 시키기 위해 이 제도의 시행을 부추겼고 그런 쪽으로 발전시켜 온 것이다.

전문의가 되면 의원 간판이 달라진다. 개원의 경우에 전문의는 'ㅇㅇ내과의원' 등으로 할 수 있으나 전문의가 아니면 'ㅇㅇ의원 - 진료과목 내과'로 해야 한다. 이러한 사소한 차이가 의사와 환자 모두에게 전문의를 비정상적으로 우대하고 의사 면허를 상대적으로 격하시킨 것이다. 즉 의사 면허증보다 전문의 자격증을 높여 놓은 것이다. 환자는 사소한 질환을 가지고도 의사를 찾는 것이 아니라 전문의만을 찾아 헤매게 만든 것이다. 전문의가 아닌 의사는 의사 취급을 못 받게 되었다. 심지어는 전공의 수련 과정을 다 끝내고 진료 능력에서는 전문의와 차이가 없는데도 전문의 시험에 합격하지 못하면 해당 과에 취직도 어렵고 취직된다 해도 전문의와 차별이 심하다. 그러니 의사들은 무조건 전문의가 되어야 한다는 생각을 갖게 되었다.

2) 전문의 제도는 법으로 규정되어 경직되어 있다.

전문의 제도는 원래 의사들이 특수한 진료 능력이 있음을 상호 인정하는 제도이다. 따라서 전문 학회 등에서 해당 분야의 훈련을 받았음을 인정하는 것이 전세계가 공통적으로 갖고 있는 전문의 제도이다. 그러나 우리 나라는 전문과목 표방을 규정할 목적으로 시작했기 때문에 법으로 규정하고 국가가 관장하게 된 것이다. 현재 국가가 전문의 자격을 주는 나라는 이태리, 덴마크 그리고 한국뿐이다. 우리 나라는 법이나 시행령 등으로 전공의의 수련과정, 자격 인정까지 세세히 규정하고 있다. 이런 나라는 우리 나라뿐이다. 이런 법에 의한 제도는 경직될 수밖에 없다.

현재 전문의 관련 규정을 보면 의료법, 전문의 수련 및 자격 인정에 관한 규정(대통령령), 전문의 수련 및 자격 인정에 관한 규정 시행 규칙(보건복지부령), 인턴 수련병원 지정 기준, 레지던트 수련병원 지정 기준, 단과 레지던트 수련병원 및 수련기관 지정 기준 등이다.

법률은 무엇보다도 형평성에 집착한다. 이들 법 규정에 묶여 생긴 문제점은 다음과 같다.

- 모든 과의 레지던트 수련 연한이 획일적으로 4년간이다.

전공 분야의 특성이나 사회의 수요를 고려하지 않은 수련기간이다. 미국이나 영국 등에서 수련기간이 5∼7년인 과목이나 2∼3년인 과목이 모두 우리 나라에선 똑같이 4년이다. 1979년 레지던트 수련기간을 조정하여 외과계 5개 과 이외는 많은 과들을 모두 3년으로 하였다. 그러나 1990년 다시 4년이 되었다. 이는 각 전공분야의 자존심 때문에 그렇게 된 면이 있다. 각과들이 이런 생각을 하게 된 것은 법으로 규정된 3년제와 4년제는 봉급 규정 등에 적용되어 전문의 사이의 차별화를 가져오지 않을까 하는 우려 때문이다. 물론 겉으로 내세운 것은 수련해야 할 내용 때문이라고 하지만 이는 생각하기 나름이다.

- 전공의의 수련 과정을 경직시켰다.

전공의가 수련을 시작해서 중도에 다른 분야로 전과하는 것이 불가능하고 전공의가 여러 가지 사정으로 수련 기관을 옮기고자 해도 거의 불가능하다. 일반외과 일년 수련 후 흉부외과로 바꾸고 싶으면 다시 1년차 레지던트가 되어야 한다. 내과 전공의가 2년 수련 후 좀더 나은 수련을 받을 수 있는 병원으로 옮기는 것이 아주 어렵다. 안과 수련 1년, 이비인후과 수련 1년만 받고 중소도시에서 개원하고 싶다고 했을 때 길이 없다.

즉 수련을 받는 당사자들의 입장이나 의료 현장의 수요를 고려하지 않고 고용주인 수련병원 과 군의관 수급의 편리성을 최대한 보장한 제도이다. 수련 전공의(수요자)의 요구대로 수련 과정을 짜는 것과 공급자가 편리한대로 하는 것 사이에 어느 정도의 타협을 할 수 있어야 하는데 현재는 철저한 공급자 중심 제도이다. 전문의 과정은 의과대학 과정과 달리 수요자의 요구를 대폭 수용할 수 있어야 한다.

- 수련 내용이 획일적이다.

수련 내용조차 시행령에 규정되어 있어 이것을 바꾸지 않고는 새로운 수련 내용을 추가하거나 필요 없는 것을 삭제할 수 없다. 의학 발전을 전공의 교육에 시의적절하게 반영하기 어렵다. 시행령의 내용뿐 아니라 전문의 시험 자체가 획일적인 수련을 요구하고 있다. 즉 대학교수가 되고자 하는 사람이나 중소도시의 개원의가 되고자 하는 사람에게 모두 똑같은 수련을 요구하고 있다.

- 전공의 선발이나 전문의 자격 인정 시험이 규격화되었다.

전공의 선발이나 전문의 자격 시험이 규정이나 복지부의 지침으로 묶여져 획일적으로 시행되고 있다. 각 수련 기관이나 각과의 특성을 살릴 수 없이 규격화되어 있다. 전문의 자격시험은 규격에 맞추어 시행하다 보니 규격화된 객관식 시험과 실기 시험 등을 실시하게 되어 본래의 목적인 진료 능력 평가에는 미흡하다. 그래서 대부분 과의 전공의들이 수련 따로 시험 공부 따로 하게 되고 수련기간 중의 상당 기간을 시험 준비에 매달린다.

또한 시행 착오가 반복되고 있다. 정부의 일반적인 자격 인정 제도를 따라야 하기 때문에 문제의 난이도에 문제가 있으면 100% 합격하는 해가 있는가 하면 반대로 40%밖에 합격하지 못하는 일이 생겨 왔다. 이런 경우에 이를 합리적으로 해결할 유연성이 현행 제도에서는 허용되지 않는다.

자격 인정 방법도 각 전문 분과가 같을 필요가 없는데도 모두 동일하다. 외과, 내과, 임상병리과 등이 진료 형태에 큰 차이가 있는데도 진료 능력 평가 방법은 대동소이하다. 진료 능력 평가가 제대로 이루어 진 자격시험이 아니다.

3) 전문의 제도 운영 주체가 분산되어 있다.

형식상 법에 의해 정부가 운영하는 것 같지만 전공의 정원 책정, 수련기관 인정 등은 대한 병원 협회에 위탁하여 시행하고 있고 수련 내용 및 수련 인정, 시험자격 인정, 전문의 시험 등 업무는 의사협회(실질적으로는 의학회) 산하 각 학회가 규정에 따라 복지부 업무를 대행해 주고 있다. 이를 위해 의협에는 전문의자격고시위원회 규정, 전문의자격시험 시행 운영규정이 있고, 고시위원

회와 고시실행위원회가 있다. 병원협회에는 병원신임위원회 규칙과 병원 신임
위원회가 있다.

전공의 정원 책정 및 수련기관 인정 과정을 살펴보면 각 병원이 수련기관 지
정 신청과 전공의 정원을 요청하면 병원협회의 병원 신임위원회에서 수련기관
을 심사하고 전공의 정원 책정 안을 보건복지부에 보내면 보건복지부가 결정
한다. 군의관 요원(KIM'S) 정원은 국방부가 보건복지부에 요청한다. 수련기관
심사는 병원신임위원회가 '병원표준화/수련기관 심사' 라는 이름 하에 실시한
다. 의사협회와 그 산하의 많은 전문 분과 학회들은 전공의 정원 책정 및 수련
기관 인정에 관여하지 못하고 있다. 학회의 일부 회원들이 병원협회의 심사 실
무에 참여하는 정도이지 정원 책정과정에는 참여하지 못하고 있다. 각 학회가
많은 예산을 들여 수련기관 및 전공의 수련 내용 심사를 매년 실시하지만 그 결
과가 전공의 정원 책정 및 수련기관 인정에는 아무런 영향을 주지 못한다.

4) 기형적인 전문의를 만들고 있다.

본래 전문의란 의사들끼리 환자를 의뢰하기 위해 만든 자생 제도이다. 즉
특수한 영역에 대해 다른 의사 보다 나은 진료 능력을 가졌음을 의사들끼리 인
정하고 해당 분야 환자를 의뢰하기 위함이다.

그러나 현재 우리 나라 의사들은 전문의 자격 취득 자체에 큰 비중을 두고
있다. 이는 전문의 제도가 법제화되면서 전문의 자격증이 의사면허 위의 상위
급 면허로 탈바꿈해 버렸기 때문이다. 그렇게 되니 전문의가 아닌 의사는 이류
의사 신세로 전락하고 모든 의사들은 전문의가 될 수밖에 없게 되었다. 쉽게
말해 제대로(?) 된 의사가 되는 기간이 의대 6년에 전문의 수련과정 5년 합해
11년이 된 것이다.

그런데 문제는 제대로 된 전문의사가 아니라 허울 좋은 부적절한 의사를 만
들고 있는 것이다. 개원하는 일반외과 전문의의 경우에 자기 전문과목의 환자
비율이 단지 불과 24%인 기형적인 전문의 역할을 하고 있는 등 의료 인력시장

의 수요와는 큰 차이가 있는 전문의를 만들어 내고 있다. 대부분의 과에서 60% 이상의 전문의가 일차 진료를 담당하고 있다. 그러려면 무엇 하러 그 긴 시간을 투자하여 전문의가 되었느냐 하는 의문에 대답이 궁해진다. 각 과별로 일차 진료를 담당하는 전문의라면 1년 수련으로도 충분하다. 이런 과잉 투자는 의료 인력의 낭비로 이어지고 이 낭비는 결국 어떤 형태로든 국민 부담이 된다. 현재 대부분의 의사들은 이 한심한 제도의 피해자로 멍든 채 일생을 보낸다.

한편 진료 현장에 필요한 전문의가 아닌 일차 진료 의사는 씨가 말라가게 되었고 이 자리를 약사가 차지하고 의사 흉내내기를 해온 것이다. 의사들은 할 수 없이 일차 진료를 위한 전문의 과정(가정의학)까지 만들게 되었으나 이는 해결책이 되지 못했다.

5) 전문의 자격이 일생동안 유효하다.

한번 전문의가 되면 일생동안 유효하다. 일반외과 전문의가 자격 취득한 후 일생동안 환자 한 명도 수술하지 않아도 일반외과 전문의이다. 전문의 자격을 계속 유지하기 위해서는 해당 전공 분야 평생 교육을 의무적으로 받아야 한다는 규정도 없다. 미국에서처럼 일정 기간이 지나면 다시 평가하고 자격증을 주는 제도가 없다.

6) 전문의 제도가 전문 인력 양성 이외의 논리로 악용되고 있다.

전문의 문제에서 가장 중요한 것은 적정한 수의 전문의를 배출하는 것과 철저한 수련 과정, 그리고 공정한 자격 인정 시스템이다. 그런데 전공의 정원 결정은 수요 예측에 의하지 않고 병원들의 전공의 필요성에 의해 좌우된다. 즉 병원을 운영하기 위해 필요한 '생산성이 높으면서도 임금이 싼' 의사 인력의 공급을 위해 전공의 정원이 책정된다. 정원 책정뿐 아니라 수련병원 심사나 전문의 시험조차도 이 논리에서 벗어나지 못하고 있다. 즉 양질의 전문의를 적정 수 배출하는 데 필요한 제어 장치가 아무 데도 없다.

수련병원들의 값싼 인력요구와 의사는 전문의가 될 수밖에 없도록 한 의료

제도가 합작하고 보건당국의 정책 부재가 가세되어 전공의 정원이 의대 졸업생 수보다 많아지는 기현상이 생겼다. 병원협회가 수련기관 인정과 전공의 정원 책정 권한을 의사협회에 이양치 않는 이유는 산하 병원들이 값싼 인력인 전공의를 확보하는 데 도움이 되고자 하는 것이다. 즉 전문의 제도 운영에서 가장 중요한 전공의 정원 책정과 수련병원 인정이 전문인력 양성을 위한 것이 아니라 병원 경영을 위한 것으로 성격이 변질되었으니, 전문의 제도의 모든 것이 뒤틀린 것이다.

1999년도 1년차 레지던트 정원은 3,924명이다. 그 중에 확보된 것은 2,779명이다. 3,924명이란 숫자는 의과대학 졸업자 수 보다 많다. 전공의 정원 책정 기능뿐 아니라 우리 나라 보건 의료 정책이 얼마나 파행적인가를 보여 주는 단적인 사례이다.

각 학회가 전문의 자격 시험으로 전문의 수를 적정하게 조절할 수도 있을 것이나 우리 나라 학회들은 그런 일을 할 수 있는 환경에 놓여 있지 않다. 전문의 수는 최초 정원 책정과 철저한 수련과정의 준수를 통해 조절되어야지 수련이 다 끝난 인력을 시험에 떨어뜨려 조절할 수 있는 것이 아니다.

표1. 최근 10년간의 인턴 및 전공의 정원

연도	의대졸업자	인턴정원	인턴/졸업자(%)	전공의정원	전공의/인턴(%)
1990	2,909	2,919	100	2,313	79.2
1991	2,902	3,156	109	2,831	89.7
1992	2,923	3,399	116	2,730	80.3
1993	2,94	3,578	122	2,919	81.6
1994	2,914	3,356	115	3,158	94.1
1995	2,897	3,453	119	3,478	100.7
1996	2,910	3,638	125	3,979	109.4
1997	2,798	3,861	137	4,211	109.1
1998	2,842	3,725	131	4,399	118.1
1999	2,801	3,262	116	3,924	120.3

2. 어떻게 개선해야 하는가?

1) 법에서 전문의란 말을 삭제해야 한다.

무엇보다도 의료법에서 전문의 제도를 삭제하고 의사 사회에서 자율적으로 제도를 운영하도록 해야 한다. 그래야 현재의 경직성에서 탈피하여 수련 기간, 수련 내용, 수련 기관 등을 시대 변화에 맞게 조정해 나가면서 우리 나라에 맞는 제도로 정착되고 운영될 수 있다. 국가가 인정하는 것은 의사 면허 하나면 족하다. 국가는 의사 면허 한 가지만 보호하는 것도 벅차다. 전문의 제도를 국가가 관여하여 의사제도 자체를 혼란시킬 필요가 없다.

2) 전문의의 사회적 의미를 평가절하 시켜야 한다.

평가절하 시킨다는 의미는 비정상적으로 높이 평가되고 있는 것을 원래의 전문의의 위치로 되돌려 놓자는 것이다. 구체적인 방법으로는 첫째 현재 보건복지부장관이 자격을 인정하도록 규정된 것을 의사협회로 이관하는 것이다. 그러면 의사 면허와 전문의 자격을 명확히 구분하여 전문의 자격을 격하시킬 수 있다. 의사면허 아래로 격하시켜야 전문의 제도가 제 역할을 한다.

둘째 어느 경우라도 공식적으로 전문의의 특권을 인정해서는 안 된다는 것이다. 즉 의원의 명칭에도 전문의와 비전문의 사이에 차이를 두어서는 안 된다. 내과 전문의도 'ㅇㅇ의원 - 진료과목 내과'로 표시하고 비전문의도 같은 명칭을 사용할 수 있도록 해야 한다. 의료보험 심사에서도 일반의와 전문의의 진료 사이에 차이를 두어서도 안 된다. 즉 특정 전문의만이 어떤 의료 행위를 할 수 있다는 심사 기준은 없애야 한다. 전문의가 환자 진료에서 우수함이 있다면 이는 진료행위 자체에서 자연적으로 나타나 환자나 주위 의사로부터 인정을 받는 것으로 족해야지 전문의와 일반의를 의원 간판 등으로 구분할 필요는 없다. 전문의가 환자진료에서 사용하는 의술과 지식의 대부분은 비전문의 의사도 활용할 수 있는 것이다. 즉 의사라면 누구나 그 능력에 따라 어느 환자라도 진료할 수 있고 어떤 의료 행위도 할 수 있어야 한다. 의료 행위의 책임은 그 의사가 지는 것은 물론이다.

전문의 제도를 엄격히 시행하면 할수록 피해만 커질 뿐이다. 느슨하게 운영한다 해서 국민의료에 아무런 해가 없다. 느슨하게 운영하면서 전문의의 특권을 인정하지 않는 것이 옳은 방법이다.

3) 전문의의 종류와 수련기간을 다양하게 하여야 한다.

의료인의 수요는 의료의 발달과 변화, 지역사회의 요구, 인구의 변화 등에 따라 다양하다. 또한 시간이 지남에 따라 변한다. 그런데도 우리 나라의 현 제도는 획일적인 수련 및 자격 인정과정을 가지고 있어 전문의 제도가 사회변화와 의료발전을 따라가지 못하고 있다. 법으로 정해져 있어 천편일률적이다. 이 법규의 굴레에서 벗어나 전문과목의 종류와 수련 연한 및 과정을 다양하게 하여 지역사회의 요구에 알맞은 전문의를 배출할 수 있어야 한다. 즉 다양한 의료 분야, 다양한 사회적 요구, 의학발전과 시대 변화에 따라 이에 알맞은 전문 인력을 양성하기 위해 전문의 제도는 유연하게 운영되어야 한다.

여러 가지 구체적인 개선책을 생각할 수 있다. 예를 들면 한 사람의 의사가 두 개 이상의 전문의 수련을 밟을 수도 있어야 한다. 즉 어느 지역에서 내과와 소아과 양쪽을 수련 받은 의사를 필요로 한다면 이에 알맞은 수련 과정을 마칠 수 있도록 해야 한다. 한 쪽을 2년씩 해서 양쪽의 업무를 어느 정도는 해나갈 수 있도록 해야 하고 이에 합당한 인정을 해 주면 된다. 현 제도와 같이 양쪽을 4년씩 수련해야 한다면 그 지역에 필요한 의사는 양성될 수 없다. 내과에서 2년 수련 후 2년간 연구기간을 거치거나 2년간 내과 개원을 해도 내과의사로 인정해 줄 수 있을 것이다.

중소도시에 가서 개원을 목표로 하는 전공의와 대학교수가 되겠다는 전공의가 모두 같은 과정을 이수할 필요는 없다. 전문의가 되는 시험은 같은 시험을 친다 해도 수련기관에 따라 교육기간을 달리할 수도 있다. 예를 들어 ○○

대학병원의 이비인후과 전공의 과정은 4년이지만 중소도시의 중형 병원의 이비인후과 수련기간은 2년으로 할 수도 있다.

아울러 검토되어야 할 것은 연차별 피라미드 형태의 전공의 정원 책정이다. 연차 승급 시 평가가 이루어지고 승급하지 못하면 기존 수련을 인정하는 타과에 자유롭게 지원하든지 그 동안 수련 받은 의술로 개원해도 별로 손해 볼 것이 없도록 해야 한다.

이런 다양한 수련 과정을 거친 사람들을 구태여 구분해야 한다면 전문의, 인정의 등 명칭을 사용하여 구분할 수도 있다.

4) 전문의 자격을 인정하는 주체를 민간단체로 해야 한다.

제도를 유연하게 운영하려면 전세계 대부분 국가에서와 마찬가지로 민간단체가 하도록 해야 한다. 의사면허는 국가에서 준 것이지만 전문의는 각 전문인 단체에서 임의로 정한 수련 연한을 끝내고 어느 정도의 진료능력이 있음을 회원끼리 서로 인정하는 것으로 그 성격을 명확히 하자는 것이다. 의료 분야 전문 단체로는 의사협회 뿐이다. 의사협회에서 주관하여 시행하기 때문에 제도를 유연하게 운영할 수 있고 의료 발전 등 주위환경의 변화에 알맞은 전문의를 생산해 낼 수 있다.

수련기간, 수련기관 인정, 수련인정 등 전문의에 관한 사항을 대폭 의사협회와 그 산하 학회에 맡겨야 한다. 즉 전문의란 전문인 학회 회원들끼리 의술을 상호 인정해주는 제도라는 전문의 제도의 원형을 찾아 복원해야 한다. 전문 학회의 집단 이익을 위한 산아 제한 등의 예상되는 문제는 의료계가 자율적으로 해결해 나갈 수 있다.

의사협회는 현재의 조직인 고시위원회나 고시실행위원회를 확대 개편하여 각 학회를 망라한 전문의 제도 운영체를 만들어 정부를 대신한 중앙관리 체제로 운영할 수도 있고 과감하게 각 학회에 많은 업무를 위탁하고 조정역할만 할 수도 있다.

민간단체로 이관은 다음과 같은 단계적인 과정을 밟을 수 있다.

〈1 단계〉

보건복지부 : 의료인력 수급 차원에서 전문과목의 종류 및 각 전문과목별
전공의 총 정원 결정

의 사 협 회 : 수련병원 인정, 수련병원 정원 책정, 전문의 자격 인정

각 학회 : 수련내용, 수련인정, 전문의 시험

〈2단계〉

의 사 협 회 : 전문과목의 종류 및 각 과별 전공의 총 정원

각 학회 : 수련병원 인정, 수련병원 정원 책정, 수련 내용, 수련 인정, 전문의 시험,
전문의 자격 인정

민간 단체에 이관하기 전이라도 각 전문 학회의 의견이 전공의 교육에 충분히 반영되도록 수련기관이나 정부가 뒷받침해야 한다. 현재의 불합리한 전문의 제도에서라도 각 학회는 유능한 전문의를 만들겠다는 목적으로 전공의 수련 심사를 자체적으로 매년 실시하고 있다. 그러나 그 결과가 수련기관 인정이나 전공의 정원 책정에 반영되지 못하고 무시되거나 잘못 오해되어 학회들이 허탈해 하는 일이 종종 있다. 전공의 교육에 실질적으로 핵심 역할을 하는 학회들의 의견이 무시되는 것은 주객이 전도된 극히 잘못된 상황이다. 전문의란 전문 학회 회원들끼리 서로의 의술을 상호 인정해주는 제도라는 전문의 제도의 원형을 복원시키는 의미에서도 각 학회가 주 역할을 해야 한다.

5) 전문의의 평생 교육이 제도화되어야 한다.

전문의가 한번 되면 일생동안 전문의이다. 그러나 미국의 학회들 같이 재인정 제도를 도입할 필요는 없다. 그 대신 평생 교육 제도가 확립되어야 한다. 의사의 평생 교육은 제도적으로 보호되어야 한다. 평생 교육비에 대해 소득공제 혜택을 주는 것이나 각 의료기관이 고용된 의사들의 평생 교육에 투자하도록 유도하는 등의 제도가 마련되어야 한다.

6) 일차 진료의사를 증원시키는 방안

일차 진료의사의 진료 능력을 제고시키는 방안은 원칙적으로 의대 졸업자의 진료 능력을 향상 시켜 해결해야 한다. 즉 의대 교육제도와 연계하여 해결해야 한다. 전문의 제도로 해결해서는 안 된다. 한 가지 방법은 의과대학 과정에서 환자 진료 능력의 기본을 익히고 이를 졸업 후 1~2년간의 임상 훈련을 통해 숙달되게 하는 것이다. 여기까지만 정부가 정책적으로 배려하면 된다.

의대 졸업생에게 의사면허를 주기 전에 예비 의사 면허를 주어 2년간 임상 경험을 갖게 한 다음 의사 면허를 주고 일차 진료의사의 역할을 할 수 있도록 하는 것은 의사 국가시험 개선에서 다루어야 한다. 가정의학 전문의의 대량배출에 의한 일차 진료의사의 배출은 양질의 일차 진료의사를 배출한다는 의미에서 바람직하나 실제로 이들을 사회 요구에 맞게 다수 배출하려면 상당한 준비와 제도적인 검토가 있어야 한다.

무엇보다도 일차 진료의사로서의 매력을 가질 수 있는 유인 정책이 마련되어야 한다. 일차 진료의사라도 종합병원에 있는 전문의들 못지 않은 경제적인 수입이 보장될 수 있는 제도가 마련되어야 한다.

III. 전공의 근무 조건 개선

1. 전공의는 의료기관 직원인가 아니면 피교육자인가?

전공의 근무 조건 문제에 따라 다니는 논쟁은 '전공의는 의료기관 직원인가 아니면 피교육자인가?'이다. 비중이 높은 쪽은 고용된 의사 직원이라는 것이다. 고용 형태로는 연간 계약 직이다. 매년 몇 년차 전공의로 고용되는 것이다. 전공의로서의 수련은 고용 조건에 포함된 것이다. 전공의의 모든 근무 형태 및 조건은 직원으로서의 것을 기본으로 하되 근무 결과가 수련으로 나타나게 하여야 한다.

2. 전공의 근무 및 처우 개선

처우 내용은 각 수련 기관 별로 모집 조건에 명시하고 고용 계약 시 세세히 기술되어야 한다. 이 경우에 전공의가 약자일 수가 있어 불리하게 계약할 수가 있다. 이를 방지하기 위하여 전공의 수련을 책임지는 의사협회와 고용을 책임지는 병원협회가 상호 협의하여 지침을 마련할 수 있다. 처우 내용에는 수련 기관 타 직종의 것이 모두 포함되어야 한다. 그러나 타 직종과 달리 전공의의 수련내용에 포함되는 전문의 시험 준비, 대학원 재학 등에 의한 직원으로서의 근무 제한을 감안하여 처우 내용을 결정해야 한다. 현재의 처우는 1972년 인턴은 공무원 6급(당시 4급), 전공의는 공무원5급(당시 3급)에 해당하도록 결정한 것이 기본이 되어 왔다. 현재 어느 정도가 적정한 처우인가는 유사한 민간 기업 및 전문가 집단을 모델로 다시 검토되어야 한다. 전공의를 대상으로 연봉제를 도입하는 것도 한 가지 방법이다. 전공의의 근무 여건은 전문의 의사로서의 근무 여건에 준하여 개선되어야 한다.

3. 수련 향상을 위한 근무 형태의 개선

현재 전공의 수련과 수련 병원 근무에 가장 큰 부담이 되는 4년차의 시험 준비기간 문제를 해결해야 한다. 이를 위해서는 전문의 시험이 개선되어야 한다. 전문의 시험이 전공의 수련과정 평가로 개편되어야 한다. 모든 수련 과정을 마치면 필기시험이나 실기시험 없이 전문의 자격을 인정토록 하는 것도 한 가지 해결 방법이다. 피라미드 형태의 정원 책정이 이루어진다면 더구나 전문의 시험 자체는 필요 없을 것이다. 독일에는 전문의 시험이 없다. 우리도 수련과정을 철저하게 관리하고 전문의 시험은 느슨하게 하는 것을 적극 검토해야 한다. 논문작성 및 학회 참석 등 연구 활동에 대한 지원이 있어야 한다.

IV. 맺음

전문의 제도를 법에서 삭제하고 국가가 손을 떼면서 민간 주도의 제도로 바꿔야 한다. 이렇게 하여 전문의의 성격을 근본적으로 변화시켜야 한다. 그러면 전문의 제도가 유연해져 우리 나라 현실에 맞게 의사인력을 최대한 활용하는 효율적인 제도로 정착될 것이다.

「대한의사협회지 43(10) 942~950, 2000」

의과대학
'교실' 제도는 생산성이 있는가

　의과대학 교수들의 명함을 받아보면서 일반인들이 의아해하는 것은 소속이 ○○의과대학 ○○교실이라는 것이다. 도대체 '교실'이란 무엇인가? 강의실을 교실이라고 하는데 해부학교실이면 해부학을 강의하는 강의실이라는 뜻인가? 물론 아니다. 그러면 무엇인가?

　교실은 체제상 ○○과에 해당한다. 내과라고 하면 하나의 진료 및 학문 단위이고 내과학을 하는 의사들이 소속된 행정 단위다. 이것을 의과대학 입장에서 교육 및 학문 단위로 내과학교실이라 부르는 것이다. 쉽게 말해 대학병원에는 진료 단위로서 내과가 있고 의과대학 입장에서는 연구 및 교육 단위인 내과학교실이 있는 것이다. 병원의 내과가 의과대학의 내과학교실을 겸한다. 이런 진료과목 이외에 해부학이나 예방의학 같이 병원에는 없으나 의과대학에만

있는 경우는 교실로서만 있다. 해부학과나 정신과학과로 해도 될 것을 ○○교
실로 표시하고 있다.

왜 해부학과로 해도 될 것을 해부학교실로 표시하고 있는가? 무슨 차이가
있는가? 왜 교실이라는 일반인들이 알아듣지 못할 혼란스런 용어를 의과대학
은 사용하고 있는가? 관습이라든가 전통이라든가 영문학과 등 다른 대학의 과
단위와는 차별하기 위해 사용한다든가 교실이라는 말을 쓰면 좀 다르게 보인
다든가 등 여러 가지 이유를 붙일 수 있겠지만 어쩐지 좀 궁색하다.

한마디로 교실제도는 일제 시대의 잔재이다. 실상 그 잔재는 껍데기만 있
다. 이 껍데기가 문제다. 나름대로 장점이 있어 보이고 일본의 의학과 의료산
업을 세계 일류 수준으로 끌어올린 일본의 교실과 우리 의과대학의 교실은 그
성격이 다르기 때문이다. 전국의 모든 의과대학, 심지어는 신설 대학들까지도
이 교실 제도를 금과옥조처럼 지키고 있다. 지난 몇 년간 우리 나라 많은 단체
들 심지어는 대학들까지 살아남기 위해 조직을 점검하고 있는데도 의과대학은
이 교실 제도를 바꿔볼 시도조차 하지 않는다. 이런 교실 조직이 의과대학 나
아가서 전 의료계의 생산성을 높이는 데 효과적인가? 개인간, 집단간 나아가서
국가간의 치열한 경쟁에서 견딜 수 있는 조직 체계인가? 최근 같이 다양하고
빠르게 발전해 가는 학문을 진료 교육 및 연구에 적용하는 데 적절한 제도인
가?

본래 교실 제도는 도제식 의사 훈련 과정을 위한 것이다. 교수가 있고 교수
가 채용한 조교수 및 강사 그리고 그들이 훈련시키는 젊은 의사(조교 와 레지
던트)들로 구성된 것이 교실이다. 교수의 절대 권위 밑에서 일사불란하게 연구
와 교육 및 진료를 해나가는 조직 단위이다. 절대 권위 밑에서의 일사불란한
운영이 교실의 상징이다. 학문 연구 분야는 교수의 개인 경력이나 성향에 의해
결정된다. 다른 구성원은 따라가야 한다. 교육의 내용이나 방법도 교수의 철학
(?)에 의해 결정된다. 교실원 들은 서로 끈끈한 유대로 얽혀 있다. 상하 좌우 모

두 한 집안 같다. 서로 끌어 준다. 교실에서 훈련을 받고 의료 일선에 나가 있는 사람들까지도 교실 동문이라는 굴레에 묶어 취직과 연구까지 관리하려는 무모한 일까지 관습화되어 있다. 좋게 보면 효율적인 집단이지만 나쁘게 보면 마피아 집단 같기도 하다. 문제는 이런 집단이 갖는 경직성과 획일성이 21세기 의학 발전과 사회 변화를 감당할 수 있는가 하는 점이다.

현재 의과대학들을 살펴보면 교실 체제로 꽁꽁 묶여져 최근에 발달된 학문 분야를 수용하는 데 늦거나 대학 내의 여러 교실에서 인력과 시설을 중복 투입하기도 한다. 의과대학이 새로운 교육 제도나 학문 연구 분야를 발전시키고 싶어도 교실 제도와 각 교실의 이익만을 주장하는 교수들에게 발목을 잡혀 하지 못하는 경우도 있다.

더구나 우리 나라 각 의과대학의 교실 제도는 일본식의 전통적인 특성을 나름대로 살릴 수 있는 교실제도도 아니다. 교실의 주임교수는 일본처럼 종신이 아니고 대부분 2~4년마다 바뀌니, 교실제도의 최대 장점인 주임교수의 입김에 의한 강력한 조직관리조차도 안 된다. 교실제도의 장점도 살리지 못하면서 교실 및 동문이라는 이상한 연대 속에 푹 빠져 안주하면서 허우적거리게 한 것이 우리 나라 의과대학의 교실 제도이다. 머리 좋은 젊은이들을 모아 놓고 생산성에 의문이 가는 조직체계로 운영하는 것이다. 대학은 교실제도에 발목이 잡혀 발전이 더디고 교수들은 교실의 굴레에 묶여 있거나 경쟁 사회에서 피난처로 활용하는 꼴이다.

이제는 교실제도에 변화가 필요한 때이다. 특히 최근 BT 및 의료 산업의 중요성이 대두되면서 그 동안 의료사회로 끌어들인 고급 인력을 최대한 활용하는 문제가 중요하게 대두되고 있다. 이들 인력을 잘 관리하여 생산성을 높여야 의학도 의료도 살릴 수 있고 BT 산업도 크게 발전시킬 수 있다.

가장 먼저 해야 할 일은 각 의과대학의 교실을 흔들어 놓는 일이다. 각 대학이 학문 발달이나 교육제도의 변화에 맞추어 교수들을 이합집산 시킬 수 있도록 해야 한다. '교실' 대신 '과'로 바꾸고 매 5~10년마다 과 분류 및 교수 분류도 다시 하고 대학원 전공 분야도 신설 및 폐지를 융통성 있게 할 수도 있을 것이다. 젊은 의사들을 교실의 굴레에서 벗어나게 하는 것이다.

사실 어떻게 변하는 것이 좋으냐에 자신 있게 답할 사람은 아무도 없을 것이다. 확실한 것은 의학과 의료, 그리고 BT 산업을 발전시키기 위해 교실 제도보다는 좀더 효과적이고 생산성이 높은 조직 체계를 모색하여야 한다는 점이다.

「이슈투데이, 2001. 9. 10.」

의료계 위계질서를 파괴해야
의료가 산다

젊은 의사 인력을 남용하는 예는 아직도 의료계 도처에 남아 있다. 학술대회를 위해 전공의를 일꾼으로 부리는 경우도 그 한 예이다. 각 학회마다 학술대회의 준비에서부터 개최 및 뒤치다꺼리까지 전공의에게 의존한다. 수많은 학회가 춘·추계 학술대회를 개최하면서 전공의를 동원하는 것은 의사 인력의 남용이다. 그 시간에 환자를 보게 하거나 학술대회에 청중으로 참여하게 한다면 훨씬 더 환자와 병원, 전공의 본인을 위해서 생산적일 것이다. 의사들 스스로가 의사를 의사로 대접해야 한다는 면에서도 의사 아닌 인력이 해도 충분한 학술대회 일을 의사에게 맡기지 말아야 한다. 아직도 이런 불합리한 의사-인력 남용이 저항 없이 통할 수 있는 것은 의료계를 감싸고 있는 위계질서라는 검은 안개 때문이다.

위계질서는 상명하복 자체를 생명으로 하는 군대나 이와 유사한 집단의 유지 수단이다. 의료에서 생각해 보면 참으로 문제가 많은 말이다. 의료란 의사 개개인의 판단을 기본 단위로 이루어진다. 수련 중인 전공의라 해도 독자적인 판단 능력을 키우는 것을 수련의 제일 목표로 해야 하는데 위계질서라는 말이 이를 가로막고 있다면 이는 해악이다. 도제 교육 자체를 유지시키는 방법의 하나가 위계질서이다. 그러나 전공의 교육은 더 이상 도제 교육이 아니다. 한 의료팀 내에서의 위계질서를 미덕인 양 강요하는 것은 의료 발전에 장애가 된다. 특히 최근의 의료 사태 같이 젊은 패기와 신선한 논리의 수혈이 절실히 필요할 때 이를 가로막는 위계질서라면 빨리 파괴될수록 의료계 발전에 도움이 될 것이다.

이번 의료 대란 후에 의료계 위계질서의 파괴를 걱정한다. 그러나 이번 사태를 주도한 전공의들이 병원에 돌아와서 전통적인 의료계 질서를 흔들어 놓는다 해서 해로울 것이 없다. 오히려 발전적인 방향이 될 가능성이 높다. 의료계 발목을 잡아 발전에 장애가 되어온 의료계 위계질서라는 말을 파괴시키는 것이 이번 의료 사태에서 의료계가 얻은 최대의 수확이 될 수도 있다. 위계질서 파괴는 절대로 우려할 일이 아니다. 신토불이란 이상한 말이 우리 국민을 최면 걸고 있는 것과 유사하게 위계질서란 말이 아무런 근거도 없이 미덕으로 포장되어 의료계를 안개처럼 둘러싸고 있다. 이제는 거두어야 할 때가 되었다.

「서울의대 동창회보 함춘시론, 2000. 11. 12.」

의학박사
학위제도는 없어져야 한다

영국 유학시절, 그 나라의 의학교육 제도에 대하여 사전 지식이 없이 막연히 같은 영어를 쓰는 나라이니 미국과 같을 것이라는 선입관을 가지고 간 나로서는 이해할 수 없는 것이 한두 가지가 아니었다. 특히 'M.D.' 라는 꼬리표가 우리와는 전연 다른 뜻임을 이해하게 된 것도 몇 달 후의 일이다. 각 나라마다 자기 고유의 문화와 역사에 따라 교육제도가 발전해 왔을 것임을 생각하면 어느 것이 좋고 어느 것은 나쁘다고 할 수는 없으나 우리의 의학박사 학위제도는 아무리 생각해도 한심한 제도이다. 의학박사 학위이면서 영어로는 Ph.D.라고 쓰고 있으니 '우스꽝스럽다고밖에 말할 수 없다.

따지고 보면 의학박사 제도의 기원은 일본이다. 그것이

무언가 과시할 것을 애타게 찾는 우리의 머슴문화와 맞아떨어져, 해방된 지 50년이 지났는데도 아직 끌어안고 애지중지하고 있는 것이다.

의학박사 학위의 공헌

의학박사 학위제도가 50여 년간 지속되면서 그나마 공헌한 것이 의과대학의 기초교실을 지탱해 오는 데 큰 힘을 보탰다는 사실은 말하기 낯뜨거운 현실이다. 황폐되었으나 스스로 지탱할 힘이 없었던 기초교실을 먹여 살린 것이 의학박사 학위제도였다는 데에는 이론의 여지가 없다. 학문적인 발전에도 어느 정도 기여했음은 사실이다. 그나마도 없었으면 무슨 돈으로 실험실을 유지했을까를 생각하면 의학박사 제도에 감사하지 않을 수 없다. 그러나 이제는 그런 돈이 아니라도 연구할 돈은 있다. 그러니 현재의 제도를 더 이상 유지하는 것은 어쩐지 찜찜하다.

무엇이 문제인가?

첫째는 현재의 학위제도가 유명무실하다는 것이다. 대부분의 경우 전공의 과정과 겸하거나 또는 고유의 직장을 가지고 있거나 심지어는 개업을 하면서 학위과정을 이수한다. 그러니 전임과정으로 밟아도 시원찮을 것을 어깨 넘어 공부하듯이 마치니 하나마나한 과정이요, 받은 학위는 유명무실할 뿐이다. 이런 학위과정은 대학원 과정의 본질을 변질시켜 전락시키고 있다.

둘째는 전문의 제도에 피해를 주고 젊은이들의 시간과 돈을 낭비시키고 있다는 점이다. 학위가 없으면 전공의 과정에 몰두하여 더 능숙한 전문의가 될 수 있을 것을 대학원 학위과정에 많은 시간을 빼앗기고 있어 죽도 밥도 아닌, 졸업 후 의학교육과정의 희생양을 만들고 있다.

어떻게 달라져야 하는가?

　한마디로 의학박사 학위는 없어져야 한다. 그러면 의과대학 졸업자들의 학위는 어떻게 해야 하는가? 즉 의사가 받을 학위는 무엇인가가 문제이다. 이에 대한 해답은 한 가지이다. 의사에 대한 학위는 의대를 졸업할 때 받은 M.D.면 충분하다. 그리고 그 다음 의사에게 필요한 것은 전문의이다. 만일 의사가 기초의학자로서 학문의 길을 택한다면 그에게 필요한 것은 Ph.D.이므로 현재 우리 나라에 있는 이학박사(理學博士) 학위과정을 전임으로 이수하게 하여 학위를 받도록 하면 된다. 최근의 여러 가지 논의 가운데 전문직업박사 등의 명칭이 거론되고는 있으나 이런 제도는 누더기 제도일 수밖에 없다. 안 하는 것이 좋다. 없애는 것이 섭섭하면 전문의 제도를 보강하여 현실적으로 의학박사 학위가 누리는 혜택(대학에서 진급시의 혜택 등)을 받도록 하면 된다.

「청년의사 월간 16호, 1995. 1.」

전문의 시험은 근본부터 바꿔야 한다

현행 전문의시험의 성격

전문의 시험은 법에 의해 시행되고 있다. 전문의의 수련 및 자격 인정 등에 관한 규정(대통령령)과 동 규정 시행세칙에 규정된 시험업무를 보건복지부(장관)가 의사회(장)에 위탁하고 의사회(장)가 이를 각 전문의학회(장)에 재위탁하여 실시되고 있다. 따라서 시험의 전 과정은 법에 규정된 대로 실시되어야 한다. 규정되지 않은 사항은 의사회의 규정 및 각 학회의 규정으로 보완되어 실시되고 있다. 전형적인 관료주의 시험 제도이다.

전문의 시험은 전문의 자격 유무를 평가할뿐 아니라 전문분과의 인력수급, 수련과정, 내용 및 수련기관의 평가, 전문영역의 학문 발전을 실무 교육에 접목시키는 등 여러 기능을 가지고 있어 전문의 제도 발전을 위해서는 시험부터 고쳐야 한다.

어떻게 시행되어 왔는가?

전문의 시험이 시작된 1963년이래 많은 변화가 있었다. 초기에는 서술식 필기시험과 면접 및 실기에 중점을 두어 시험위원들의 재량권이 비교적 크게 작용한 시험이었다. 이것이 1980년대에 들어와 의협 고시실행위원회를 중심으로 짜임새 있게 시험이 시행되기 시작했다. 문제 은행이 충실해지고 문제 작성 및 선택 지침이 만들어져 각 학회 고시위원 들을 교육하게 되어 시험 자체로는 질이 높아졌다.

의협이 지난 30여 년간 꾸준히 추구해온 것은 한마디로 시험의 질을 높이자는 것이었다. 시험다운 시험을 치게 하자는 것이었다. 이 목표를 어느 정도 달성하도록 만든 구체적인 추진 사항은 첫째 전문의시험 시행 주체를 의협 의협 고시위원회, 고시실행위원회, 각 학회 고시위원회로 확립한 것이다. 각 학회에서는 고시위원장과 고시위원회가 시험 시행의 실질적인 책임을 지고 시험위원의 추천, 문제은행 관리, 응시자격 심사 등등 모든 것을 결정하도록 해 회장과 이사장의 영향을 배제시킨 것이다.

둘째는 각 학회가 고시위원장과 고시위원, 출제위원, 기타 시험 위원 등을 지속적으로 교육하고 훈련시켜(특히 의협의 문제작성 및 선택지침) 어느 수준까지 전문화시키고 일정 기간(최소 3년) 임기를 보장토록 한 것이다.

각 학회는 시험 전문 인력의 양성을 위해 시험위원, 출제위원에 대하여 시험 문제 작성법, 시험문제의 평가, 시험위원의 평가 등에 대한 교육을 실시하였고 시험위원과 출제위원을 다각적으로 평가하여 그 결과가 위촉, 연임에 반영되도록 하였다. 또한 시험위원과 채점위원은 임기가 최소한 5년이 되도록 했고 학회의 이사나 집행부의 업무를 겸직하지 않도록 했다. 이러한 노력이 시험의 질을 높일 수 있는 원동력이 된 것이다.

셋째는 보안이 의심되는 문제은행의 문제는 과감히 버리고 보안에 협조를 안 하는 시험위원은 어떠한 사람이라 해도 제외시킨 것, 그리고 문제은행의 전산화를 계기로 혁신적인 작업이 시도된 것이다.

넷째는 시험실시 과정의 모든 절차는 이중으로 점검되고 문제의 채택, 선택, 수정, 모범답안, 채점 기준 등은 2인 이상이 점검하고 고시위원장 또는 그에 상당하는 책임자가 최종 점검토록 한 것이다.

지난 40여 년간 크고 작은 일이 끊임없이 생겼으면서도 전문의 시험이 시험다워진 것은 의협이 중앙에서 관장하고 몇몇 전문가들이 공헌한 덕분이다. 그러나 이 시험이 우리 나라 의료에 무슨 도움이 되었는가, 오히려 해독을 끼치고 있는 것이 아닌가 라는 근본적인 의문을 불러일으키고 있음도 부인할 수 없다. 이것도 미국 흉내내는 데 급급해 온 제도의 부작용 중 대표적인 사례가 아닌가 하는 우려를 낳고 있다.

무엇이 문제인가?

시험으로서는 잘 시행되고 있는데 문제는 엉뚱한 데서 발생하고 있다. 이런 시험으로 배출된 전문의가 우리 나라 의료에 필요한 의사인가? 4년차 전공의들이 수련 현장을 떠나 시험 준비에 매달리도록 만든 해악은 왜 무시되는가? 시험다운 시험을 치르게 한 것이 전문의 시험의 본래 목표에서 벗어나 시험을 위한 시험으로 타락시킨 것이 아닌가? 시험은 잘 치러지는데 전공의 수련은 망가진 것이다. 응시자는 응시자대로 시험의 노예가 되어 시험 족보 쟁탈 및 호텔 합숙 등 엉뚱하게 타락하고 있다. 시험도 가장 중요한 수련 방법이라 한다면 이런 시험이 과연 수련 목표에 적합한가?

어떻게 해야 하는가?

먼저 전문의 시험이 중요하다는 고정 관념을 버려야 한다. 시험도 일종의 수련 방법일 뿐이고 수시로 의료 현장의 요구에 따라 바꿀 수 있어야 한다.

무엇보다 우선하여 4년차들이 의료 현장을 떠나 시험공부에 매달리는 문제를 해결하여 수련의 마지막 날까지 환자 옆에 있을 수 있도록 해야 한다. 이를 해결하기 위해서는 현행 규정에 있는 1차, 2차 시험을 없애고 각 학회가 고유의 시험 형태를 개발하도록 해야 한다. 어떻게 하든 시험 준비를 위해 환자 곁을 떠나는 사태를 막아야 한다. 환자 곁을 떠나게 만든 현행 시험 방법을 없애는 것이다. 시험 같지 않은 시험을 치르게 한다 해도 수련의 마지막 날까지 환자 곁에 머물도록 할 수 있다면 그 방법을 택해야 한다. 시험은 절대 중요하지 않다. 환자 곁에 머물도록 하는 것을 지상 목표로 해야 한다.

여러 방법이 있을 수 있다. 예를 들면 현재의 일회성 시험 대신 4년간 수련 과정을 지속적으로 평가하고 수련이 끝나면 자동적으로 전문의로 인정하도록 하는 것이다. 이는 전문의란 의사들이 특정 분야의 전문가임을 서로 인정하는 제도라는 전문의제도의 본래 취지에 합당한 방법이다.

그러나 아직 우리 사회가 성숙하지 않아 이런 방법을 도입하기는 어렵다면 점진적으로 할 수도 있다. 지도 전문의 및 병원시설 등 수련에 필요한 환경과 개인별 실제 수련 내용을 4년간 주기적으로 평가하여 이를 최종 평가의 60%가 되도록 하고 나머지 40%는 학회 고시위원들의 면접 평가 및 수험자가 경험한 주요 질환 환자에 대한 증례 논술 평가로 할 수도 있다. 각 학회마다 50여 개의 질환명을 공시하고 이 질환 중 10개 질환을 출제하여 자기가 경험한 환자의 진료 내용을 세세히 시험장에서 하루 종일 기술하도록 하는 것이다.

어떤 방법을 택하든지 간에 먼저 법규정에서 시험관련 사항을 삭제하고 각

학회가 재량권을 갖고 전문의 시험을 치를 수 있도록 해야 한다. 각 학회마다
고유의 방법을 개발토록 해야 한다.

「병원신문, 2000. 12. 1.」

전문의 시험은 논술형으로 하자

　　전문의 시험 문제는 대부분 선다형이다. 이를 논술형 문제로 하자는 것이다. 최근 일부학회에서 단답형의 주관식 문제조차 객관화시키는 작업을 한다는 소식을 듣고 무언가 크게 잘못되어 간다는 생각이 들었다. 더구나 이 사실을 중요한 작업으로 평가하고 다른 학회에까지 권장하는 말까지 듣고는 어리둥절했다. 필자가 전문의 시험에 관여하면서 느낀 사실은 우리 전공의들이 개개 사실은 아주 자세히 알고 있으면서 이를 연결시켜 종합적으로 설명하는 것에는 매우 서툴다는 점이다. 예를 들어 자가 면역 용혈성 빈혈을 일으키는 약제가 어떤 것인가는 쉽게 대답하지만 자가 면역 용혈성 빈혈에 관하여 설명해 보라고 하면 오히려 의아해하고 우물쭈물하게 된다. 전문의가 되면 환자 · 후배 의사·의과대학생 등에게 무엇인가를 계통적으로 설명해야 하는 기회가 많아진다. 이것이 전문의로서 중요한 업무이기 때문에 이에 대한 훈련이 필요하다. 최근 대학입시에서조차 논술형 문제를 출제하겠다고 하는 판에 전문의 시험을 될 수 있는 대로 객관식 문제를 출제하라고 하는 것은 전문의와 전문의 시험의 성격에 대한 발전적인 사고의 결과가 아니라 단순히 시험을 편하게 실시하겠다는 편의 주의적 발상이다.

논술형의 장점은 개개의 지식들이 어떤 관련성이 있는가를 이해토록 유도한다. 병인 진단, 치료, 치료경과 판단 등의 사실을 논리적으로 설명할 수 있는 능력을 높일 수 있다. 이런 능력의 배양이 우리의 의학을 정착시키고 발전시킬 수 있는 가장 밑거름이 될 수 있다. 구체적으로 논술형의 문제로 어떤 것을 출제하느냐 하는 것과 채점기준 및 점수비율에 대하여 의문점을 가질 수 있다. 필자의 의견으로는 각 학회마다 30여 개의 논술 문제를 미리 발표하고 이중 1~2문제를 출제하고 채점하는 기준만 매년 달리 하면 된다고 본다. 즉 새로운 사실이 추가되고 기존개념이 바뀌는 것을 잘 알고 있는지를 채점기준에 매년 추가 반영시키면 된다고 본다. 출제비율은 5~10%선에서 각 학회별로 결정하면 된다.

많은 사실의 편린을 기억하는 의사보다는 조그만 지식으로라도 환자에게 요령 있게 설명하여 이해시킬 수 있는 의사가 유능한 의료인이다. 교과서 구석구석까지 기억하는 의학자보다는 몇 가지 지식만으로도 자기의견을 구성할 줄 아는 의학자가 우리 나라 의학 발전에 도움이 될 수 있음을 유념하여 논술형 문제의 도입을 검토하여야 한다.

「**의협신보**, 1985. 8. 5.」

의사단체들은 모두
의협 산하단체여야 한다

의사단체들이 당면한 일

이 글에서 의사단체라 함은 의사협회와 산하 시도 지부, 의학회와 산하 학회 및 병원협회를 염두에 둔 것이다.

'눈감으면 코 베어갈 세상'이라 함은 요즈음 의료 환경을 두고 하는 말 같다. 도대체 어떻게 돌아가는지 정신을 차릴 수가 없다. 이런 급변하는 시대에 제 앞길은 각자가 챙길 수밖에 없다. DRG를 400여 질병군에 적용한다든지 보험 당국과 의료계가 총액 의료비를 정하고 계약하자든지 등 끔찍한 얘기가 연일 집권당이라는 데서 의료 정책으로 흘러나오고 있다.

의료 보험 재정 적자가 금년에 4조라고 하다가 일부 언론에서는 4조가 아니고 5조라고 보도하고 이것은 잘못 추계된 것이고 실제는 이보다 적다고 하는 등, 의사나 국민들로서는 종을 잡을 수 없다. 의사 1인당 진료하는 환자 수를 90명으로 제한하고 그 이상 진료하는 데 대해서는 진료비 차감제를 도입하겠다고 한다. 의료를 맡고 있는 의사들에게는 한마디 물어 보지도 않고 멋대로 정하겠단다. 의사를 도와야 할 위치에 있는 약사 등 의료 보조 직종은 의사들의 감독을 받지 않고 환자를 직접 진료하겠다고 틈만 있으면 낱알 판매와 임의 조제 등을 주장한다.

의사들을 완전히 도둑놈 취급한다. 의보 재정 파탄 원인이 모두 의사들이 주장한 진료 수가 인상 때문이란다. 부당청구와 과잉진료가 전 보험 청구의 20%쯤 될 것이라고 근거도 없이 매도한다. 의사들이 하는 약 처방이나 진료는 모두 환자를 진료하기 위한 것이라기보다 돈을 벌기 위한 것으로 치부한다.

이렇게 내일이 안 보이는 캄캄한 어둠 속에서 의사단체들은 무엇을 하고 있는가? 국민들이 들어서 이해가 될 만한 해결 책 하나 내놓는 데가 없다. 정부는 갈팡질팡 하고 정치권은 허둥대며 헛소리를 내지만 그래도 대책을 마련하느라 분주한데, 의사단체들은 받아치는 데만 급급할 뿐이다. 국민이나 정부뿐 아니라 의사 내부에서도 정부나 국민이 매력을 느낄 만한 정책을 의사단체가 마련할 것이라고 기대하지 않는다. 기대를 접은 지 오래다.

어떻게 해야 하는가?

의사협회의 힘을 키워야 한다. 큰 힘을 위해 먼저 의사단체들의 힘을 모아야 한다. 병협도 의학회도 의협 산하 시도 지부도 모두 의협 중앙에 힘을 보태야 한다. 의협개혁추진위원회에서 이를 위한 몇 가지 실질적인 논의를 하였다.

먼저 전 회원의 힘을 모으기 위해 회장 직선제를 도입한 것이다. 의사단체의 발전을 가로막는 것은 회원들의 무관심과 비협조이다. 이를 일거에 해결할 방법이 회장 직선제이다. 회장 직선제는 의협을 새로 태어나게 할 유일한 방법이다.

그리고 의협에 가까이 있고 산하에 200여 개의 학회를 거느리고 있는 막강한 의학회의 힘을 의협에 보태는 작업을 하였다. 의학회장이 당연직 학술 담당 의협 부회장으로 의협의 학술 분야를 총 지휘하도록 한 것이다. 이를 3월 23일 의학회 평의원 총회에서 거부키로 했다고 한다. 이런 결정은 정관 개정안에 대한 이해 부족으로 인한 것이다.

의학회는 지금 같이 허약한 의사협회를 그대로 두겠다는 뜻인가? 현재의 의료 환경이 의학회장의 위상이나 논할 때가 아님을 직시해야 한다. 대의원 수를 줄이는 것을 강력하게 반대한 것을 보면 의협 의결 구조에 참여한다는 뜻인데 대의원 총회에 참여하는 것보다 훨씬 직접 의사협회의 힘을 키우는 데 기여할 수 있는 의학회장의 의협 부회장 참여를 거절한다는 것은 모순된 주장이다. 의학회의 대의원 수에 대한 주장은 염치없는 억지이다. 그동안 대의원 총회장에서 의학회 대의원석을 항상(선거 때만 빼고) 텅 비게 만든 것을 생각한다면 대의원 배분을 하나도 안 해도 할 말이 없는 것이 의학회이다. 의학회는 기존의 편협한 인식에서 스스로 탈피하길 기대한다. 최근의 의료 사태에 관해 의학회 이름으로는 아무런 역할도 못하고 전 국민이 초미의 관심을 보인 광우병 등 의료 문제에 입도 뻥긋 못하는 전문 학술인 단체가 평의원 총회에서는 의사협회의 힘을 빼는 결정을 했다면 심히 개탄할 일이다. 그런 편협한 안목으로 의협에 참여하느니 차라리 별도의 단체로 독립해 나가고 의사협회는 자체대로 학술 활동과 전문의제도 운영 체제를 갖는 것이 옳은 방법일 수도 있다.

현재의 제도에서 의사협회장이 마음먹기에 따라서는 의학회를 허깨비로 만들 수 있다는 현실을 의학회는 인식해야 한다. 의학회가 역할을 제대로 하고 위상을 유지하려면 의협의 조직과 활동에 깊게 침투하는 길뿐이다. 이번이 그렇게 할 마지막 기회이다. 직선제 의협회장이 탄생하고 의학회의 투표에 대한 영향력이 실제로 미미한 것이 파악될 때도 지금 같은 의학회 위상을 유지해 줄 것으로 착각해서는 안 된다. 현재 의학회의 일에서 전문의 시험 문제를 빼 버리면 허상만 남는다. 현재도 공식적으로는 의학회가 전문의 시험을 치르는 게 아니다. 의사협회 일을 의학회가 거드는 것이다. 의학회는 전문학회의 협의체일 뿐이라는 것을 다시 한번 강조하고 이번 정관 개정의 기회를 살려 의학회가 의협 구조에서 실질적인 역할을 높이고 존재를 뚜렷하게 만들 수 있기를 기대한다.

시도 지부의 힘을 중앙에 모으기 위해서는 시도 지부의 회장이 중앙의 의결 기구(이사회)에 직접 참여하고 중앙의 집행 사항을 전 회원에게 전달하는 역할을 하도록 정관 개정 초안을 마련하였다. 시도 지부 회장이 중앙회의 이사가 되는 것이다. 지회 회장이 어떻게 의사회장이 좌장인 이사회에 이사로 참여하는가를 놓고 의견이 분분하다. 그 동안 의사 사회가 죽을 쑤고 있는 대표적인 이유가 이렇게 쓸데없는 데서 위상만을 찾기 때문이다. 지금 의료계가 그렇게 한가하질 않다. 지부 의사회장들이 대리인을 이사회에 참여시키고 보고를 받고 중앙의 결정이 마음에 안 들면 딴지를 걸어 회무를 지연시키는 이런 조직체로는 의사의 앞날을 개척해 갈 수 없다. 책임 있는 사람들이 결정하고 추진하는 초고속 행정 체제를 갖추어야 한다. 지회 회장은 반드시 중앙회에 직접 참여하여 전국에 있는 민초의사들의 힘을 긁어모아 의협에 힘을 보태야 한다.

병원협회도 의협에 직접 힘을 보태야 한다. 의료 집단간의 사소한 이해 충돌 때문에 딴 살림 차리는 것은 모두를 약화시키고 공멸하게 만들 수 있다. 힘을 전국 928개의 병원의 힘을 의협에 모아주어야 한다. 이를 위해서는 병원 협회장도 전 회원이 직선으로 선출한 의협회장과 같이 의협 회장단을 구성하도록 부회장으로 참여토록 해야 한다. 그러나 이 부분은 이번 의협 정관 개정안에 직접 명시하지 않았다. 그래도 정관상 의협회장이 병원협회장을 부회장으로 모실 수 있다. 그런 풍토가 되길 기대한다.

맺음

의사들이 바라는 의료 환경을 구축하기 위해서는 강한 의협을 갖는 수밖에 없다. 그리고 모든 의사단체들은 의협의 산하 단체가 되어야 한다. 의료정책을 선도할 수 있는 강한 의협이 될 수 있도록 모든 의료 관련 단체가 힘을 보태야 한다.

「2001. 11.」

의사연수교육

의사들은 평생 배워야 한다. 연수교육을 법으로 규정하여 강제화한 것도 생명을 다루는 의사들이 언제나 최고의 의료를 시행할 수 있도록 하기 위함이다. 그러나 이 연수교육이 효과적으로 시행되는가에 대한 의문에 자신 있게 대답할 수 없는 일이 발생하고 있다. 대리 교육은 파렴치에 가까운 행위이니 논외로 하고 시행되는 연수교육 내용이 의사들에게 도움이 되지 못한다는 지적이 많다. 즉 여기에서도 '교육자 따로 피교육자 따로'의 고질적인 문제가 발생하고 있다. 어떻게 해야 의사에게 도움이 되는 제도로 발전할 수 있는가?

1. 정부가 해야 할 일

의사연수교육을 법에 못박아 제도적으로 뒷받침한 정부는 이제 이 제도가 잘 운영되어 의료발전과 보건 향상에 도움이 되도록 관심을 가져야 한다.

첫째로 교육비를 직접 투자하지는 못하더라도 교육경비에 대한 소득공제를 해 달라는 것이다. 학교 교육뿐 아니라 어느 교육이나 돈이 들어가게 마련이다. 더구나 평생교육과 직업교육의 양면을 가진 의사연수교육은 그 효과가 투자에 비례한다. 교육비의 용도는 교육하는 장소 및 교육비품 사용료, 교재 등 교육 재료비, 강사료 등 직접적인 것뿐 아니라 교재개발, 교육실무 전담 인원의 인건비 등이다. 현재 이들 비용은 수익자 부담원칙에 의하여 의사들이 모두 부담하고 있다. 그러나 의사들은 이들 비용 외에도 연수교육에 참여함으로 인한 수익의 감소, 교통비, 숙박비, 식비 등의 간접비용도 감수해야 한다. 이들을 모두 고려할 때 우리 나라 전체 의사들이 부담해야 하는 비용은 최소로 추산해도 4백억 원 내지 7백억 원이 된다.

그러면 이 교육비용을 위하여 국가가 할 일은 무엇인가? 먼저 할 수 있는 일이 교육비의 세액공제나 소득(필요경비적)공제이다. 연수교육을 받기 위해 소요된 경비가 의사로서는 의사생활을 하기 위한 필수 경비임을 인정하라는 것이다. 이 경비는 현재 의료기관의 필요경비로 인정되는 다른 어느 항목보다도 타당성이 있다고 본다.

둘째로 연수교육기관을 설치하는 것이다. 최근 정부는 암 전문병원을 짓고 있다고 한다. 국립병원을 짓는 것을 반대할 이유가 없으나 그보다는 국민 의료의 향상을 위한 투자 효율 면에서 국가예산으로 암 병원을 짓는 것과 연수원을 짓는 것 중에 어느 것이 효과적인지는 검토해 볼 필요가 있다고 본다. 교육에 대한 투자가 어느 투자보다 가장 확실히 효율이 보장된 것임을 생각해야 한다. 연수원을 짓는 것은 정부가 아니고는 할 수 없다.

정부 자신이 연수원을 짓는 데 관심이 없다면 의과대학이나 국립병원이 연수원을 만들도록 유도하고 그 운영을 정부가 제도적으로 뒷받침하는 것도 한 가지 방법이다. 공산주의 국가에서의 예이지만 의사는 5년마다 2~3개월씩 의학연수원에 입교하여 교육을 받아야 하는 등의 제도를 취하고 있는 국가도 있다. 이렇게 강제적인 교육을 시키는 것은 바람직하지 않으나 정부나 또는 다른 단체가 투자해서 교육기관을 만들고 이를 연수교육 장소로서 뿐만 아니라 연수교육의 교재개발 등 관련 연구를 할 수 있는 전문기관을 만드는 것은 필요하다.

이런 전문기관을 만드는 것이 너무 요원한 일이라면 당장 할 수 있는 것은 각 의과대학으로 하여금 의사 연수원을 부설로 설치해서 그 대학 졸업생들의 의사생활을 한평생 책임지도록 하는 것도 한 가지 대안이 될 수 있다. 우리 나라같이 학연이 끈끈한 나라에서는 이 대안이 위의 어느 것보다도 성공적일 수 있다.

2. 의협과 지역의사회가 해야 할 일

의사단체는 지금까지 나름대로 최선을 다했다고 본다. 법으로 규정된 시간을 채우느라 무리도 있어 왔으나 연구교육을 실시하는 사람도 힘들고 연수교육 받는 사람도 괴로운 연수교육제도를 이만큼이라도 그 존재를 인식시킨 것은 의협과 지역의사회의 자발적인 노력 때문이다.

그러나 현재의 괴로운 상황은 개선되어야 한다. 개선하기 위해서는 먼저 의식전환부터 해야 한다. 연수교육에 대한 의식 전환은 연수교육이 의사회 활동의 우선순위에서 앞에 놓여야 한다는 것이다. 이에 따라 예산도 듬뿍 배정하고 의사회 간부들이 관심을 기울여야 한다. 현실적으로 지역의사회의 활동을 위에서 뒷받침하는 것은 연수교육제도이다. 의사회의 다른 활동이 활발히 되도록 하기 위해서라도 연수교육 업무에 대한 의사회 집행부의 각별한 관심이 필요하다. 연수교육제도가 의사들로부터 배척되어 없어진다면 의사회 활동은 지금보다 훨씬 어려워지리라 생각한다.

그러면 의사회로서 어떻게 하면 되는가? 어느 날 모든 것이 완벽하게 되길 기대할 수는 없으니 현 상황에서 한발자국만 나아갈 수 있는 것을 생각해 보자. 그 한 가지가 의사회의 연수교육 계획을 의사회 지역 내에 있는 연수교육 기관(대학병원 또는 종합병원)을 활용하는 것이다.

지금까지는 대부분의 의사회의 학술이사가 연수교육을 기획하여 교육기관의 면식 있는 교수를 통해서 교육을 부탁하는 방법이었다. 이를 한 단계 발전시켜 의사회가 요구하는 교육제목을 교육기관에 제시하고 이를 교육기관의 연수교육 책임자가 검토하여 연사 등을 확정하고 일정을 잡아 의사회 주관 하에 연수교육을 실시하는 것이다. 이는 지역 내의 의사회 역할을 활성화시키면서 교육기관과의 최소한의 연계를 맺는 방법이다. 의사회 자체의 힘만으로는 연수교육을 발전시키기는 힘들다는 것이 지금까지의 결론이므로 의사회의 역할을 유지시키면서 연수교육을 발전시키키 위한 대안으로 이 방법을 전국의 모든 의사회가 취해봄직하다.

이제 연수교육을 위한 새로운 시도를 해본들 근본적인 환경이 달라지고 문제가 해결되지 않는 한 현재보다 더 나아질 가능성은 없다. 그러나 한 가지 달라질 수 있는 시도가 남아 있다면 이는 의사들이 집에서 즉 환자 보는 진찰실에서 교육을 받도록 하는 것이다. 이는 위에서 언급한 정부에 바라는 바와는 상치되지만 의사들이 스스로 공부할 수 있는 내용을 구태여 모여서 교육받게 할 필요는 없다고 본다. 의사단체의 조직을 통해서 각자가 자기 집에서 스스로 할 수 있도록 도와주는 시도가 필요하다. 최근에 급속히 발전하고 있는 정보통신 기술을 활용하여 인터넷을 통한 연수교육을 극대화시키는 일은 의사단체가 나서서 추진해야 한다. 의협이 적극적으로 자체 인력과 시설을 활용하여 인터넷을 통한 '자율학습' 교육을 확대하는 시도를 해 봄직하다.

3. 의사가 해야 할일

현재의 제도에서 더 이상 의사들에게 무엇을 더 요구하는 것은 무리다. 단지 앞으로 인터넷을 통한 원격 연수교육을 소화해 낼 기초 전산 기술은 의사들 각자가 스스로 습득해야 한다. 의협이나 지역의사회가 노력하는 것에 협조하는 것만 기대할 뿐이다.

4. 맺음

이제는 의사들이 연수교육 참여율이 낮다는 등을 거론할 시점이 아니다. 정부나 의협이나 지역 의사단체나 학회나 모두 의사들이 왜 연수교육 받기를 싫어하는가를 밝혀 이를 해결하는 데 역점을 두어야 한다.

무엇보다도 돈을 써야 한다. 돈을 안 쓰고 개선이 될 수가 없다. 정부도 예산을 배정하고 보험단체도 의사연수교육에 돈 좀 내놓고 의협, 의사회, 각 학회도 회원의 교육에 투자해야 한다. 그러면 뭔가 달라질 것이다.

「**의사신문, 1993. 4. 15.**」

의사협회의 학술 활동,
왜 중요한가?

1. 의협은 생존을 위해 학술활동을 해야 한다

　의사는 어느 전문직업인보다도 먼저 시작된 전문직업인이고 의사단체도 어느 전문인 단체보다 일찍 구성되었다. 그래서 의사단체는 변호사단체와 함께 어느 나라에서든 대표적인 전문인 단체로 인식되고 있다. 우리 나라 의사단체인 대한의사협회도 전형적인 전문인 단체로 성장해 왔다.

　전문인 단체란 어떤 속성을 가지고 있는가? 전문인이 다른 사람과 구별되는 것은 이들이 특수한 기술을 가지고 있고 이 기술 소유를 국가나 사회가 인정하고 있고 이들 전문인 이외는 그 기술을 사용할 수 없도록 한 점이다. 그러므로 전문인의 존재의미는 특수기술의 소유에 있다. 이 기술을 가지고 있지 못한 전문인이란 존재의미가 없는 것이다.

이처럼 그 전문인 집단만이 가진 기술을 뒷받침하는 것이 학문 즉 학술활동이다.

전문인 집단은 그 집단만이 가진 기술이 없으면 그 존재 의미가 없다. 또한 그 기술이 전문인이 아니라 해도 어느 누구나 가질 수 있다든지 전문인이 아닌 사람이 더 좋은 기술을 가지고 있다면 전문인이나 전문가 집단이 성립될 수 없는 것이다.

그러나 이런 전문인 집단의 생존의 근거인 기술 자체는 아주 취약한 면이 있다. 기술의 가장 취약한 면은 수명이 있다는 것과 다양성이다. 수명이 있다는 것은 기술이 시간에 따라 소멸될 수 있고 새로운 기술을 만들어내야 생존할 수 있다는 것이다. 다양하다는 것은 전문인만이 할 수 있는 것에서부터 일반인들도 할 수 있는 것까지 범위가 넓어 상당부분이 전문인을 꼭 필요로 하지 않을 수도 있다는 점이다. 그래서 전문인과 비전문인의 한계를 정하기가 어려워 모든 것을 손에 쥐려면 비전문인들과 소비자로부터 비난을 받고 한계를 잘못 정하면 안방까지 내주어 전문인의 존재 자체를 위협받을 수 있다.

그래서 의협의 학술활동은 의사라는 전문직업인의 생존을 위하고 의협이라는 전문인 단체의 존재자체를 지속시키기 위해 필요하다.

2. 학술활동의 목표는 무엇이어야 하는가?

전문인 단체의 학술활동의 일차적인 목표는 생존을 위한 전문기술의 개발 및 보급에 두어야 한다. 그러나 의료에서의 전문인 단체는 그런 역할을 직접 담당하기에는 전담인력의 확보, 시설의 확보와 유지 등 많은 면에서 현실성이 없다. 그러나 새로운 기술의 개발이 없이는 전문영역의 생존 자체가 위협받게 되므로 무언가 해내야 된다. 다행스럽게도 이런 면의 기술개발을 담당하는 주체가 의사의 경우에는 의과대학을 비롯한 의학연구기관들이 있어 단체 자신이 그렇게 큰 부담을 느끼지 않아도 된다. 그러나 직접 하지 않는다 해도 여러 가지 방법을 통해 구성원들로 하여금 전문기술의 개발에 매달리도록 해야 하고 이들을 도와야 한다. 또한 이 전문기술이 확산되도록 하는 일은 단체의 큰 책임이다. 또 하나의 목표는 전문기술이 이 기술의 소비자인 일반대중에게 도움이 되도록 하는 것이다. 아무리 유익한 지식이나 기술이라 해도 소비자에게 도움이 되지 못하면 소용이 없다. 전문 분야를 필요로 하는 소비자를 만족스럽게 하는 것도 학술활동의 중요한 목표여야 한다. 이는 소비자가 없다면 전문인도 전문분야도 있을 수 없기 때문이다.

3. 학술활동의 구체적인 내용은 무엇이어야 하는가?

위에서 지적한대로 전문인 단체의 학술활동의 목표를 전문인의 존재 의미를 지속시킬 전문기술의 발전과 이 기술로 소비자를 만족시킬 방안 마련에 두어야 한다면 학술활동의 내용은 명확해진다.

첫째로 구성원들로 하여금 전문기술의 개발과 보급에 매달리도록 하는 학술활동이다. 그동안 의협이 해온 활동 중에서 여기에 속할 수 있는 활동들은 의협종합학술대회를 비롯한 각 학회의 학술대회보조, 다양한 학술상제도, 전문가 훈련, 연구, 교육 등이다. 의협의 여러 가지 활동 중에서 우선순위에서 밀리는 취급을 당해온 활동들이지만 명맥은 이어져 왔다. 가장 중요한 활동이었어야 하는데 우리 의협이 만족스럽게 하지 못한 것이 기술정보의 수집 및 보급 활동이다. 대한의학협회지나 의협신보를 통해 정보교류의 역할을 담당해 왔으나 이는 기술발전과는 거리가 있는 정보들이고 전문인 집단의 지속적인 존재 가치를 유지시킨다는 차원의 기술개발을 위한 정보 유통에는 기여한 바가 적다. 정보를 수집하고 이를 평가하여 구성원들에게 도움이 되는 것을 선택하여 보급하는 일은 의협활동의 가장 중요한 업무로 해야 한다.

둘째로 건강에 해로운 환경으로부터 국민의 건강을 보호해 줄 수 있는 방법을 찾는 학술활동을 해야 한다. 국민들이 심각하게 생각하는 문제들에 대하여 의학적인 해답을 주어 건전한 건강상식을 갖도록 하는 역할이다. 이런 문제라면 의사들이 일반적으로 가진 지식으로 즉흥적으로 해답을 줄 수 있다고 생각들을 한다. 그러나 그렇지 않다. 대부분의 문제들은 의사의 상식적인 지식으로 해답을 줄 수 없을 만큼 극히 전문적인 사항들이다. 예를 들어 수돗물을 먹어도 되느냐 하는 문제는 모든 국민이 심각하게 생각한다. 그러나 소위 국민의 건강을 책임지고 있다는 의사들의 단체는 아무런 말도 못한다. 말을 안 해서가 아니라 어떻게 말해야 할지를 모르기 때문이다.

무슨 말을 해야 할지를 찾아내는 학술활동을 해야 한다. 전문가를 모으든지 전국의 의사들로 하여금 수돗물을 마시고 건강의 해로움을 당해 진료를 받은 일이 있는지를 조사하건 간에 국민들이 심각하게 생각하는 일에 학술활동의 초점을 맞추어야 한다. 국민들이 무식해서 건강식품에 매달리는 것도, 비웃는 대신에 국민을 가르칠 정확한 상식을 찾아내야 한다.

셋째로 소비자를 만족스럽게 하는 방법을 찾는 학술활동을 해야 한다. 의원의 건축구조는 어떻게 해야 하는가 등의 비의학적인 것을 포함하여 구성원들의 경험만을 모아도 많은 것을 찾아낼 수 있을 것이다.

넷째로 의료사고, 사이비 의료행위의 감별, 비도덕적인 의료행위의 판단 등을 위한 학술활동 등을 강화해야 한다. 그동안 이런 중요한 문제에 대한 의협의 대책이 즉흥적이었던 것은 이를 담당해 처리하는 담당자들의 비전문성 내지는 학술적인 취약점 때문이었다고 본다. 우리 의사들의 약점이 될 수 있는 환부를 도려내기 위해서라도 환부에 대한 정확한 진단 및 처치법을 우리 자신이 준비하고 있어야 한다. 이는 학술적인 뒷받침이 없이는 될 수 없다.

4. 의협은 어떻게 해야 하는가?

첫째는 의협 활동 중에서 학술활동의 우선순위를 높여야 한다. 학술활동이 전문인 단체의 생명임은 어느 경우든지 강조되어야 한다. 특히 예산배정에서 배려되어야 한다.

둘째는 상임이사진 구성을 학술활동의 극대화를 가져올 수도 있도록 해야 한다. 그렇게 안 되면 의학회를 도와 의협이 필요로 하는 활동을 할 수 있도록 한다. 의협의 집행진이나 상임이사들이 하기 어려우면 과감하게 전문 학회를 활용할 수 있도록 현재의 의협을 의사회나 개원의협의회로 개편하고 의학회를 별도의 법인으로 발족시켜 학술활동을 전담토록 하는 것도 한 가지 방법이다.

셋째는 의사들의 생존에 필요한 기술을 배우고 유지하도록 하는 연수교육 활동에 투자하라는 것이다. 가장 좋은 방법은 연수원을 세우는 것이다. 우리주위의 유사한 단체들도 서둘러 연수원을 갖는 이유를 곰곰이 생각해 봐야 한다.

넷째로 소비자가 무엇을 원하는지를 스스로 정기적으로 파악하고 이를 학습적으로 해결하기 위한 학술활동의 장기계획을 세워 한 가지씩 풀어가야 한다. 이를 위한 전담 부서를 의협 조직 안에 두어야 한다. 소비자 즉 국민의 고충을 해결한다는 의지가 없으면 회원의 고충도 해결될 수 없다. 국민들이 동의하지 않는 구성원의 이익추구는 실현 가망성이 없기 때문이라고 일시적으로 해결된다고 해도 곧 원상 복귀되기 때문이다.

「후생신보, 1994. 6. 9.」

대한의학회에 바란다

대한의학회(이하 의학회로 약칭)가 전문의 제도 정착 등 우리 나라 의학 및 의료 발전에 지대한 공헌을 해 왔음은 아무도 부인하지 못한다. 단지 의학회가 급변하는 새로운 세기에도 지속적으로 지금의 위상을 유지하면서 맡은 역할을 할 수 있으려면 어떻게 해야 할 것인가를 살펴보고자 한다.

1. 조직을 정비해야 한다

첫째 독립된 법정 단체가 되어야 한다. 현재는 의학회의 근거가 의협 정관이다. 여기에서 탈피하여 민법에 의거한 법인 체제가 되어야 한다. 어느 단체이건 간에 시대 변천에 쉽게 적용하면서 최대 역량을 발휘하고 발전해 가려면 조직이 간편해야 한다. 그런데 의학회는 속성상 각 전문 분과학회의 협의체라는 복잡성이 있는데다가 의협이라는 거대한 굼뜬 조직의 일부로 붙어 있고 예산의 상당 부분을 의협에 의존하고 있어 단체의 효율성을 가져오기 어렵다. 의협 학술국과 업무 한계가 모호한 점도 있고 최근 의협이나 병협 등이 새로운 정책 연구소 등을 만든 것은 의학회의 위상에 대하여 의구심을 갖게 한다.

둘째는 의협과의 관계 설정을 새로이 해야 한다. 의학회장이 의협의 부회장을 겸해야 한다. 지금은 의학회장이 의협 학술담당 부회장 산하의 어정쩡한 위치이다. 또한 의학회장이 전문의 고시위원회 위원장을 겸해야 하고 의학회 추천 의협 학술이사가 고시실행위원회 위원장을 겸해야 한다. 의학회 회장이 의협 부회장을 겸하는 체제 개편은 병원협회 부회장도 의협 부회장을 겸하게 하여 의료계의 대동 화합 체제를 구축하는 계기가 될 수도 있다.

셋째는 회원관리를 철저히 할 수 있어야 한다. 회원이 되는 각 학회의 자격을 엄격히 하고 자격에 일몰제도를 도입하여 일정기간 후에는 재심하도록 하여야 한다. 또한 회원 학회와 회원이 되고자 하는 의료 관련 학회를 포함하여 정기적인 학회 신임 제도를 도입하여 학술활동과 학회지 등을 종합적으로 평가해야 한다. 이는 현재와 같은 학회들의 난립과 그에 따른 막대한 의료 사회의 낭비를 막고 견실한 학술 단체를 육성하기 위함이다. 또한 각 학회의 규모(회원 수)에 따라 회비와 평의원 수를 차등 책정하여야 한다.

넷째 의학회 조직에서 비민주적인 요소를 제거하는 것이다. 의학회장이 위촉한 이사회 중심의 운영이 아닌 각 학회 대표들로 구성된 이사회와 실행 이사회 체제로 바꿔 각 학회로 하여금 의학회와 공동 운명 의식을 갖도록 해야 한다. 현재 의학회는 각 분과학회의 협의체의 성격이 강한데도 조직 구성이 분과학회와 유기적인 관계를 맺을 수 없도록 되어 있고 오히려 각 분과학회의 상급 기관처럼 되어 있다. 이를 개선하는 방법은 의학회의 임원을 소수만을 제외하고 각 학회의 임원들이 당연직이 되도록 해야 한다 특히 의학회의 각 위원회

위원 중 일부는 각 학회의 유관 업무의 책임자들로 위촉되어야 한다.

2. 의학회 운영을 재검토해야 한다

첫째 의학회가 국민을 위한 단체임을 선언해야 한다. 현재 의학회 정관 2조 (목적과 사업)를 보면 의학회는 의사나 의학자를 위해 있는 단체일 뿐이다. 어느 직종의 전문인 단체라도 그 설립의 최우선 목적은 국민을 위한 것으로 명시되어야 한다. 이는 상징적인 선언이고 모든 사업의 길잡이가 된다. 의학 발전을 가져오면 그것이 국민을 위하는 길이 아니냐고 말할 수도 있으나 그보다 좀 더 직설적으로 의학회가 국민의 건강을 지키기 위한 전문 학술 단체임을 명시해 놓아야 한다.

둘째는 보건 의료와 관련된 국가 사회의 모든 현안을 찾아 그에 대한 의학회의 권위 있는 의견을 제시해야 한다. 이를 통해서 언론을 계도하고 정책 입안자들이 참고할 수 있도록 하고 국민들은 올바른 의학 상식을 갖도록 해야 한다.

셋째는 의학회가 의학 전문 자문기구 역할을 할 수 있어야 한다. 이를 위해 의학회가 할 수 있는 구체적인 역할은 의학회 간부가 각 학회 현안 사항에 관하여 관련 학회와 같이 정부, 국회, 사회 단체를 설득하는 것이다. 어떤 사항은 몇 개의 학회나 전문과목들이 관련되기도 한다. 이를 의학회가 나서서 조율하고 대정부 활동을 해주면 각 학회나 전문 분야의 발전에 많은 도움이 될 것이다. 또 한 가지 방법은 우리 나라 정부기관이나 보험단체 사회 단체들의 수많은 보건의료 관련 위원회에 참여하는 의학자와 의료인을 활용하자는 것이다. 이들 위원회들의 활동이 의학 발전이나 의료환경에 지대한 영향을 미친다. 이들 위원회 참여 인사들의 역할을 도와 줄 수 있는 방안을 강구해야 한다. 예를 들어 보험단체의 상근 및 비상근 심사위원으로 일하는 분들에 대한 자료제공,

사전 교육 및 각과 심사위원 끼리의 의견 조율 등은 의학회가 할 수 있는 일이다. 심사과정에서 문제가 되는 것이 적정 진료의 문제이고 이에 대한 판단은 학문적인 접근이 필요하기 때문이다.

넷째 의사결정 과정이 단순해져야 한다. 사안에 따라 다를지라도 중요한 것은 기획위원회에서 준비하고 관련 위원회에서 결정하여 이사회의 결의를 받아 의협 이사회를 통과해야 하는 현 체제는 비효율적이다. 의사결정과정뿐 아니라 결정 방법도 최근의 정보통신 기술을 적극 활용하여야 한다. 모여서 회의를 해서 의사결정을 해야 하는 체제에서 전자메일로 회의하고 의사결정을 하는 체제로 바꾸어야 한다. 또한 각 분과 학회의 운영개선도 이끌어야 한다. 안내 책자를 만들어 각 학회가 효율적으로 운영되도록 해야 한다.

다섯째 학술단체의 낭비 요소를 제거해야 한다. 현재 각 학회의 활동에는 낭비 요소가 많다. 일년에 두 번 춘·추계 학술대회를 개최하는 것이나 호텔에서 전문의 시험을 치르는 것이나 모두 큰 낭비이다. 의학회도 여러 행사(특히 학술상 시상식)를 호텔 등에서 한다. 의협 강당에서 해도 될 일이 아닌가? 호텔에서 전문의 시험을 볼 때 호텔 출입 일반인들이 무엇이라고 할 것인가? 아마도 의사들이 아직 정신차리지 못했다고 할 것이다. 수험자들을 포함한 의사 후배들조차도 각 학회가 요구하는 고가의 응시료에 의구심과 부담을 느낄 것이다.

여섯째로 의학회는 의학의 통합화에 기본 철학을 두어야 한다. 각 학회는 세분화되어 가도 의학회는 의학회 주관의 학술 모임이나 회원학회 관리에서 의학의 세분화를 조장하기보다는 통합에 중점을 두어야 한다.

마지막으로 우리 모두가 오만함을 버리는 것이다. 현재 의사단체들이 어려움에 처한 근본 원인은 오만함에 있다고 본다. 혼자 잘난 체 하다가 크게 당하고 있는 것이다. 의학회도 의협, 병협 등 의사단체들 모두의 문제인 오만함을 버리지 못하고 있다. 각 학회 전문의들 이외는 아무도 의학회를 필요로 하지 않는 현실이 의학회의 오만함을 나타내는 것이다. 의학회나 각 학회의 활동을 국민의 입장이나 타 단체에서 보면 오만함이 곳곳에서 보인다. 심지어는 의료 관련 단체들인 의협이나 병협, 의료보험단체들조차도 의학회를 꺼려 왔다. 의학회의 도움을 필요로 하는 단체들이 의학회에 손을 내밀지 않는 이유는 의학회의 오만함 때문에 접근을 꺼리는 것이다. 이 오만함을 버려야 의학회뿐 아니라 각 학회가 의료사회와 국민 속에서 사랑을 받을 수 있다.

그래서 새천년에는 의학회만이라도 국민들 마음속에 이권 단체가 아닌 국민의 건강을 지키는 순수한 전문인 단체로 각인 되도록 해야 할 것이다.

「대한의학회보, 1999. 12.」

전문의의 집단이익추구

최근 관계당국으로부터 자문요청을 받았다. 모 전문학회로부터 그 과의 전문의가 아니고는 특정 의료행위를 할 수 없고 그 과의 전문의가 아닌 의사가 진료하고 보험료 지급을 청구한 경우에는 인정해 주어서는 안 된다는 민원을 받았는데 이에 대한 의견을 말해달라는 것이다.

이 요청을 받는 순간 등골이 오싹하는 공포감을 느꼈다. 이는 전문의들이 집단이익 그것도 의사 사이에 밥그릇 다툼을 할만큼 사정이 급박해 졌는가 하는 것과 의사들조차도 의사 면허와 전문의 자격의 의미를 모르고 있다는 것에 대한 우려 때문이었다.

더구나 그것이 어느 개인의 주장이 아니고 여러 사람의 의견이 개진되었을 학회의 의견이라는데 더욱 큰 당혹감을 느꼈다.

'영역다툼' 혼란만…

"의사라면 어느 의료행위이건 할 수 있다"는 대명제를 흔드는 일을 의사들 스스로가 한다는 것과 그것도 의료계 안에서 의논이 안 되고 관계당국을 찾아다니는데 한심한 생각도 들었다.

이런 종류의 주장을 간혹 사석에서 들은 바는 있으나 이것이 의료행위 자체에 반영되어 간다면 이는 의료의 근간을 흔드는 일이다. 의사라면 어느 의료행위이건 할 수 있다는 데는 물론 전제조건이 있다. 배우지 않고 훈련되지 않은 의술을 함부로 시행할 수는 없는 것이다.

그러나 이는 의사 개인이나 환자와 의사 사이, 의사 동료들 간의 문제이지 어떤 제도나 규정으로 제한되어서는 안 된다. 환자를 보호하고 의료비를 절감한다는 미명하에 규정에 의해 의료행위가 제한된다면 이는 더 큰 혼란과 비능률, 낭비 등으로 결국은 국민에게 해를 끼친다. 더구나 그것이 어느 전문의 집단만의 이익을 가져다주는 것이라면 이는 환자나 의사사회나 보건당국이나 어느 쪽에도 도움이 안 된다. 더구나 전문의 집단끼리의 영역 다툼이 점차 확대되었을 때의 혼란을 생각하면 전문의가 아니면 의료행위를 할 수 없다는 제한 규정을 두어서는 안 된다.

'전문의만 진료'는 잘못

전문의란 국가의 면허가 아니고 어떤 분야나 의술에 대하여 일정기간 훈련을 받았기에 이를 시행할 능력이 있음을 의사들 상호간에 인정받은 자격일 뿐이다. 전문의가 아니라 해서 그 의술을 수행할 능력이 없다는 것도 아니다. 의사면 자기가 배운 어느 의술이고 시행할 자격을 인정받았다는 사실이 전문의들의 집단이익 때문에 손상 받아서는 안 된다.

전문의의 집단이익 추구가 여러 분야에서 돌출되고 있는 것은 우려할 만한 일이다. 최근 전문의 신설 추구도 그 한 예이다. 전문의를 만들어야 그 분야를 발전시켜 의료발전에 기여할 수 있다는 것과 한 영역에 대한 집단 이익을 보호하겠다는 뜻이 섞여 있음을 부인할 수는 없다. 전문의 자격을 의사 면허와 같이 국가가 인정하니 의사만이 의료를 할 수 있다는 것에서 힌트를 얻어 전문의만이 어떤 진료를 할 수 있는 것으로 확대 해석하는 일이 있다. 이런 생각들을 하게 된 데는 현재의 전문의 제도나 의사권익에 전문의 자격취득을 우대하는 관행 때문이기도 하다. 이 관행도 달라져야 한다.

의사면허가 더 소중

최근 모 전문과목에서 전문의 시험 탈락자들의 집단 항의라는 한심한 일이 일어난 것도 근원은 우리가 전문의 제도를 잘못 운영하는 데 있다. 수련을 받은 것을 확인하였고 수련을 시킨 지도 전문의가 추천하면 병원에 근무할 자격이 충분하다. 전문의 자격을 취득했는가는 그저 참고사항으로 하는 병원 인사권자들의 인식변화가 필요하다. 전문의의 성격부터 다시 정립할 시점이다. 결코 의료에서 특권을 주장할 집단이 아니다. 전문의 자격보다 의사 면허가 몇백 배 소중하다는 것을 다시 한번 생각하고 의사의 의료행위에 제한을 주는 어떤 발상도 해서는 안 된다. 전문의라는 것을 생각하기 전에 의사라는 것을 언제나 염두에 두어야 할 것이다. 가능하면 이런 생각이 의사들 특히 전문의들의 의식 속에 뿌리내릴 수 있도록 전문의 제도가 개선되었으면 한다.

「의협신보, 1993. 2. 22.」

집담회에의 투자

회의라면 무조건 싫증을 내고 회피하려는 사람들이 많다. 여기저기 모임에 참석하다 보면 자기 생각을 정리할 시간이 없고, 또 참석해봤자 책에 보면 다 나와 있는 것들만 거론되는데 무엇 하러 아까운 시간을 소비하느냐는 것이 그들 나름대로의 불참 이유이다. 그러나 이들은 모임(집단)의 특성을 이해하지 못하기 때문에 이런 생각을 하게 된다.

모임엔 몇 가지 마성(魔性)이 있다

첫째, 모임은 움직이는 속성을 가지고 있다. 즉 전진하는 것이다. 모이면 움직여야 되고 대개는 전진하게 된다. 퇴보(?)하는 모임이란 있을 수 없다. 그러므로 구성원은 그 모임이 움직인 만큼 따라 움직이게 된다.

둘째, 모임은 힘을 가진다. 구성원 각자의 힘을 합한 것보다 훨씬 강한 힘을 갖는다. 그 힘의 원천은 집단이 움직이면서 내는 것이다. 집단이 크면 클수록 가속력이 붙고 힘도 커진다.

셋째, 모임에 참여하면 호수에 담겨진 물과 같아 개개인은 아무 특성이 없어도 돌멩이가 떨어지면 모든 물 표면이 움직이듯이 구성원은 모두 동일한 자극에 의하여 모르는 사이에 영향을 받게 된다.

넷째, 집단이 유지되면 반드시 성과가 나타나게 된다. 집단이 이루어져 일정 기간이 지나면 반드시 무엇을 성취하게 된다. 성과가 없으면 그 집단이 와해되기 때문에 무리를 해서라도 성취를 창출해 내게 된다. 이 성취는 곧 구성원의 성취가 된다.

다섯째, 집단의 움직이는 속도와 내는 힘은 구성원 각자의 질보다는 오히려 수에 더 좌우된다는 것이다. 그러므로 누구와 자리를 같이 했는가는 중요하지 않다. 한두 사람의 리더에 의해서는 좌우될 수 없다.

그러므로, 우리가 발전하기 위하여 모임을 될 수 있는 대로 많이 만들고 이를 지속시켜야 한다. 그리고 참석하여 집단의 힘을 빌어 자기를 움직이고 힘을 발휘하고 내가 생각 못했던 것으로 내 마음에 파문을 일으키도록 해야 한다.

혼자는 퇴보해도 집단은 절대로 퇴보하지 않는다

그래서 나는 '집담회'를 예찬한다. 의학계는 다른 분야보다 비교적 많은 집담회를 갖는다. 이들 집담회 자체가 우리 나라 의학발전의 원동력이 될 수 있다.

집담회를 만들고 이를 유지하고 키우는 것이 작게는 각 과를, 각 의료기관을, 학회를, 크게는 의학계를 키우는 가장 확실한 방법이다. 그래서 이들 집담회에 대한 투자를 주장하고 싶다. 특정 연구제목에 대한 연구비 지급보다는 이런 집담회를 유지하고 발전시키는 데 대한 투자가 훨씬 효과적일 수 있다는 생각을 한다.

「보건신문, 1985. 4. 15.」

청중의 긍지

초등학교 웅변대회에서 급우는 앞에 나가 열변을 토하는데, 찬 바닥에 쭈그리고 앉아 들어주고 있는 내가 초라하게 느껴진 때가 있었다. 학예회 때도 무대위에 선 친구들이 그렇게 부러울 수가 없었다. 그 뒤로도 많은 모임의 청중 역할을 하면서 내가 주인공이 못되는 것을 안타깝게 생각하곤 했다.

그러나 청중보다 연단에 서는 것이 무엇이 더 좋은지 의문이 생겼다. 오히려 열변을 토하는 연사보다 이를 들으면서 재미있어하는 청중이 더 중요한 존재같이 느껴졌다. 청중이 연사를 세우고 연설을 만들어간다는 생각이 들었다. 즉 연자나 연설내용이나 모두가 청중이 만들어 내는 것이고 청중이 있어야 그 연설이 의미가 생기는 것이 아닌가?

요즈음 학술대회 시즌인데 학술대회에서도 같은 생각을 하게 된다. 발표하는 사람, 초청된 연사들이 주인공이 아니고 학회에 참석하여 들어주는 청중이 주인공이다.

"이번 학회에 참가하십니까?", "아뇨. 연제를 내지 못해서 안 가렵니다."

이는 우리 주위에서 흔히 있는 대화이다. 주인공이 안 되면 참여조차 않겠다는 것이다. 학예회에 출연치 못한 초등학교 학생 같은 생각이다.

어느 강연회에 가보면 연자와 좌장 그리고 한두 명의 청중이 있을 뿐이다. 정말로 청중의 가치가 돋보이는 경우이다.

학술대회에 청중으로 참여하는 것은 주인공이 되는 것이라는 긍지를 가져야 한다. 청중이 되어 발표내용을 이해하고 질문하고 지적할 때 그 발표내용이 다듬어지고 정리되어 보석이 되는 것이다.

업적은 발표자가 만드는 것이 아니라 오히려 청중이 만들어 주는 것이다. 그런 의미에서 어느 모임에서나 청중이 대접을 받아야 한다. 모든 계획에 청중을 위한 배려가 있어야 한다. 그 배려란 연자가 10분간 발표했으면 청중도 최소한 10분간은 토론하고 의견을 말할 수 있게 배려하여야 한다. "시간이 없어 질문을 생략하겠습니다."라고 좌장이 이야기하는 것을 들을 때마다 이 모임의 주인공이 무시당한다는 당혹감을 맛보게 된다. 질문 없고 토론이 없는 발표는 죽은 발표이다.

청중이 되어 다른 사람의 강연을 듣는 것이 연자인 주인공 옆에 들러리서는 것이 아니라 나 자신이 주인공이 되는 것으로 생각을 고쳐야 하고 긍지를 느껴야 한다. 설혹 강연을 들으면서 청중 속에서 졸고 있더라도 참여해서 모임을 성립시키고 학술대회라는 판을 벌릴 수 있게 했다는 것으로 긍지를 갖기에 충분하다.

학술대회에 참여하여 청중의 긍지를 보여주자.

「의협신보, 1986. 10. 27.」

슬라이드를 우리글로

    우리말과 우리글이 주는 푸근함은 외국여행에서 돌아올 때 김포공항에서 새삼 느낀다. 말이나 글이 우리가 자란 고향이기 때문이다. 이는 하나의 살아 있는 생물체같이 크게는 우리 민족 전체의 운명을 작게는 우리 각자의 모든 것을 결정하고 있는 것이다. 그래서 우리가 우리말과 글을 쓰는 것은 가장 자연스런 일이다. 자연스럽다는 것은 뿌리를 갖는다는 것이고 앞을 예측할 수 있다는 것이다. 불안이나 방황, 괴로움이 있을 수 없다. 그러니 최선을 다할 수 있고 거기서 가장 강력한 힘을 발산하게 된다.

    모국어의 위력은 학문에서도 마찬가지이다. 특히 교육에서는 절대적이라 할 수 있다. 아무리 외국어에 통달했다 해도 무의식과의 통로를 지배하는 것은 모국어이기 때문이다. 그러나 우리는 의학 분야에서 이 모국어를 냉대해온 편이다. 이런 우리의 태도가 신학문을 들여와 50여 년이 되었어도 남의 흉내만 내고 있는 가장 큰 이유이다.

대학 본과 1학년 때 독일어로 강의를 들은 적이 있다. 그때는 감명도 받았고 지금까지도 강의 장면이 기억된다는 면에서는 그 효과를 평가할 수 있으나 지금 생각하면 쓸쓸한 생각이 든다. 그때 '소변'과 '오줌' 중에서 어느 말을 의학용어로 정착시켜야 할 것이냐 하는 강의를 들었다면 그때는 별 시시한 강의도 다 있구나 하고 무시했겠지만 지금은 그런 강의가 없었다는 것이 우리 의학의 큰 구멍이라는 생각이 든다.

우리는 아직도 정신을 차리지 못하고 있다. 최근에 어느 후배가 자기가 발표할 연제의 슬라이드 원고를 보아 달라 하기에 영어로 된 것을 초등학교 저학년 우리말 교과서 식으로 우리 글자로 고쳐줬더니 대단히 못마땅해하면서 이런 식으로 발표해도 되는 것이냐고 반문해 왔다. 그래서 청중이 외국 사람이냐? 영어로 발표할 것이냐? 청중에게 당신의 연구결과를 알려주는 것이 목적이냐 아니면 자랑하는 것이 목적이냐? 등 좀 심한 말까지 동원해서 내 뜻을 이해시켜 봤으나 잘 안 되었다. 영어로 쓴 것은 권위가 있어 보이고 우리말로 쓴 것은 시시하게 생각하는 그 마음이 바뀌어야 한다. 더욱 가관인 것은 청중 전원이 우리 나라 사람이고 연자 십여 명 중 외국사람이 하나가 낀 학술모임이 영어로 진행되는 일이다.

연자를 연단에서 끌어내고 싶은 충동을 느끼는 경우는 의사연수교육에서 영어로 된 교재나 슬라이드를 쓸 때이다. 누구를 위한 모임이고 누구를 위한 강의인지를 의심하게 된다.

문자의 사대주의가 학문의 예속을 가져오고 사람까지도 국적 불명으로 만든다. 가장 한국적인 것이 가장 국제적이란 말이 의학에서도 마찬가지이다. 의학과 의료에서 우리말 우리글을 쓰는 운동을 펴나가야 할 때이다. 국내 의학을 지금보다도 훨씬 더 빨리 발전시켜 세계의학발전에 동참하는 길도 현대 의료 혜택이 국민 한사람 한사람에게 확산되도록 하는 길도 모두 우리글을 쓰는데 서 출발해야 한다. 구체적으로 가장 먼저 할 일이 우리글로 쓰여 진 슬라이드 를 발표하는 일이다. 1993년에는 어느 국내학회에서나 우리글로 된 선명하고 이해하기 쉬운 슬라이드를 보게 되고 청중이 그 내용을 완전하게 이해할 수 있 게 되길 기대한다.

우리글을 쓰는 것은 자연의 섭리를 따라 가장 큰 힘을 낼 수 있는 방법이다. 이 힘이 우리의학을 발전시키는 원동력이 될 것임이 틀림없다. 이천년 전 고구 려 병정들이 만주벌에서 나눈 말이나 아사달의 애절한 사랑 말이 현재 우리가 쓰는 것과 같았다는 것은 참으로 신기한 일이다.

「의협신보, 1993. 2. 11.」

겉멋

한국병 중에서 대표적인 것이 겉멋내기이다. 겉멋 든 사람도 많고 겉멋이 우리생활 구석구석에 스며들어 많은 낭비를 조장하고 있다. 겉멋은 우리생활과 이 사회에 활력을 주기도 하지만 그 폐해도 크다. 권위를 과시하거나 유지하기 위해서 겉멋 부리는 높은 사람들에 이끌려 살다보니 겉멋이 생활화 된 것이다.

그 겉멋 내기는 서울올림픽을 개최하면서 더욱 습관화되었다. 무슨 회의를 하려면 적어도 무궁화 다섯 개 짜리 호텔에서는 해야 되고 초청을 하려면 노벨 수상자쯤은 데려와야 된다는 것으로 어느덧 우리 의식 속에 고정되어 버렸다. 출세하려면 대통령이나 최소한 장관쯤은 되어야 하고 건물을 지으려면 동양 최고는 되어야 한다. 이런 겉멋이 만든 회화가 우리 주위에 얼마든지 있다.

산 속의 물은 모두 약수여야 되고 묘를 쓰면 자손만대에까지 발복할 명당이어야 한다. 실제로 그렇지는 않더라도 그럴 가능성은 있다는 설명은 들어야 안심이다. 외제차를 좋아하고 휴가도 해외로 가는 것을 겉멋 들었다고 지적하는 것은 지적하는 것 자체에 신물이 날 지경이다. 이들 개인 생활과 관련된 것은 물론이고 크게는 국제관계, 국가경영, 심지어는 이익 추구를 지상 목표로 하는 사업에까지 겉멋 부리기가 일상화 되었다.

의료에서의 겉멋도 속된말로 못 말릴 지경에 와 있다. 병에 걸리면 의사는 최소한 전문의여야 되고 의료기관은 대학병원이 아니면 안 된다는 식이다. 그래도 최근에는 박사를 찾는 풍조는 없어 졌으니 그나마 다행이지만, 그 사람이 우리 나라 최고 권위자냐 하는 질문은 점차 많아진다. 병자에게 약을 권하려면 만병통치의 효과가 있거나 불로장생을 약속은 못해도 그 가능성은 비쳐야 한다.

환자뿐 아니라 의료기관도 마찬가지이다. 의료기기를 도입하려면 최소한 국내 최초의 기기는 되어야 하고 연구를 하려면 노벨상쯤은 목표로 해야 한다. 예산 낭비만 없다면 우리가 기대치나 목표를 높이 갖는 것은 바람직한 것일 수도 있다.

최근 어느 의료기관에서 환자 권리 '장전'을 선포했다. 내용자체는 백 번 옳고 시의적절함을 높이 평가한다. 다만 '장전' 이란 말이 겉멋을 부린 것이 아닌지가 찜찜할 뿐이다. 물론 실천을 위한 뼈를 깎는 노력이 뒤따른다면 겉멋이 될 리가 없다.

의사 사회에도 어느 분야와 마찬가지로 겉멋 부리기에 예외일 수가 없다. 전문의가 되면 먼저 골프는 시작해야 한다. 이유는 물론 멋 부리자는 데 있는 것이 아니라 건강을 위해서라지만 소비되는 시간을 따지면 멋 부린 것이 아니라 하기는 어렵다. 특히 의대 교수들에겐 그렇다. 환자에게 불친절한 태도도 의사노릇을 멋지게 해보겠다는 약간 비뚤어진 생각과 관련이 많다.

　최근 새 정부의 하는 일을 보면서 참으로 바람직하게 되어간다는 생각을 하면서도 이에 참여한 사람들이 개혁이란 겉멋에 든 것이 아닌지 걱정이 된다. 겉멋을 내는 것은 나무랄 수 없으나 이를 뒷받침할 일처리 능력을 갖춘 실력자들이 있어야 하는데 누가 그런 사람인지 아직 잘 모르겠다.

　멋을 부리는 것은 때로는 살 맛을 돋운다. 그러나 그것이 겉멋이 안되도록 하는 데는 멋에 걸맞은 내실을 지탱할 힘과 실력과 실천이 동반되어야 한다. 분수에 넘게 겉멋 내고 힘겹게 사는 명사보다 소박하게 사는 우리 주위사람이 더 귀하게 보여진다.

　글도 겉멋 안 부리고 쓸 수 있으면 명문이 되겠지만 우리 같은 잡문객은 어느 내용이 겉멋 든 것인지도 구분 못하면서 쓴다.

「의협신보, 1993. 3. 25.」

우리 주위에는 총론객이 너무 많다. 반면에 각론을 말하는 사람은 극히 드물다. 세세한 각론을 말할 수 있는 사람이 많아야 일이 진행되고 개선되는데 그렇질 못하니 일은 지지부진이다. 우리주위 어느 단체나 기관에도 총론객들만 득실거린다.

1. 공적 챙기기 급급

총론객들은 몇 가지 특징이 있다.

첫째, 원칙적인 얘기만을 장황하게 말하고는 자기 할 일은 다했다고 한다. 각론은 다른 사람의 일이고 자기는 일일이 그런 '자질구레한 일'에는 관여할 수가 없다는 것이다.

둘째, 그들은 총론을 말한 것으로 자기가 방향을 제시했다는 착각과 자기 만족에 빠진다. 대개 그들의 얘기는 다른 사람들의 것을 엮거나 누구나 알고 있는 것인데도 자기의 고유한 것인 양 떠든다. 때로는 본인 자신도 자기 얘기로 실제로 믿고 있다.

셋째, 총론객들은 한마디 휙 던지고 사라진 다음에 많은 사람들이 참여하여 각론을 만들고 일을 진척시켜 일이 잘되어 가면 그때 다시 나타나 공적을 챙기려 든다. 반대로 결과가 나쁘면 그 책임은 열심히 각론을 만든 사람들에게 돌리고 자기는 책임지려 않는다.

이런 총론객은 대개 비전문인이 모인 집단에 많지만 전문직 집단에도 의외로 많다. 우리 의사집단은 전문직업인의 단체인데도 대체로 총론객이 많은 편이다.

물론 어느 집단이나 총론을 말해 방향을 제시해주는 사람이 반드시 필요하다. 그러나 대부분의 경우에 총론객의 총론은 구름 잡는 내용이다. 현실에 동떨어진 그럴싸한 이상을 그린다. 그러니 총론객은 대개 회의 시간만 낭비시키는 쓸모 없는 사람이다.

2. 각론 없이 개선 불가

구체적으로 어떻게 해야 하는가를 제시하는 각론에는 너나 할 것 없이 모두 약하다. 각론에 약한 사람들이 모여 밤낮 회의를 해보았자 개선될 턱이 없다.

각 학회를 보면 더욱 총론객의 피해와 각론을 쓰는 사람들의 수의 부족을 실감한다. 단체의 구성원들이 총론을 읊는 데만 익숙하면 말만 많고 일은 진행이 안돼 그 단체는 허약해질 수밖에 없다.

현재 우리 사회 각 분야는 각론을 필요로 한다. 구체적인 실천이 필요하기 때문이다 . 그래서 우리에게 지금 필요한 사람도 각론을 쓸 사람이다.

그러나 이들은 하늘에서 떨어지는 것이 아니다. 양성되어야 한다. 각론을 쓰는 사람이 총론객에 눌려 기를 펴지 못해서도 안되고 각론을 쓴 사람의 공로가 총론객에게 돌아가도 안 된다. 총론은 각론을 쓰고 이를 실천할 수 있는 사람들이 지혜를 모아 작성하면 된다.

3. 가치판단 기준 정립

학문 분야도 마찬가지다. 우리말로 된 의학서적을 보면 총론에는 나름대로 저자 자신의 의견인 듯한 내용이 있으나 각론에 들어가면 자기 말이 거의 없다. 이는 그가 쓴 총론도 뿌리가 허약하다는 뜻이다. 아직은 우리 능력이 각론을 쓰기에는 힘이 부친다는 뜻이다. 이 부친 힘을 높이는 방법은 힘을 내도록 부추기는 방법이다. 즉 각론을 쓰는 사람을 우대하는 것이다.

인사, 포상, 사회적인 평가나 그에 따른 혜택이 이들에게 돌아가도록 해야 한다. 이는 젊은 새로운 세대의 의사나 의학자들의 가치판단 기준을 정립시켜 주는 의미에서도 필요하다.

최근 새 정부의 인사에서 각론을 쓰는 사람들이 우대 받은 것은 우리 나라 장래를 위하여 지극히 다행한 일이다. 총론객들은 뒷전으로 물러나 앉을 때이다.

필자의 이 글도 내용은 총론객의 상투적인 것임을 부끄럽게 생각한다.

「**의협신보, 1993. 3. 18.**」

푸줏간의 저울

　고등학교 시절 상업 선생님께서는 푸줏간에 고기 사러 갈 때 반드시 500그램 짜리 쇳덩이를 가지고 가서 푸줏간 저울이 정확한지를 확인하고 고기를 산다고 들려주신 적이 있다. 그 생각이 그럴듯하다고 생각했지만 나는 한번도 그렇게 해보지를 못했다. 푸줏간의 저울을 믿어서가 아니라 용기가 없었다고 하는 편이 솔직한 변이다.

　그 저울이 정확하지 못하다면 그 원인으로 여러 가지를 생각해볼 수 있다. 주인이 정직하지 못한 경우도 있을 수 있고 저울이 불량품일 수도 있다. 사실 생각해 보면 푸줏간 주인조차도 그 저울이 정확한지 어떤지를 모를 수도 있다. 오래 쓰게 되면 저울이 부정확해질 수도 있어 정기적으로 저울이 맞는지를 확인해야 할 텐데 그 확인방법을 모르고 있을 수도 있다. 어느 경우이라도 결국 책임은 주인에게 있지만 정확하지 않은 저울의 피해는 소비자들이 받게 되므로 우리 모두가 푸줏간의 저울에 관심을 갖는 것은 당연한 권리이다.

푸줏간의 저울이 정확성을 항상 유지하도록 하는 방법이 무엇일까? 어떻게 하면 푸줏간 저울이 정확한지를 알 수 있을까? 모든 소비자들이 쇳덩이를 가지고 다니면서 고기 살 때마다 확인해 보는 것도 한 방법일 것이다. 그러나 그렇게 되면 얼마나 삭막할 것인가를 생각하면 차라리 고기 좀 덜 먹는 편이 나을 것 같다.

어느 기관에서 정기적으로 점검해 주는 방법도 있지만 우리 나라 행정이 그렇게 발달되지는 않았음을 우리 모두가 잘 알고 있다. 오래 써도 정확성이 유지되는 저울을 만들 수만 있으면 되지만 불가능한 일이다. 그리고 보면 뾰족한 수가 없다. 선량하게 보이는 주인이 있는 동네 푸줏간에 단골로 다니는 것이 가장 좋은 방법일 것도 같다.

푸줏간 주인의 입장에서 보면 평소에 정직하게 살면서 자기가 쓰는 저울도 덩달아 정확한 것으로 인정받도록 하는 것이다. 그러나 여기에는 아마도 많은 예외가 있을 것이다. 주인은 정직해도 저울이 신통치 못할 수가 얼마든지 있다. 결국 푸줏간의 저울이 제대로 성능을 유지하도록 하는 주인의 구체적인 계획과 실행이 필요하다.

이런 일은 의료에서도 마찬가지이다. 우리 나라의 많은 환자들이 서울대학교병원에서 진찰 받기를 원하는 이유는 무엇일까? 우리 병원의 무엇이 환자들에게 신뢰감을 주고 있는가? 우리 나라 대학 중에 자타가 인정하는 최고의 대학인 서울대학교의 병원이라는 것이 가장 큰 이유가 될 것이다. 우수한 인재들이 모인 대학의 의사들이 모두 최고의 의사들일 것이라고 누구나 쉽게 추정하는 것이다. 그러나 이는 우리로서는 내세울 만한 이유도 아니고 반가운 것도 아니다. 우리가 가진 가장 발달된 의술 때문일 수도 있는데 그러나 분야에 따라서는 더 앞서가는 병원도 국내에 있다.

최근 어느 좌석에서 아주 듣기 좋은 말을 하는 분이 있었다. 서울대학교병원에 환자가 모이는 이유는 병원이 갖고 있는 도덕 기준이 높기 때문이라는 것이다. 이는 단순히 의술이 높기 때문이 아니라 이 병원에 근무하는 모든 사람이 도덕적인 신뢰를 받고 있기 때문이라고 나름대로 해석하고는 참으로 자랑스러운 일이라고 생각했다.

그러나 정말로 우리의 도덕기준이 국내 어느 의료기관 보다도 높은가, 하고 자문해보면 자신 있게 대답하기가 주저되는 면도 있다. 우리가 서울대학교라는 과잉 포장에 쌓여 도덕기준에서조차 실제보다 높게 평가되고 있다고 말하는 편이 정직한 실토일 것이다. 우리가 정말로 높은 도덕기준을 유지하고 이 때문에 환자들이 서울대학교병원을 찾는다면 얼마나 자랑스러운 일인가? 기왕에 우리가 그런 인정을 받고 있다면 굳이 아니라고 강변할 필요는 없으나 나 자신과 우리들 주변을 살펴 기왕에 인정받고 있는 높은 도덕기준을 훼손시키지 않고 유지시켜 나가도록 노력해야 할 책임이 우리에게 있다.

그러나 푸줏간 주인이 선량하다 하여 저울까지 믿을 수는 없는 것 같이, 높은 도덕기준만으로 모든 사람이 신뢰할 수 있는 병원이 될 수는 없다. 요즈음 병원에 이의를 제기하는 환자가 점차 늘어나는 것도 걱정되는 일이다. 푸줏간의 저울이 신뢰를 받으려면 푸줏간 주인의 노력이 필요하듯이 병원이 높은 신뢰성을 유지시키기 위해서는 우리의 구체적인 노력이 필요하다. 현재 유명무실한 진료평가위원회의 업무를 활성화시키는 것도 한 방법이겠다. 또한 외부의 평가를 의도적으로 유인하여 우리의 업무를 객관적으로 평가받는 시도도 필요할 것이다.

우리가 갖고 있는 높은 도덕기준 때문에 환자들이 서울대학교병원을 찾는다면 우리가 평생을 이곳에서 지내도 자랑스러운 일이지만 거기에 높은 의술을 유지시키기 위한 우리의 노력이 가미되면 금상첨화일 것이다.

새해는 20세기의 마지막 10년을 시작하는 해이다. 서울대학교라는 포장에 걸맞게 높은 도덕기준과 의술을 유지시켜 나가길 다짐할 때이다. 우리 집 앞의 푸줏간 저울이 항상 정확하다면 얼마나 흐뭇한 일일까?

「서울대학교병원보, 1989. 12. 15.」

잊어버린 종소리

    마리안 프라츠는 독일 뮌헨에 있는 시청 앞 광장이다. 이 광장에는 늘 사람들이 북적댄다. 광장에 놓인 의자에 앉아 맥주를 마시며 시청 종탑의 종이 울리기를 기다리고 종소리를 따라 움직이는 인형들에 박수를 치는 사람들과 그들의 발끝에서 모이를 쪼는 비둘기들을 보고 있노라면 이것이 평화로움이구나 하는 생각이 든다.

    다카우는 마리안프라츠에서 전철로 20여분 거리에 있는 외곽도시인데, 이곳은 히틀러 시대 최초의 유태인 수용소가 세워진 곳이다. 수용소 자리는 지금도 잘 보존되어 그 당시 벌어진 일들을 상세히 추정하게 해주고 있다. 전율을 느끼게 하는 인체실험장면과 고문장면, 피골이 상접한 유태인의 사진과 동상, 카톨릭 신자들이 고뇌 속에서 수놓아 만든 십자가, 목욕탕과 똑같은 구조로 만들어진 가스실 등 모두 인간이 얼마나 극악해질 수 있는가를 잘 보여주고 있다.

나 같은 이방인에게 이해할 수 없는 것은 마리안 프라츠의 평화스러운 사람들이 다카우의 수용소를 세웠다는 사실이다. 마리안 프라츠의 의자에 앉아 맥주를 마시며 비둘기들에 모이를 주고 시간 따라 울리는 종소리에 귀를 기울이는 평화로운 사람들이 어느 날 갑자기 벌떡 일어나 총을 들고 무리를 이루어 다카우 수용소를 만든 것이다.

무엇 때문일까? 누군가가 분 호루라기 소리에 모두 획 돌아버린 것일까? 평화롭게 앉아있는 그들의 마음속엔 호루라기에 맞춰 뛰쳐나갈 본성이 숨어 있는 것일까?

우리는 언뜻 호루라기를 분 히틀러를 미워하고 그런 사람이 다시는 없기를 바란다. 그렇지만 어느 시대거나 어느 경우에도 미친 사람 즉 호루라기를 불고자 하는 사람과 부는 사람이 있게 마련이다.

다카우 수용소 같은 유물을 후손들에게 남기지 않기 위해서는 결국 마리안 프라츠의 의자에서 사람들이 일어나지 말아야 한다. 호루라기 소기가 아무리 크게 들려도 조용히 종소리를 기다리며 비둘기에 먹이를 주어야 한다. 일어나서 뛰는 용기보다 조용히 앉아서 맥주를 마시는 용기가 필요한 것이다.

두 달 동안의 뮌헨생활을 마치고 떠나오면서 뮌헨 사람들이 마리안 프라츠의 의자에 끄떡없이 오래오래 평화스럽게 앉아있길 빌었다.

「서울신문, 1985. 11. 14.」

전공의 수련연한

　　최근 의료계에서 전공의 수련연한에 관하여 활발한 의견 교환이 있다. 일부 전문의 수련기간을 4년에서 3년으로 단축시켜 몇 년 시행해본 결과 여러 가지 문제점이 발견됐고 이를 시정하여 보자는 의도와 '가정의' 라는 전문의 제도가 새로 도입되게 되니 차제에 기존 전문의의 수련연한을 전반적으로 검토하여 보자는 뜻이다.

　　이때 우리 나라 전문의 제도의 성격에 대해서도 한번쯤 다시 거론되었으면 한다. 전문의를 양성하는 목적이 무엇이고, 필요로 하는 전문의는 어떤 성격의 전문의여야 하고, 양성된 전문의가 어떻게 활용되어야 하는가 등에 관하여 많은 사람들이 의견을 제시하고 합의가 이루어지고, 그 합의가 제도화되어 우리 나라 의료발전에 도움이 되도록 개선되었으면 한다.

전문의 제도에 관한 한 우리 나라 모든 의사들이 나름대로의 의견이 있을 것이다. 그러나 어느 누구도 왜 전문의가 필요한지, 어떤 성격의 전문의가 양성되어야 하는지, 수련 연한은 얼마로 하면 좋을지 자신 있게 의견을 제시하기 어려운 일이다. 지금 3년이 나쁘니 4년으로 다시 환원시킨다 해서 반드시 필요로 하는 전문의가 만들어진다는 보장이 없다. 이는 어느 제도에서도 마찬가지로 장단점이 있기 때문이다. 전문의 제도에 관한 한 그러면 무엇이 개선되어야 하는가?

먼저 전문의 제도의 기본 성격에 관하여 생각해 보자. 전문의 제도는 자기 전문분야에서 발전하고자 하는 자생적인 제도여야 한다. 혹자는 전문의의 자격을 현재처럼 인정받는 것이 전문의 자격을 돋보이게 하는 일이고 전문의의 권익을 도모하는 데 이롭다고 주장하고 있으나, 이는 전문의 제도의 본질을 잘못 이해하는 데서 오는 단견이라고 생각한다.

의사라는 자격으로 모든 의료를 시행할 수 있는 자격은 공적으로 인정된 것이다. 전문의가 되고자 하는 것은 특정분야의 의료를 좀더 잘 할 수 있는 의사가 되고자 하는 자기 발전을 위한 것이다. 자기 발전을 위한 노력, 즉 전문의가 된 성과는 환자로부터 평가받고 인정받아야 한다. 단지 의사를 평가하는 환자를 대신해서 동료 의사들이 서로 평가하고 인정해주는 제도가 바로 전문의 제도의 본질이어야 한다.

이런 전문의의 본질을 생각할 때 전문의의 수련 및 자격인정에 관해서는 학회가 모든 책임을 지도록 하여야 한다. 수련내용, 수련기간, 수련기관, 전문의 인정 방법 등 모든 사항을 각 전문학회가 담당함으로써 전문의의 본질을 살리면서 시대변천에 따라 능동적으로 제도를 개선해 나갈 수 있어야 한다. 그래서 이번에 수련연한 3년을 4년으로 바꾼다든지 하는 것을 추진하기보다는 모든 관계법령을 정비하여 의학협회가 자율적으로 전문의 제도를 시행할 수 있도록 하는 것이 선결되어야 할 것이다.

전문의 제도만이라도 획일화, 규격화, 평준화되는 데서 탈피되어야 한다. 전공의 과정을 1년으로 하건 5년으로 하건 또는 전문의가 된 다음에 세부 전문 분야에 따라 추가된 자격 제도를 만들건 안 만들건 모두 의사들의 단체인 의사 협회 내 각 분과학회가 책임을 지고 발전시키도록 자율권이 주어져야 한다.

어느 제도이건 장단점 및 부작용은 있게 마련이다. 가장 후회 없이 제도를 바꾸는 것은 이해당사자들의 의견을 반영시키는 것이고, 그보다 더 중요한 일 은 시대의 변천에 따라 또 다른 의견이 나왔을 때 이를 쉽게 수용할 수 있도록 유연성 있는 제도를 만드는 일이다.

「보건신문, 1985. 2. 18.」

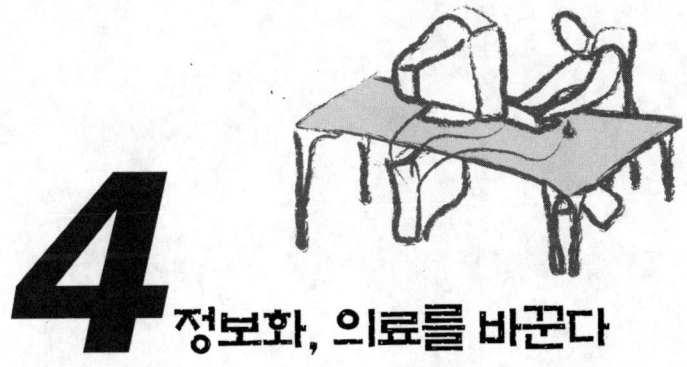

4

정보화, 의료를 바꾼다

인터넷이 의료 형태를 바꿀 것인가

    정보화는 의료의 상당 부분을 인터넷으로 불러 올리고 있다. PC, 네트워크, 웹, 멀티미디어 기술 등 정보화 기술의 발달뿐 아니라 사용자들의 전산 활용 능력이 향상되면서 이러한 추세는 더욱 가속화될 전망이다.

    의료에서 인터넷을 활용하는 형태는 다양하다. 의사들 사이의 의료 자문, 집에 있는 환자나 섬 지역을 대상으로 한 재택 및 원격 진료, 낙후된 의료기관이나 전장의 부상자를 위한 원격 수술, 의료인뿐 아니라 환자를 위한 의료정보 제공 및 보건의료 교육 등 광의의 원격 의료가 모두 가능해졌다.

    이들을 활용하여 의료혜택의 확대, 의료 수준의 향상 및 평준화, 국민 건강 수준의 향상, 의료비(교통비 등 간접비 포함)의 절감, 의학 연구의 활성화 등의 효과가 기대된다.

원격의료는 다시, 의사가 직접 진료하는 원격진료와 의료관련 정보를 제공해 주는 원격 보건의료 교육 및 상담으로 구분할 수 있다. 우리 나라에서 원격 진료는 아직 일과성 행사에 그치거나 시험 수준에 있다. 원격 진료가 일반화되려면 이에 필요한 네트워크 등 인프라가 좀더 완전하게 갖추어져야 한다. 투자와 시간이 필요하다. 그러나 2~3년 내에 상당한 수준의 원격 진료가 실용화될 것이다. 의약분업과 관련하여 처방전이 인터넷을 통해 병원에서 약국으로 전달된다면 이는 본격적인 인터넷 진료의 시작을 의미한다. 진료실이 인터넷을 타고 약국까지 확장됨을 의미하는 것이다.

현재 비교적 활발한 분야는 수많은 사이트에서 제공하는 의료관련 정보 제공과 의료 상담이다. 의료기관과 의료인 안내, 의료인을 위한 의료기기 및 약 정보, 특수질환 환자들을 위한 정보, 의료관련 뉴스, 의료인을 위한 자문 등 정보 제공을 주로 하는 사이트가 대부분이지만 가상 진료실, 의료 상담, 의무기록 관리 등 의료행위에 준하는 일들도 제법 이루어지고 있다.

인터넷에서 이루어지는 의료의 장점은 그 신속성에 있다. 이 신속성 때문에 의료의 효율을 높일 수 있다. 그러나 문제점도 많다. 진료 내용의 보안과 정보 자체의 신뢰성 그리고 이를 바탕으로 한 인터넷 의료행위 자체의 신뢰성 등 여러 가지 문제가 있다.

인터넷을 통해 의사가 환자를 진료한다면 그 환자가 정직한 정보를 제공하는가를 의사는 확인할 방법이 없다. 잘못된 정보를 주어서 의사가 오진하고 그 결과 환자에게 문제가 생겼다면 누구의 책임인가도 문제다. 최소한 화상 회의 시스템으로 환자를 직접 보면서 확인할 수 있어야 하고 원격 조정 자동 검사 장비로 객관적인 데이터를 얻을 수 있어야 한다. 현재 일부에서 시도되고 있는 인터넷 전자메일을 활용한 진료 및 원격 처방 등의 진료 행위는 많은 위험성이 있다. 한 달에 한 번 병원을 찾아와 의사의 진료를 받던 만성병 환자의 경우에 큰 변화가 없는 한 격월로 인터넷 진료로 대체하는 등 전통적인 진료에 대한 보조 수단으로 활용되는 것이 현재로서는 최선이다.

현재 활발히 개설되고 있는 의료정보 사이트는 그 신뢰성이 문제이다. 의료정보란 사람의 생명을 대상으로 하기 때문에 믿을 수 있어야 하는데 현재 많은 사이트의 정보들은 그 근거가 희박하다. 검증되지 않은 정보들이 범람하고 있다. 잘못된 의료정보는 없느니만 못하다.

이를 개선하기 위해 만들어진 지침 중의 하나가 HON 코드이다. 이 코드의 핵심은 의료정보는 의료인들이 만들어 제공해야 하고 정보의 근거가 제시되어야 하고 정보 제공자와 그 사이트 운영의 재원이 투명해야 하고 상업적인 성격의 정보에는 중립을 지켜야 한다는 것이다. 또한 이들 정보는 의료에 보조적일 뿐 의료를 대신할 수 없음을 명시해야 하고 접속한 개인 정보는 보호되어야 한다는 것이다.

인터넷은 수년 내에 의료를 발전시키고 변모시킬 것이다. 그러나 제대로 활용하여 환자에게 도움이 되게 하려면 의료계나 정책 당국의 좀더 적극적인 접근이 필요하다. 투자도 필요하지만 제도의 뒷받침도 있어야 한다. 그러나 무엇보다도 중요한 것은 관련자 및 인터넷 의료행위의 의료 윤리성을 높이는 일이다. 의료 윤리의 핵심은 생명 존중과 의료행위의 과학적 근거성 및 진료 정보 보안이다. 이는 인터넷 의료에도 그대로 적용되어야 한다.

「이슈투데이, 2000. 9. 16.」

정보화 시대에 의사들의 두 가지 문제

1. 의학 지식은 의사의 전유물이 아니다

　21세기 들어 와서 가장 큰 변화는 통신 분야의 혁명이다. 이는 개인, 가정, 단체, 사회, 국가 모두에게 큰 영향을 미치고 있다. 그 영향의 크기는 눈덩이 모양으로 커갈 것이다. 현재 우리 개인들이 쓰는 이메일과 인터넷 사이트의 증가를 보면 얼마나 빨리 변하는 세계에 살고 있는가를 알 수 있다.

　의사들은 이제 의학 지식이 의사들의 전유물이 아님을 실감나게 느끼고 있다. 즉 환자들이 자기 병에 대해 더 많은 최신 정보를 가질 수 있게 되었다는 것이다. 최근 자기 병에 대하여 담당 의사 보다 더 많은 최신 정보를 가진 환자들이 늘어나고 있다. 영화로도 유명한 로렌조 오일 이야기처럼 앓고 있는 자식을 위해 새로운 치료법을 찾으려고 전 세계로부터 정보를 얻고 의사들이 협조하지 않자 부모가 직접 치료에 나서는 일이 이제는 새삼스러운 것이 아니다.

더구나 인터넷을 통해 전 세계 유명한 의사들의 연구결과나 경험을 안방에서 쉽게 받아볼 수 있고 전문가에게 의문 사항을 이메일로 질문할 수도 있다. 환자나 가족이 의사보다 더 최신의 정보를 갖는 것이 당연한 일로 다가오고 있다. 환자 자신보다 누가 더 절실하게 정보가 필요하겠는가? 환자와 질병과의 투쟁에서는 의사라도 제 3자이다.

환자와 환자 가족이 더 많은 정보를 갖고 있는 상황이 어색하게 받아들여지는 것은 의학 정보를 의사들이 독점해 온 관행 때문이다. 의사가 모든 정보를 독점하고 일방적으로 환자에게 지시하는 의료 행태에 습관화되어, 새로운 환경에 의사는 기분 나쁘고 환자는 의사의 비위를 건드릴까 전전긍긍하면서 얻은 정보를 활용치 못하는 것이다.

이런 관행이 달라져야 한다. 이제는 의사가 치료하는 것이 아니라 환자가 자기 병을 스스로 치료하는 것으로 인식을 바꾸어야 한다. 의사는 가장 믿을 만한 보조자일 뿐이다. 어느 치료 방법을 택할 것인가는 최종적으로 환자가 결정하는 풍토로 바뀌어야 한다. 의사도 환자가 얻어온 정보를 경청해야 하고 환자도 많은 정보를 얻어 이를 의사와 상의할 수 있어야 한다. 환자가 더 많은 최신 의학 정보를 갖고 있다 해서 의사로서도 나쁠 것이 없다. 정보는 어디까지나 정보일 뿐이다. 정보의 신뢰성과 효용성의 판단이 더 중요한 일이고 이는 의사의 책임이다.

의사의 주된 역할은 정보를 수집하여 판단하는 일인데 정보 수집을 환자가 도와주는 것뿐이다. 절대로 기분 나쁜 일이 아니다. 환자나 가족들도 자기들이 가진 정보를 의사가 모른다 해서 의사를 낮게 평가하는 것은 큰 잘못이다. 최신 정보라는 것이 대부분 아직 검증되지 않은 것이다. 한두 편 논문에서 주장된 것들은 대부분 활용되지 않는다. 국내에서 개발되었다고 일간지나 TV를 요란하게 장식한 것들의 거의 전부가 실용 가치가 없는 것으로 판명되고 해외 토픽에 실린 얘기들도 대부분 기존의 치료법보다 좋을 것이 없는 것으로 판명되기 일쑤다. 또한 환자란 같은 병을 앓고 있어도 천차만별이다. 같은 질병을 가져도 그 양태는 사람 얼굴만큼이나 차이가 난다. 이런 것을 감안하여 치료하는 사람이 의사이다. 최신 정보를 따라 우왕좌왕하는 의사가 오히려 문제가 있는 의사일 수 있다.

새로운 정보를 수집한 환자는 이를 의사에게 알려주고 의사는 환자가 취득한 정보를 소중하게 생각하고 검토하는 자세를 가져야 할 것이다. 정보 수집이라는 치료 행위의 한 축을 환자가 도와준다면 의사로서도 고마운 일이다. 의사가 가진 정보 보다 더 많은 것을 환자가 가졌다 해서 기분 나쁠 이유가 하나도 없다.

2. 의사단체의 혼돈

정보화는 단체의 회원 관리 등 운영에 큰 영향을 미치고 있다. 회장을 정점으로 한 수직 구조의 집단이 아니라 구성원 개개인이 동등한 자격으로 한 면위에 선 평면 구조의 단체로 되어 가고 있다. 정보 통신 혁명이 이렇게 만들고 있는 것이다. 이런 변화를 어떻게 수용해야 하는가가 단체의 운명을 좌우하고 소속 회원의 손익에 직접 영향을 미친다. 산업화 사회의 단체 운영 틀에서 빨리 빠져 나와 새로운 틀을 마련해야 한다. 의협, 병협, 의학회 등 의사단체도 예외 일 수 없다. 탈바꿈 할 시점이다.

전문 직종의 단체들이 정보화 사회의 변화 물결에 휘말려가고 있다. 변신을 강요받고 있다. 본래 변신할 수 있다는 것은 생물이 가진 능력이다. 보호색으로 몸을 감싸는 것은 생명들의 생존 기술이다. 먹이를 쫓아가는 쪽이나 이를 피하는 쪽이나 모두 변신술을 사용한다. 사람이라도 쫓김을 당하면 변신하여 위험을 피할 수밖에 없다. 단체에게도 변신은 생존 기술이다. 좀더 낳은 것을 위한 변신이 아니라 생존의 필수 요건으로서의 변신을 강요받는 것이다.

변하기 위해서는 먼저 변화해야 할 필요성을 인지하여야 한다. 동물들은 생명에 대한 위험을 느껴야 변신한다. 사람들이 닥쳐올 상황을 미리 예측하여 이를 극복하기 위해 변신할 수 있으면 가장 바람직하다. 그러나 대개는 그렇지 못하고 국민이나 정부 그리고 전문 직업인이나 그들의 단체도 생존에 대한 위협이 닥쳐야 변신할 생각을 한다. 특히 의사 같이 안정된 사회적 지위를 누리는 이들은 변화를 꺼리는 속성이 있어 자발적으로 변화를 추구하지 못한다. 의사단체들도 먼저 현재의 상황에 위협을 느껴야 한다. 의사들의 현 환경이 위기냐 아니냐는 판단할 객관적인 기준은 없다. 어디까지나 의사들의 주관적인 판단만이 위기를 느낄 수 있는 것이다.

위기를 느낀 다음에도 이를 피하려면 제대로 변신해야 한다. 잘못 변신하면 위험에 노출되거나 호랑이 굴로 들어가는 꼴이 된다. 정신적 쫓김을 피하기 위해 잘못 변신하면 정신병자가 된다. 어떻게 해야 변할 수 있고 올바로 변신하는 것인가?

이는 전자민주단체가 되는 것이다. 단체의 모든 운영 체계를 전자 민주 공동체로 탈바꿈시키는 것이다. 전자 민주 단체란 인터넷을 활용하여 완벽한 민주적 의사 결정 시스템을 갖는 단체를 말한다. 인터넷의 위력을 이번 의료사태에서 실감나게 느낄 수 있었다. 이를 도입하면 의협의 고질병을 많이 치료할 수 있다. 무관심한 회원의 수를 줄일 수 있다. 의사 결정을 쉽게 할 수 있다. 회원들이 모두 인터넷에서는 동일하게 컴퓨터 앞에 앉아 있다. 남녀, 노소, 직책의 차별 없이 모두 동등하게 의견을 낼 수 있고 똑같이 존중받는다. 회무도 투명하게 운영할 수밖에 없다. 단체 간부들의 생각을 회원들이 모두 알 수 있다. 지역 및 출신학교의 영향을 약화시킨다. 의견이 달라도 학교 선배이면 무조건 따르는 관행은 통할 수 없게 된다. 단체를 책임진 사람들이 사적인 관계에 비중을 두고 회무를 운영할 수도 없게 된다. 또한 의협의 경상비를 줄일 수 있다. 전 회원을 인터넷으로 묶었을 때 그 효과는 경제적으로도 매우 클 것이다.

즉 이 단체에서는 공간이 극복되고 시간을 효율적으로 사용할 수 있고 경비를 절감할 수 있다. 무엇보다도 이 단체의 장점은 회원의 나이, 직위, 직책 등을 균질화시켜 내부를 폭발시킴으로써 단체의 힘을 크게 만들 수 있다는 것이다. 정보통신 기술을 활용하여 의협을 통째로 바꿔야 한다.

「메디칼 옵저버, 2000. 12.」

의사보다 더 많은 정보를 가진 환자

    자기 병에 대하여 담당 의사보다 더 많은 최신 정보를 가진 환자들이 늘어나고 있다. 특히 대전 대덕 단지나 서울 강남 지역의 의사들은 자주 그런 환자나 보호자를 만난다고 한다. 인터넷에서 찾아 인쇄한 것을 두툼하게 가지고 와 의사에게 내미는 것이다.

    영화로도 유명한 로렌조 오일 이야기처럼, 앓고 있는 자식을 위해 새로운 치료법을 찾으려는 부모가 전 세계로부터 정보를 수집하고, 의사들이 협조하지 않자 직접 치료에까지 나서는 일은 이제 새삼스러운 것이 아니다. 더구나 인터넷을 통해 전 세계 유명 의사들의 연구결과나 경험을 안방에서 쉽게 받아 볼 수 있고 전문가에게 의문 사항을 이메일로 질문할 수도 있게 된 시대이다. 질병과의 투쟁에서는 환자가 당사자이고 의사도 제3자일뿐인데 환자 자신보다 누가 더 절실하게 정보가 필요하겠는가? 환자나 그 가족이 최신 정보를 갖고 싶어하는 것은 당연한 일이다. 의사 보다 더 절실할 것이다.

그러나 환자가 의사보다 더 많은 최신 정보를 갖고 있는 상황은 환자나 의사 모두에게 어색하게 받아들여지고 있다. 의학 정보를 의사들이 독점해온 관행 때문이다. 의사가 모든 정보를 독점하고 일방적으로 환자에게 지시하는 의료 행태에 습관화되어, 의사는 새로운 환경에 기분 나쁘고 환자는 의사의 비위를 건드릴까 전전긍긍하면서 얻은 정보를 활용치 못하는 것이다. 인터넷에서 얻은 정보를 갖고 의사를 시험하려 들고 의사의 능력을 의심하는 등의 부작용도 늘고 있다. 심지어는 일간지에 고정 칼럼을 쓰는 지식인까지 자기의 개인적인 경험을 들어 무식한 의사라고 일간지에 설파한 것을 읽은 일이 있다. 잘못된 시각이다. 정보화 시대를 살아가려면 환자와 의사 모두가 달라져야 한다.

문제는 정보의 가치이다. 정보는 어디까지나 정보일 뿐이다. 의학 정보라 해도 다를 바가 없다. 의학 정보만큼 신뢰할 수 없는 정보가 많은 분야도 드물 것이다. 누구는 무엇으로 치료해서 효험을 보았다는 병 문안 온 친척이 가져온 정보에 솔깃해 보지 않은 환자도 드물 것이다. 이런 사이비 정보에 멍들어 병을 악화시키고 경제적 손실은 본 환자를 만나는 일은 흔하다. 모두 정보의 피해자들이다. 특히 최신 정보라는 것일수록 대부분 아직 검증되지 않은 것이다. 한두 편의 논문에서 주장된 것들은 대부분 활용되지 않는다. 과거 10년간 국내에서 개발됐다고 일간지나 TV를 요란하게 장식한 것들 중 실용화된 것은 다섯 손가락에 꼽을 정도이고, 해외 토픽에 실린 얘기들도 대부분 기존의 치료법보다 좋을 것이 없어 사라지기 일쑤다. 일반인들이 인터넷 등에서 접할 수 있는 정보 중에서 그 환자에게 맞는 것은 극히 일부일 뿐이다. 세계 유명 학술지에 실린 내용조차도 검증되지 않은 것이 많다. 특히 새로운 것일수록 그렇다.

결국 정보의 신뢰성과 효용성의 판단이 더 중요한 일이고 이는 의사가 책임지고 해야 할 일이다. 의사의 주된 역할은 정보를 수집하여 판단하는 일인데 정보 수집을 환자가 도와주는 것뿐이다. 환자가 더 많은 최신 정보를 갖고 있다 해서 언짢을 이유가 없다. 환자나 가족들도 자기들이 가진 정보를 의사가 모른다 해서 의사를 낮게 평가하는 것도 잘못이다. 같은 질병을 가져도 그 양태는 사람의 얼굴만큼이나 차이가 난다. 이런 것을 감안하여 판단하고 치료하는 사람이 의사이다. 최신 정보를 따라 우왕좌왕하는 의사가 오히려 더 문제다.

더구나 만성질환의 증가에 따라 이제는 의사가 치료하는 것이 아니라 환자가 자기 병을 스스로 치료 및 관리하는 것이고, 의사는 가장 믿을 만한 보조자인 것으로 인식이 바뀌고 있다. 어느 치료 방법을 택할 것인가는 최종적으로 환자와 의사가 같이 결정하는 것이다. 환자 스스로도 많은 정보를 얻어 이를 의사와 상의할 수 있어야 한다. 새로운 정보를 수집한 환자는 이를 의사에게 알려 주고 의사는 환자가 취득한 정보를 소중하게 생각하고 검토하는 자세를 가져야 할 것이다. 정보 수집이라는 치료 행위의 한 축을 환자가 도와준다면 의사로서도 고마운 일이다.

「이슈투데이, 2001. 1. 21.」

표준화는 강력한 침략 무기이다

　최근 미국 대통령 선거를 둘러싼 공방을 지켜보면서 미국에도 저렇게 허술한 면이 있구나 하는 안도감을 갖는다. 이는 미국이 최근 수십 년간 각 분야에서 '세계의 미국화'를 추진하는 것에 대한 불안감을 조금은 감소시켰기 때문일 것이다.

　미국은 무엇으로 세계를 미국화 시키는가? 중동이나 발칸 반도에서 사용한 미국의 막강한 무기도 일조를 한다고 할 수 있으나 그보다 더 강력한 무기의 하나가 표준화이다.

　역사적으로 서구 강대국이 식민 지배를 확대할 때 가장 효과적인 무기가 성경이라는 표준이었다. 성경은 중세 서구 사람들의 삶의 표준이었다. 이 표준 지침을 전 세계로 퍼트리면서 전 세계의 서구화를 추진한 것이다. 현재 미국이 추진하는 세계의 미국화는 각 분야를 미국의 표준으로 얽어매겠다는 것이다. 미국이 정한 표준을 따르지 않는 시설에서 만들어진 제품이 아니면 미국으로 들어올 수 없고 미국의 표준 프로세스를 따르지 않은 사업에는 투자하지 않는다는 간단한 정책만 추진해도 어느 분야든 미국화는 가능하다.

몇 년 전 국내 의료기관의 하나가 미국의 병리연합회(College of American Pathology, CAP)의 병원 검사실 인증 시스템을 통과했다는 것을 상업적으로 선전한 일이 있었다. 미국의 인정을 받았으니 품질은 틀림이 없다는 것이다. 브라질의 상파울로 대학병원에서도 세계표준위원회(ISO)의 인증을 통과했다는 플래카드를 병원에 걸어놓은 것을 본 적이 있다. ISO의 명칭은 세계표준위원회이지만 분야에 따라서는 미국의 표준을 그대로 채택하고 있다. 미국이 세계기구로 자기의 표준을 포장하여 전 세계로 퍼트리는 것이다.

미국의 표준이 잘못된 것이라든가 또는 미국의 야심이 못마땅하다는 것을 말하고자 함이 아니다. 성경이라는 표준이 후진국 사람들의 마음을 사로잡고 문화를 뒤틀리게 한 역사의 현대판이 과학 및 산업 각 분야의 미국식 표준화라는 것이다.

표준화가 그렇게 강력한 무기(?)인가? 인간사에서 미덕은 단순하고 선하고 진실된 것, 이 세 가지 요소로 구성된다. 이중에서 단순하고 진실된 것을 집약한 것이 표준이다. 이 표준을 고품질이라는 선한 것으로 포장만 하면 완벽한 미덕이 되고 모든 사람과 국가가 능동적으로 따를 만한 매력을 지니는 것이다.

표준을 따르면 편하다. 다른 사람이 만들어놓은 길을 가는 것같이 쉬운 일이다. 쉬운 대신에 대가를 지불해야 한다. 고속도로 통행세를 내는 것과 같다. 그러니 자기 것이 없다. 국가 대 국가로 생각하면 예속되는 것이다. 그 표준과 관련된 모든 산업뿐만 아니라 생각도 문화도 예속된다.

의료에서도 마찬가지다. 질을 향상시킨 다는 미명하에 전 세계가 미국의 표준을 따르고자 안간힘을 쓰고 있다. 미국이 강요한 바가 전혀 없는데도 미국이 사용하는 표준 지침서를 번역하여 이를 우리 나라 의료기관에 적용시키는 일을 해온 것이 우리 나라 병원 표준화 작업이다. 심지어는 의료행위에 대한 보험 수가 체계까지 미국에서 만든 제도를 도입하고 있다. 우리 실정에 맞게 조정했다는 것으로 스스로를 위안시키며 얼굴 뜨거운 것을 감추고 있다.

미국 사람들은 자기 머리로 병원은 이렇게 해야 한다는 것을 성문화해서 시행해 보고 수정하고 표준화 시켰는데 우리는 그들이 만든 것을 번역하여 각 병원에 적용해보고 어느 병원이 좋다 나쁘다고 평가하고 있다.

미국 MS사의 윈도우를 아무도 한국 PC의 표준 OS로 하라고 강요한 바 없는데도 이미 표준이 됐다. 이는 사회 각 분야에서 일어나는 현상이다. 표준을 만들어갈 능력이 없는 우리로서는 돈을 내고 그저 따라갈 수밖에 없다.

각 분야 별로 우리의 표준을 만들어 가는 작업이 진행되어야 한다. 비록 현재는 미국 것을 따라갈 수밖에 없다 해도 다음 세기에는 우리 표준을 가질 수 있어야 한다.

이번 미국 대통령 선거의 공방을 보면서 미국도 별 수 없다고 해야 할건지 이런 복잡한 것을 풀어 나가는 미국의 시스템에 감탄을 해야 할건지 아직 판단이 서지 않는다. 이미 미국에게 단단히 주눅이 든 것 같다. 그래도 대통령 선거 방법이나 표 계산은 우리 표준을 따르라고 말할 수 있는 것이 아닌가 하고 중얼거려 본다.

「이슈투데이, 2000. 12. 11.」

진료내용을
의사 외의 다른 사람이 알게 된다면?

　　환자의 진료기록은 당연히 병원에 잘 보관되어 다른 사람은 보지 못하게 되어 있을 것으로 누구나 믿고 있고 실제로도 그렇다. 환자의 사적 비밀인 진료 내용을 진료 목적 이외에 다른 곳으로 누출시키는 경우는 법원 명령에 의한 경우와 전염병관리법의 대상 질환으로 공익을 위해 정부 당국에 보고하는 경우뿐이다. 그러나 그 보호벽이 점차 허물어져 가고 있다. 정보화로 환자의 알 권리를 높이려다가 생기는 부작용이거나 보험 청구 및 수진자 조회 등 의료제도의 효율을 위한 제도나 정책에 관련하여 누출될 가능성이 높아진 것이다. 정보화로 정보 유통이 활발해지면서 개인 정보 보안에 대한 인식이 변해가는 것도 그 이유의 하나이다.

　　그러나 시대가 변해도 환자의 진료기록은 엄격한 보안을

유지해야 할 개인 비밀이다. 코미디언 L양 사건같이 환자의 비밀을 기자에게 유출시키고 공익을 위한 것이라고 항변하는 터무니없는 일이 벌어지지 않도록 하고 최근 유죄 판결을 받은 학교 선생님들에 의해 학생의 질병력이 적힌 문건이 배포된 사건이 재발되지 않도록 정보화의 문턱에서 환자 기록의 보안 문제를 구체적이고 실질적으로 점검해야 한다.

환자의 알 권리신장

현재 우리 나라에서도 환자의 진료 내용을 알 권리는 법으로 보장되어 있다. 의료법 20조 1항의 단서 조항에 〈환자, 그 배우자, 그 직계 존비속 또는 배우자의 직계 존속(배우자, 직계 존비속 및 배우자의 직계 존속이 없는 경우에는 환자가 지정하는 대리인)이 환자에 관한 기록의 열람, 사본교부 등 그 내용 확인을 요구한 때에는 환자의 치료 목적 상 불가피한 경우를 제외하고는 이에 응하여야 한다〉고 명시되어 합법적으로 개인 비밀을 유출시키고 있다.

현재는 환자들이 의무기록을 복사하거나 X-ray 필름을 복사하는 방법으로 진료기록을 볼 수 있다. 그러나 복사한다 해도 많은 경우 영어로 쓰여지고 알아보기 힘든 악필 때문에 그 내용을 파악하기가 어렵다. 다른 의사의 도움을 받지 않고 환자가 의무기록 내용을 이해하기는 거의 불가능하다. 우리 나라 각 의료기관의 진료 관행이나 환자 정서 등 실상을 고려 할 때 환자의 알 권리를 존중하기 위해 복사해 주는 것이 환자의 건강 회복에 얼마나 도움이 되는지 의문이다. 환자의 권리를 신장시킨다는 막연한 기대와 호기심이나 의구심을 형식상 해결해 주는 수준에 머물고 있을 뿐이다. 그러나 환자의 알 권리를 위한 것에는 도움이 안 되도 의료 전달 체계에서 다른 의사의 진료에 참고가 되는 일은 기대할 수 있다.

웹에서의 진료기록 조회와 보안 문제

환자가 자기 컴퓨터에서 인터넷을 통해 병원의 진료기록을 조회할 수 있게 되면 단순히 환자의 알 권리를 충족시킨다는 차원뿐이 아니다. 많은 환자들이 자기의 의무기록을 자주 조회할 것이고 모르는 내용을 이해하기 위해 노력할 것이다. 단 시일 내에 많은 환자들이 의료 상식이 풍부해질 것이다. 진료기록을 매일 조회하는 똑똑한 환자를 가진 의사들은 귀찮고 피곤할 수도 있다. 그러나 자기 진료기록을 조회하는 똑똑한 환자는 우리 나라 의료 발전에 큰 힘이 될 수도 있다. 현행 의약분업 같은 불합리한 의료 제도를 개선하는 면에서도 큰 역할을 할 것이다.

그러나 웹에서 자기 진료 기록을 조회할 수 있게 된 것은 좋은 점만 있는 것은 아니다. 가장 우려되는 것이 환자 개인 정보의 유출 기회가 많아진다는 것이다. 진료 기록을 다른 사람이 알게 되는 사생활 침해로 발전할 수도 있다. 진료 정보 DB의 보안이 허술한 채로 인터넷으로 병원 의무 기록에 접속할 수 있게 되면 L양의 지방흡입술 사건 같은 것이 빈번할 수 있기 때문이다. 환자가 접속할 수 있으면 제삼자도 접속할 수 있기 때문이다. 이때의 보안 문제가 해결되어야 온라인 의무기록 조회가 활용될 수 있다.

컴퓨터에 개인 보안 카드를 넣으면 카드가 음성으로 명령어를 전달하여 인터넷으로 진료기록 센터에 보관된 진료기록을 볼 수 있다. 이는 이스라엘의 한 회사가 개발하여 실용화하고 있다고 CNN이 전한다(6월21일). 이 뉴스가 관심을 끄는 것은 그 동안 환자 자신이 웹을 통해 병원에 있는 환자기록을 조회하는 데 가장 문제가 됐던 보안 문제를 상당 수준 해결한 것으로 보여지기 때문이다. 환자가 자기의 의무기록을 의사를 통하지 않고 자기 집 컴퓨터에서 직접 조회하여 볼 수 있게 되는 것은 환자의 알 권리를 해결한 정도가 아니라 의료의 기본 틀을 바꿀 수 있는 변화이다. 다른 병원에 가서 진료를 받게 될 때도 그 카드를 의사의 컴퓨터에 넣고 환자가 말하면 환자의 진료 기록이 떠오르는 것이다. 병원에서 진찰을 받고 여러 가지 검사를 한 환자는 밤에 자기 집에서 검사결과를 조회할 수 있다. 그리고 이메일로 의사에게 질문을 할 수도 있다. 필요하면 의사의 처방도 온라인으로 받아 약국에서 약을 조제할 수 있게 된다.

환자 기록 관련자들의 윤리 문제

진료정보의 보안을 위해서는 법이나 전문 직종의 윤리 지침 그리고 방화벽이나 암호화 같은 기술, 사용자의 인증제도, 그리고 관련자의 접속 권한 차등 부여 등 여러 가지 방법을 사용한다. 그러나 무엇보다도 중요한 것은 관련자의 윤리 의식이다. L양 사건에서도 관련자들의 윤리 의식의 결여가 사건 발생의 핵심이다. 최근 보험 재정 안정화를 위한 정부 대책 중 의료기관의 보험 청구에 대한 심사 강화와 의료기관 실사 강화 등이 정부의 가장 중점 정책인 듯한데, 그 효과도 의문이지만 더욱 우려되는 것은 이에 관여하는 실사 실무자들의 윤리 의식이다. 의료기관에 와서 환자 정보를 뒤지는 사람들의 진료 정보의 보안 의식이 먼저 보장되어야 한다. 최근 국회에서 발의된 '국민 건강보험 재정 건전화 특별법안'에서 의료보험 청구에 관여하는 실무자들의 환자 정보 보안의 위반에 대한 처벌 조항을 강조한 이유도 환자의 사생활 침해 차원의 의료정보 누출을 우려한 것이다.

보건 정책이나 정보통신 기술을 의료에 적용해서 의료의 효율성을 크게 높인다 해도 환자의 사생활 보호·차원의 진료기록 보안이 어렵게 된다면 그 정책이나 기술은 사용할 수 없다. 환자 진료 정보의 보안을 최우선으로 고려해야 한다.

「이슈투데이, 2001. 6. 25.」

수진자 조회는 환자 비밀을
누설시키는 것이 아닌가

 환자의 질병 상태는 본인 외에는 알리지 않는 것이 원칙
이다. 그런데 이를 알고 싶어하는 사람들이 많다. 상대에
따라 어느 것까지 얘기해 주어야 하는가는 의사 등 의료인
에게 항상 고민거리이다. 부부간이나 자기가 모시고 있는
부모를 염려해서 병환 상태를 알고자 하는 자식의 경우는
당연하게 받아들인다. 시집간 딸이 친정 부모가 걱정되어
물어오는 경우도 이해가 된다. 그런데 회사의 상사가 병원
에 입원한 부하 직원의 상태를 물어오는 경우는 고개를 갸
우뚱하게 된다. 회사 동료나 친구의 경우는 아주 곤란하다.
이들에게는 알려줄 수 없다. 더구나 선거에서 상대방 후보
의 병력을 알려고 한다면 이는 명확한 범법 행위다.

 의료법의 비밀누설 금지 조항에는 법령에서 특히 규정된
경우를 제외하고는 의료에서 취득한 타인(환자)의 비밀을

누설하거나 발표하지 못하도록 엄격히 규정하고 있다. 그런데 문제는 환자의 어느 것이 비밀인가 하는 점이다. 이는 환자의 판단에 달려 있다. 환자 입장에서는 남이 알기를 꺼리는 것은 모두 비밀이 될 수 있다. 환자에 따라서는 진료를 받았다는 그 자체만도 비밀이다. 더구나 병명이 무엇이고 그 상태가 어떻고 앞으로 어떻게 될 것인가는 분명 의사가 지켜주어야 할 비밀이다. 진료비가 얼마였다든지 며칠간 진료를 받았다든지 하는 것도 분명히 환자의 비밀이다. 이번에 의사협회에서 제정하고자 하는 의사윤리지침에는 환자의 비밀 보호를 위해 의사가 어떻게 해야 하는가를 의료법에서 보다 훨씬 더 자세하게 기술하고 있다.

의사윤리지침 제28조에 명시한 여러 가지 내용 중에 의료보험의 수진자 조회와 관련된 것은 다음과 같다.

〈문서에 의한 환자의 사전 동의 없이 환자에 관한 진료기록이나 비밀을 공개, 누설하거나 유포하는 행위를 하여서는 안 된다〉

〈의사는 진료 청구 등과 관련하여 의료보험기구에 환자의 의무기록을 제출하는 경우 환자의 비밀이 담당자 이외의 제삼자에게 공개되지 않도록 주의해야 한다〉

〈의사는 신체검사 기록을 비롯하여 환자나 피검자의 의무기록을 그들의 문서에 의한 동의 없이 그들의 고용주나 보험회사 등에 제공하여서는 안 된다〉

환자의 진료기록을 보안을 유지하면서 안전하게 보관하는 것은 의사와 의료기관의 책임이다. 그런데 보험청구 때문에 그 내용의 일부를 법에 근거해 보험기관에 알려주는 것이다. 사실은 보험기관에서 환자의 비밀을 지켜준다는 전제하에 법의 허락을 받아 누설시킨 것이다. 그런데 보험 당국은 이 환자의 비밀을 가지고 수진자 조회라는 위험한 일을 벌이고 있다. 즉 진료내용을 환자에서 우송해서 의사가 거짓 청구하는지를 확인하는 일이다. 의료보험기관이 의료보험 재정을 보호하기 위해 의사들의 허위 청구를 막는다는 목적으로 시행되고 있다. 치사한 하급 시책이라든가 오죽하면 보험 당국이 이런 발상을 했겠는가 등은 논외로 하고 정말 우려되는 것은 환자의 비밀 보장이다. 환자의 비밀은 아무리 사소한 것이라도 지켜주어야 하는 의료의 큰 윤리가 손상되는 점이다.

수진자 조회는 우편으로 실시되고 그 우편은 법에 의해 보호를 받으니 비밀이 공개되는 것은 아니라고 변명할 수 있을 것이다. 그러나 현실은 그렇지 않다. 선거 판의 상대방 후보에게 그 우편물이 전달되지 않으리라는 보장을 할 수 있는가? 다툼을 하고 있는 가족간에 악용되지 않으리라는 보장을 할 수 있는가? 수진자 조회가 정책상 꼭 필요하다면 수진자에게 직접 확인하는 방법으로 해야 할 것이다. 지금 같은 방법으로 계속하겠다면 환자 각자에게 수진 내역을 우편으로 보내도 되는지 동의를 받고 시행해야 할 것이다.

진료내용은 환자의 큰 비밀이다. 환자와 의사 이외에는 어느 누구도 알게 해서는 안 된다. 비밀을 누설시킬 가능성이 있는 어떤 정책도 시행되어서는 안 된다. 보험 재정 보호에 크게 도움이 된다 해도 지금 같은 우편을 이용한 수진자 조회는 환자의 사생활을 침해할 가능성이 명백하므로 중단되어야 한다. 그동안 이 수진자 조회로 비밀이 누설되어 고통을 받은 환자가 있다면 이는 보험 당국이 보상해야 한다.

「이슈투데이, 2001. 4. 28.」

의무기록의 관리주체는 누구여야 하는가

의무기록이란

의무기록이란 의료인이 환자를 진료한 내용을 기록한 것을 말한다. 이는 의료인의 의무 사항이다. 일차적인 목적은 진료의 정확성을 위한 것이지만 진료라는 것이 생명을 다루는 일이므로 이에 대한 증거로서의 가치도 크다. 하루에 수많은 환자를 진료하는 의사로서는 그 내용을 기록해 놓지 않으면 진료의 연속성을 유지하기가 어렵고 진료의 질을 향상시킬 수가 없다. 또한 진료에는 의사뿐 아니라 간호사 등 여러 인력이 관여하게 되므로 각자가 한 일을 정확히 기록하여야 환자의 병 경과와 진료 내용이 추적된다. 의무기록에는 환자의 인적사항뿐 아니라 환자가 무엇을 언제부터 불편해 하고 있는가 등 병력 사항과 의사가 진찰한 내용과 그 소견, 각종 검사 결과 및 의사의 의견 그리고 수술이나 약 처방 등 각종 처치 내용이 기록된다. 무엇보다도 중요한 내용은 기록한 의료인의 서명이다(의료법 제21조).

이 의무기록은 의료기관의 개설자 또는 관리자에 의해 일정기간 보관되어야 한다(의료법 제18조). 의무기록은 개인에 대한 기록이므로 사생활 보호 차원에서 공개를 법으로 제한하고 있고 동일한 환자의 진료 상 필요에 의해 다른 의료기관에서 요구할 때만 공개할 수 있다(의료법 제20조). 그래서 현재 의무기록의 소유주나 관리자가 누구냐 하는 질문에는 의료기관 대표자라고 답하는 것이 정답에 가장 근접한 것이다.

무엇이 문제인가?

첫째는, 의료의 중심 축이 의료인으로부터 진료 당사자인 환자로 옮겨가고 있고 정보통신 기술을 활용한 전자의무기록이 도입되어 이에 따른 의무기록 관리방법의 변화가 필요하다.

의무기록에는 당사자인 환자, 기록을 맡은 의료인, 보존하는 의료기관 책임자 등 3인이 관여된다. 의료의 중심이 의사였던 시절에는 당연히 의사가 모든 권리를 가지고 있는 것으로 인정됐다. 의무기록이 의료기관의 서고에 보관되어 있어 환자는 물리적으로 접근이 어렵기 때문에도 의료기관 내지는 의료인의 것으로 인정되어 왔다.

그러나 환자의 권리가 신장되면서 의료의 중심 축이 환자로 점차 기울어가고 있는 추세에서는 의사들만의 권리라고 주장할 수 없게 됐다. 더구나 의무기록이 의료기관의 서고에 있지 않고 전산화되어 컴퓨터에 보관되어 환자가 본인의 의무 기록을 쉽게 열람하는 것이 기술적으로 가능해지면서 기존 의무기록 관리의 틀이 흔들리게 된 것이다. 의무기록이라는 실체에 대하여 소유와 관리의 권한이 누구에게 있는가 라는 단순한 질문에도 답하기 어렵게 됐다. 환자들에게 각자의 컴퓨터에 의무기록을 보관하기를 원하느냐는 최근의 설문조사에 절대 다수가 그렇게 하고 싶다는 답을 했다고 한다. 몇 년 내에 환자들 스스로가 이를 적극적으로 요구할 것이다.

둘째로, 사회 각 분야의 정보화에 따라 정보가 특정인이나 집단에 의해 독점되기보다는 많은 사람에 의해 활용되는 추세이기 때문에 진료정보도 관련자들에 의해 쉽게 공동 활용되어야 한다. 진료한 의료인과 환자가 공유하는 것도 기술적으로 아무런 어려움이 없게 됐다. 진료 정보를 각급 의료기관이 공동 활용하면 효과적인 의료전달체계를 구축할 수 있어 의료비의 절감과 진료기간 단축 등의 효과도 기대할 수 있다. 그래서 많은 나라들이 정보화 기술을 활용하여 이를 추진하고 있다. 현재도 환자의 동의 없이 다른 의료기관의 요구만으로도 환자 정보가 다른 의료기관 유출되는 것을 법으로 허용하고 있다. 앞으로 의약분업이 시행되면 진료내용을 묵시적으로 나타내는 약 처방전이 약국에 전달되어 진료의 가장 핵심적인 내용의 하나가 의료기관 밖으로 공개되는 것이다.

셋째로, 의무기록은 그 자체가 아주 중요한 의학 정보로 의학 연구의 보고이다. 잘 정리된 환자의 진료기록은 의학 연구실의 어떠한 실험 성적보다도 중요한 자료이다. 현재는 환자 진료에 관여한 의사들에게만 제한적으로 열람되어 활용되어 왔으나 정보화 사회에서는 활용이 확대되어야 한다.

이렇게 의무기록의 활용이 넓어질수록 환자 개인정보의 보안 차원에서 더욱 엄격한 관리가 필요하다. 그러나 현재의 법이 명시하듯 단순히 진료기록의 공개를 억제하는 폐쇄적인 관리는 정보화 시대의 걸림돌이 된다. 의무기록에 대한 좀더 진보적인 발상 전환이 필요하다.

의무기록은 어떻게 관리되어야 하는가?

첫째, 의무기록이 환자 개인 정보 차원에서 보호되면서도 환자를 위해 최대한 활용되도록 하려면 환자가 자신의 의무기록을 관리할 수 있도록 해야 한다. 의무기록의 관리 주체를 환자로 바꿔 놓고 관리의 틀을 짜야 한다. 의료기관의 의무기록 관리는 환자가 위탁한 업무로 인식되어야 한다.

즉 은행에 돈을 저축하듯 환자가 의료기관에 자기의 기록을 보관토록 한 것으로 보아야 한다. 환자가 자기 의무기록을 열람하는 것은 자유롭게 할 수 있어야 하고 의무기록의 공개도 환자가 결정토록 해야 한다. 다른 의료기관에 의무기록을 보내는 것도 은행계좌의 주인이 은행돈을 계좌이체 하듯이 환자가 주체가 되어야 한다. 이렇게 되려면 먼저 환자를 포함한 일반인들이 자기의 의무기록이나 건강기록을 관리할 권한과 책임이 자기에게 있다는 것을 인식해야 한다.

둘째, 의무기록의 의학적 가치와 공익성을 살리기 위해서는 의무기록 내의 순수한 인적사항을 나타내는 개인 정보 기록과 진료기록을 분리하여 개인 정보가 포함되지 않은 진료기록만은 의학연구에 최대한 활용될 수 있도록 해야 한다.

이렇게 했을 때 많은 역기능도 예상된다. 특히 진료정보를 독점해온 의사들에게는 많은 어려움이 예상된다. 그러나 인터넷 사용이 일상화되는 정보화 사회에서 환자가 진료 기록을 자기가 관리하겠다 요구를 언젠가는 수용할 수밖에 없을 것이다.

「이슈투데이, 2000. 6. 13.」

의무기록 은행은 가능한가

　환자가 병원을 옮겼을 때 전에 진료 받은 병원의 기록을 가져올 수 있으면 진료에 많은 도움이 된다. 현재도 기록을 복사하여 가져올 수 있지만 정보화되면 인터넷을 통해 진료기록을 쉽게 조회해 볼 수 있다. 환자가 자기 집에서도 인터넷을 통해 내가 무슨 진료를 받았는가를 조회해 볼 수도 있다. 이런 의무기록 공유화는 추진되어야 하는가? 추진되어야 한다면 어떤 형태로 추진될 수 있는가?

　정보가 있으면 이를 최대한 활용해야 하는 것은 당연하다. 진료에서 나오는 수많은 진료정보를 관리하고 활용하여야 환자 치료 효과도 높일 수 있다. 진료기록부나 검사결과, 엑스레이 사진을 표준화하고 어느 곳에서나 조회할 수 있도록 전국적인 정보망을 만든다면 의료의 획기적인 변화를 가져올 것이다. 환자의 이동에 따른 의료의 지체와 의료비의 이중 발생을 억제할 수 있다. 또한 응급상황에서 기초적인 환자의 건강정보를 쉽게 확인할 수 있도록 하여 응급 진료 효과를 높일 수도 있다. 여기에서 얻는 전국적인 보건의료정보를 분석하여 보건의료정책 개발에 활용할 수 있고 의학 연구의 자료로 사용할 수도 있다.

이런 사업은 외국에서 이미 많은 시험단계를 거치고 있다. 미국 영국 유럽 각국 그리고 일본, 싱가폴 등의 국가에서 비슷한 일들을 추진하고 있다. 국내에서 21세기의 국민의 의료환경의 개선 및 복지 환경을 만들기 위해서는 반드시 성취하여야 할 일이다.

이를 위해 해결해야 할 과제는 필수 의무기록 정보의 표준화, 정보교환을 위한 표준 프로토콜의 활용 및 정보 고속도로망이다. 그러나 무엇보다도 필요한 것은 의료정보의 보안이다. 진료정보 공유의 어떤 이점도 보안 문제에 우선할 수는 없다. 진료정보 보안 문제를 완전히 해결할 수 있다는 확신이 있을 때 공유화를 추진해야 한다. 진료정보를 최대한 활용하여 진료 효과도 높여야 하고 개인 정보도 철저히 보호해야 하는 두 마리 토끼를 어떻게 잡을 것인가가 문제이다.

추진한다면 어떤 형태로 추진해야 정보활용 극대화와 보안 문제를 해결할 수 있을까? 한가지 방법은 의무기록 은행을 구축하는 것이다. 돈을 은행에 저장하듯이 국민의 보건 및 진료와 관련된 정보를 전자의무기록 형태로 의무기록 은행에 저장하고, 필요할 때 단말기를 통해서 조회할 수 있는 시스템을 말한다. 돈을 은행에 저축하고 필요할 때 찾아 쓰는 것과 같은 방법이다.

지역별 또는 의료기관 군별로 일차적인 의무기록 은행을 구축하고 이들을 묶어 전국 망을 만들면 될 것이다. 이 의무기록 은행은 병원에서 제공하는 진료정보뿐만 아니라, 치과의원, 약국, 한의원 등과 같은 각종 의료기관으로 그 영역을 확대할 수도 있다.

누가 정보를 저장할 것인가, 누가 꺼내 쓸 수 있는가, 누가 경비를 부담할 것인가 하는 문제 모두가 돈이 드는 일이다. 이 정보 공유 시스템의 수혜자가 부담할 수밖에 없다. 결국은 환자 자신이거나 국가가 부담해야 한다. 먼저 국가가 부담하여 시스템을 구축하고 이를 환자가 활용하면서 사용료를 내는 식으로 할 수 있다. 국가가 하는 대신에 금융은행과 같이 사기업들이 의료정보은행을 만들 수 있을 것이다. 지역별이나 질환별 또는 의료기관 집단별로 독립된 의무기록 은행을 만들 수도 있을 것이다.

진료정보 공유화는 추진할 수밖에 없다. 그러나 개인 정보는 완벽하게 보안이 이루어져야 한다. 이를 위해서는 의무기록의 소유 권한을 환자가 직접 갖도록 하는 것이다. 은행에 넣는 것도, 그 정보를 보는 사람을 지정하는 것도, 정보 중에서 어느 것을 공개할 것인가를 결정하는 것도 모두 환자 자신이 결정할 수 있도록 해야 할 것이다. 우리가 은행을 통해 돈을 관리하듯이 진료기록을 관리하도록 하면 될 것이다. 그러나 돈 관리에 필요한 보안보다 더 안전한 보안이 요구되는 것이 진료기록임을 명심해야 한다.

「이슈투데이, 2000. 10. 2.」

의료정보화는
의료 발전에 크게 기여한다

정보화된 의료는 어떤 것일까?

미래의 의료시스템은 지금의 의료시스템이 발전한 것이라고 얘기하기가 쑥스러울 정도로 판이하게 다른 것이 될 것이다. 아침에 잠자리에서 일어나 화장실에 가는 순간 그 사람의 건강 상황이 모두 확인되어 컴퓨터에 저장되고 음성으로 결과를 말해 줌과 동시에 그 정보가 주치 의사의 컴퓨터로 전달될 것이다. 의사는 이를 확인하고 온라인으로 그 날의 처방을 보내줄 것이고 동시에 가장 가까운 약국에 처방전이 전송되면 조제된 약이 택배로 집에 배달될 것이다.

집에 혼자 있는 노인 환자를 위해 집안 곳곳에 카메라를 설치하고 환자의 몸에 신체 상태를 모니터링 하는 센서를 부착하면 지역 의료 센터에서 환자의 이동과 건강 상태를 추적할 수 있어 간병인을 두지 않고도 다른 가족 구성원들이 마음대로 사회활동을 할 수 있게 된다. 비슷한 시스템을 7개월만에 태어난 미숙아의 인큐베이터에 설치하고 이를 집이나 직장으로 전송하여 부모가 볼 수 있도록 하면 부모는 매일 병원에 가지 않고도 아기가 어떤 모습으로 하루하루 커가는지를 알 수 있게 된다. 유럽의 보스니아 전쟁터에 있는 미군 부상병에게 미국에 있는 군 병원의 전문의가 원격으로 치료 방법을 지시한다. 이런 것들은 미국이나 일본에서 이미 효용성이 증명되어 실용화 단계에 있다.

유럽 여행 중에 상태가 악화된 고혈압 환자를 진료한 런던의 의사는 한국에서의 치료 사항을 인터넷을 통해 조회하여 그 환자가 그 동안 무슨 약을 복용했고 각종 검사 결과는 어떠했는지를 알 수 있고 이를 근거로 신속한 판단을 내릴 수 있게 된다. 즉 한국에서의 모든 진료기록이 컴퓨터에 보관되어 국내에서뿐 아니라 전 세계 어디에서나 환자의 허락을 받은 의사는 이 기록을 참고로 할 수 있게 된다. 은행에 저축한 돈을 어디에서나 꺼내 쓸 수 있는 것과 같이 DB에 보관한 의료정보를 쓸 수 있게 되는 것이다.

이상의 것들은 아직 우리 나라에서 실현되지 않고 있다. 그러나 집에 있는 임신부의 태아 심음을 병원에 있는 의사가 모니터링하여 태아 상태를 알 수 있다든지 의사가 상주하지 않는 치매 요양소의 환자나 직장 의무실을 찾아온 환자를 멀리 떨어진 대학병원의 의사가 진찰하는 일은 우리 나라에서도 현재 시행되고 있다. 제주도에 살면서 매달 한 번씩 서울대학교병원을 방문하여 진료를 받던 환자가 제주도 집에 원격진료용 컴퓨터를 설치하고 원격진료를 받으면서 매달 서울에 갈 필요가 없게 되어 경제적으로나 시간활용에서 상당한 혜택을 보게 된 것은 의료정보화의 덕택이다. 야간에 촬영한 응급환자의 X-ray 영상을 퇴근한 방사선과 전문의가 자기 집에서 영상을 전송 받아 판독하는 일은 몇몇 병원에서 이미 실시하고 있다.

의료정보화는 분명 국민 건강 생활을 보장하는 데 크게 활용될 것이다. 문제는 어떻게 정보통신 기술을 의료에 도입하여 의료정보화를 이루어야 의료 발전에 도움이 되고 궁극적으로 국민에게 혜택이 갈 수 있는가 하는 점이다.

우리 나라 의료정보화의 현황은?

의료정보화의 대상 업무는 병원업무 전산화(병원정보, 검사정보, 전자의무기록, 의학 영상), 의료보험 청구 업무 전산화(EDI), 원격의료 및 교육(응급의료, 감염병 정보, 의료인 평생교육, 국민 건강교육), 그리고 진료정보 공유화, 의료 전자상거래(B2B) 및 물류관리(병원정보시스템) 등이다.

병원정보 전산화 대상은 원무, 보험청구, 외래 및 병실 OCS, 임상병리검사, 약무 등으로 세분할 수 있다. 이들 업무에 대한 각급 의료기관(의원, 병원, 종합병원, 요양기관)의 전산화 정도는 보건복지부에서 조사한 자료(진료정보 공동활용을 위한 정보화전략계획 수립, 보건복지부, 2000. 9.)에 따르면 대체로 원무나 보험 청구의 전산화율은 80% 이상으로 높으나 임상병리검사 및 약무 그리고 진료 자체의 전산화율은 각급 의료기관 모두 50% 이하로 아주 낮다. 특히 의무기록 전산화는 10% 이하에 머물고 있다. 이는 아직도 우리 나라에서는 의료분야의 정보화가 국내의 타 분야보다 뒤쳐졌음을 뜻한다.

EDI를 활용한 보험료 청구는 최근 4~5년 동안에 급속도로 확장됐다. 현재 약 54.1%의 의료기관이 EDI를 활용하고 있다. EDI의 활용은 대형 의료기관에서 높게 활용하고 있다. EDI를 활용하여 서류 없이 보험료를 즉시 청구할 수 있고 심사 및 보험료 지불 등이 모두 인터넷상에서 이루어진다. 미국의 예로 추산할 때 현재 보험심사에 1,000명이 필요하다면 자동심사시스템을 활용하면 인원을 약 80% 가량 감축할 수 있다. 의료 보험료를 아끼는 데 기여 할 수 있는 것이다.

(영상전달시스템)

X-ray 촬영에 필름을 사용하지 않고 디지털화하여 영상을 직접 컴퓨터에 저장하고 이를 의사들에게 전달하는 PACS는 최근 각 의료기관에서 활발하게 도입하고 있다. 이를 도입하는 데 초기의 투자비용이 크기 때문에 현재는 도입율이 6.9%로 낮으나 급속도로 확대될 전망이다. 현재 설치가 진행 중인 의료기관이 14.5%로 이들이 완료되는 금년 말쯤이면 약 21.4%가 PACS를 갖게 될 것이다. PACS 활용이 일반화되면 X-ray 결과를 의료기관들이 공유할 수도 있어 환자가 병원을 옮길 때 중복하여 촬영하는 일이 상당히 감소할 것이다. 또한 방사선 영상을 어느 곳에나 보낼 수 있어 특정 질환에 경험이 많은 외국의 의사에게 자문을 쉽게 구할 수 있다. 미국이나 유럽 등에서는 X-ray나 병리 표본의 영상을 보내 다른 의사의 의견을 묻는 시스템이 상용화되어 활발히 활용되고 있다.

(원격의료)

원격의료에서 가장 역점을 두어 추진할 수 있는 것은 재택 진료이다. 집에 있는 환자를 병원에 있는 의사가 진찰하고 처방을 내주는 것이다. 이는 고혈압이나 당뇨병 등 만성 질환이 확진된 환자가 병원을 찾는 횟수를 줄일 수 있다. 의사에게 오기 힘든 섬이나 오지, 전쟁터 등에서 원격진료하는 것은 기술적으로나 명분이나 모두 완벽하나 그 활용 빈도 때문에 아직 활발히 도입되지 못하고 있다. 현재 서울대학교병원 원격진료센터와 원격치매진료센터가 체계적으로 운영되고 있다. 이 모듈이 전국적으로 확산되면 원격진료가 활성화될 것이다. 집에 있는 임신부와 태아를 관리하는 데 원격의료를 활용하는 시스템도 서울대학교병원에서 시범적으로 실시한 바 있다.

(인터넷 건강 정보 사이트의 신뢰성 문제)

건강의료정보를 제공하는 인터넷 사이트는 수천 개로 추정되고 있다. 그러나 대부분 그 내용의 신뢰성이 낮다. 상업적인 목적으로 건강 정보를 제공하는 곳이 대다수이다. 국민의 입장에서는 어느 것이 옳은 정보인지 알 수 없는 경우가 대부분이다. 국민들이 믿을 수 있는 사이트를 고르는 데 참고가 되도록 인증하는 사업을 의사협회나 대한의료정보학회, 전공의 협의회 등 몇몇 단체가 시작하고 있다.

(의료정보의 공유)

의료정보를 의사들이 공유하고자 하는 것은 환자가 의료기관을 옮겨도 과거 진료한 기록을 볼 수 있도록 하자는 것이다. 중복 검사 등을 줄여 의료비의 상승을 억제하고 의료의 질을 높일 수 있는 일이어서 정부 등 여러 회사들이 관심을 갖고 추진하고 있다. 서울아산병원, 삼성의료원, 충남대병원 등이 병원 주위에서 개원하는 의사들과 환자의 검사결과 등을 공유하는 시스템을 활용하고 있다. 이는 종합병원이나 의원 그리고 환자 모두에게 도움이 되기 때문에 많은 병원들이 이 일을 시작할 것이다.

(전자의무기록)

의료정보화를 위해서 가장 기본적인 것이 의무기록의 전자화이다. 즉 환자 진료기록을 컴퓨터로 작성하여 보관하는 것이다. 이것이 되어야 의료정보화가 완성될 수 있다. 그러나 이는 아주 어려운 사업이다. 현재 전국 의료기관의 11.6%가 전자의무기록을 사용하는 것으로 집계됐으나 대부분은 개인의원에서 이루어진 것이다. 각종 의료정보를 많이 생산해내는 대형 종합병원의 경우에는 단지 세 곳에서만 전자의무기록을 부분적으로 사용하고 있다. 그러나 앞으로 3년 내에 약 80%의 의료기관이 전자의무기록을 도입할 것이다.

의료정보화를 위해 해결하여야 할 과제

첫째는 우리 나라에 필요한 의료정보학의 학문적 발전과 전문인력이 필요하다. 정보통신 기술을 의료에 접목시켜 의료를 발전시키는 것이 의료정보학의 목표이다. 정보통신 기술은 그 발전 속도가 기존의 어느 과학 기술 분야보다도 빨라 이를 의료에 접목시키는 방법 또한 기존의 과학 기술을 의료에 활용하던 것과는 다를 수밖에 없다. 시행착오와 낭비 없이 의료에 접목시키기 위해서는 이 분야의 학문적 바탕과 자원이 튼튼하게 갖추어져야 한다. 그러나 우리의 현실은 그렇지 못하다. 의료정보학이라는 새로운 학문 분야를 개척해 가는 전문가가 아직은 극소수이다. 전문가를 양성하기 위해서는 먼저 의과대학 등 의료 관련 대학에 의료정보학을 학문적 단위로 인정하고 인력을 양성해서 교육과 연구가 이루어지도록 해야 한다. 이들을 통해 의사를 비롯한 의료인들이 학생 때부터 교육되어 의료정보화에 대한 이해의 폭을 넓히도록 해야 한다.

현재 전국 40여 개 의과대학 중에서 경북대학교 의과대학만이 의료정보학 교실(과)을 설치하고 전임교수를 두어 본격적인 의료정보학의 연구와 교육을 진행하고 있다. 대한의료정보학회는 금년 5월에 전국의 의과대학 교과과정 책임자들과 의료정보학 교육을 담당하는 교수들을 위한 워크숍을 개최하여 의료정보학 교육 연구의 올바른 방향을 모색할 것이다.

또한 의료정보화의 실무 기술 인력의 양성을 위해 '의료정보(기술)사' 제도를 대한의료정보학회가 자체적으로 시작할 계획이다. 즉 의료계열 면허자나 정보통신계열 학과 출신으로 의료정보 분야에서 일정기간 동안 훈련을 받고 의료정보화의 개발이나 실무에 참여한 경험자를 대상으로 평가 과정을 거쳐 자격을 인정하는 제도이다.

둘째는 의료정보화를 촉진시킬 제도적 장치가 마련되어야 한다. 보건의료정보화 촉진법(기본법)을 제정하여 개인 의료정보 보호, 의무기록의 전자서명제도 도입, 전자처방전 인정, 원격진료의 범위 및 책임 한계, 전자의무기록의 보관 및 관리에 관한 규정이 마련되어야 한다. 의료정보 공유 및 활용 활성화에 따른 개인의 사생활 침해 가능성은 철저히 방지되어야 한다. 환자정보의 사용제한 범위를 규정하여야 하고 의료정보 사용의 보안절차를 수립하여야 한다.

말레이시아는 1997년에 이미 원격의료를 지원할 법을 제정했고 일본도 2000년도에 전자서명제도 등 주요 사항에 대한 법적인 근거를 마련했다. 우리는 현재 컴퓨터에 저장된 의무기록을 인정하느냐를 두고 논란을 하고 있는 답답한 상황이나, 보건복지부와 정보통신부 및 의료계가 의료정보화의 법적 근거를 마련하기 위해 적극 나서고 있어 조만간 해결될 것이다.

셋째는 표준화이다. 의료정보화의 촉진을 위해 국가 차원에서 해야 할 일 중에 가장 중요한 것이 표준화 작업이다. 의료에서 사용하는 질병명 등 용어와 코드로부터 진료의뢰를 위한 양식 등 의료 전 분야에 대한 표준화가 이루어져야 한다. 의료 보험료 청구에서 EDI같이 효과적인 방법을 최대한 활용하지 못하는 가장 큰 이유는 각 의료기관의 의료정보시스템이 호환성이 없기 때문이다. 지난 3월 서울에서 ISO 의료정보표준화위원회 총회가 개최됐다. 21개 국가에서 130여명이 모여 1주일간 표준화를 위한 모임을 갖고 세계공통의 표준을 만들도록 지혜를 모은 것이다. 이것이 이루어지면 우리 나라에서 진료 받던 환자가 미국에 가게 될 때 한국의 진료기록을 미국에 그대로 전송할 수 있게 된다. 한국에 있는 환자에 대한 전 세계 전문가들의 자문을 구할 때도 아무런 어려움 없이 즉시 데이터를 보낼 수 있게 된다. 우리 나라에서 개발한 의료정보시스템을 외국에 수출할 수도 있다.

넷째로는 의료기관이 정보화에 투자할 수 있도록 동기를 부여하여야 한다.

의료정보화를 활용한 의료행위에 대한 수가를 책정하여 정보화 비용을 충당할 수 있도록 하여야 한다. 먼저 원격으로 시행하는 방사선판독, 병리판독 및 심전도판독 등의 의료수가가 책정되어야 하고 원격 전문의자문, 전자왕진, 문진, 및 정신과 면담 등에 대한 수가 책정도 고려하여야 의료기관들이 투자하게 된다.

맺음

의료보험 재정의 파탄위험 등 많은 문제를 가진 우리 나라 의료 문제를 해결하는 데 의료정보화가 큰 역할을 할 것이다. 다른 말로 하면 의료정보화만이 현재의 의료 문제를 해결할 수 있다. 의료정보화로 의료도 개선하고 이로부터 생산되는 정보에서 정확한 보건의료 통계를 산출하고 이를 근거로 의료정책이 세워진다면 이번 의약분업 등으로 파생된 의료 위기 같은 것들은 다시 발생하지 않을 것이다. 의료정보화에 관심을 갖고 투자해야 한다.

「신동아 지령 500호 기념 특별부록 '21세기 한국 대 개조론 – 지식인 70인의 그랜드 디자인, 2001. 5.」

환자 정보의 보호와 보안

1. 환자 정보를 알고 싶어하는 사람이 많다

환자의 진료 정보는 환자 본인 외에는 알리지 않는 것이 원칙이다. 그런데 이를 알고 싶어하는 사람들이 많다. 의료법(제20조1항)에 '환자, 그 배우자, 그 직계존비속 또는 배우자의 직계존속(배우자, 직계 존비속 및 배우자의 직계존속이 없는 경우에는 환자가 지정하는 대리인)' 등 환자 상태를 알려주어도 좋은 대상을 정해 놓았지만, 상대에 따라 어느 것까지 얘기해 주어야 하는가는 의사나 의료인들에게 항상 고민거리이다. 부부간이나 자식이 모시고 있는 부모를 염려해서 병환 상태를 알고자 하는 것은 당연하게 받아들인다. 사위가 장인의 병 진행을 궁금해 물어오는 경우는 좀 꺼림직하지만 그래도 이해가 된다. 회사의 상사나 동료가 상태를 물어오는 경우는 알려 주지 않는다. 더구나 선거에서 상대방 후보의 병력을 알려고 한다면 이는 명확하게 불순한 행위이고, 차라리 범법 행위에 가깝다.

이렇게 관심을 가진 사람이 많으니 정보 유출의 기회도 많아진다. 그래서 법과 의료인의 윤리 규정으로 환자의 진료정보를 사생활 보호 차원에서 엄격히 보호하는 것이다.

그러나 환자가 다른 의사에게 진료를 받게 될 경우에는 기왕의 진료 정보를 공개하여 다른 의사가 활용할 수 있게 하는 것이 환자에게 도움이 된다. 환자 자신이 자기의 진료 정보를 정확히 아는 것도 병 치료에 도움이 된다. 그래서 진료 정보를 의료기관 밖으로 내보내는 것도 역시 법으로 허용하고 있다. 어느 누구보다도 환자 자신이 진료 정보에 관심이 많은데, 이는 헌법과 의료법에서 환자의 알 권리로 보장하고 있다.

환자가 자기의 진료 정보를 잘 알기 위해 진료 정보 기록을 열람하고 복사하여 의료기관 밖으로 가지고 나가는 사례가 많아지고 있다. 더구나 의료정보화의 발전으로 환자 자신이 어디에서나 인터넷을 통해 의무기록을 수시로 볼 수 있는 것이 기술적으로 가능해지면서 환자들은 더욱 더 알 권리를 최대한 행사하려 할 것이다. 이런 환경에서 환자의 사생활을 보호하면서 진료 정보를 최대한 활용할 수 있는 방책이 만들어져야 한다.

2. 의료정보의 보안이란 무슨 의미인가?

의료정보의 보안에는 사적 비밀 보장(confidentiality)과 정보의 완전성(integrity)의 두 가지 의미가 모두 포함된다. 사적 비밀 보장(confidentiality)은 전문 직업 행위의 윤리적 초석이 되는 것으로 타인의 정보를 타인의 사생활을 보호하기 위하여 관리하는 것을 말하고, 완전성(integrity)은 정보 자료가 언제든지 유효하고 접근 가능해야 한다는 의미이다. 그래서 정보를 보안한다는 것은 환자의 이익에 위배되는 의도적, 비도의적인 승인되지 않은 사람이 접근하는 것과 정보의 불법적인 유출, 수정, 파괴를 막기 위해 기술적이고 행정적인 절차와 조치를 취함을 말한다.

현재는 '보안'의 개념이 환자 본인은 빼놓고 의료인이나 의료기관이 환자 정보를 보호하는 것에 국한되고 있지만, 장차 진료 정보의 관리 책임이 환자 자신에게 상당 부분 넘어가게 되면 사생활 보장 차원에서 환자 자신이 자신의 정보를 필요에 적합하게 스스로 관리해야 하는 점이 강조될 수도 있다. 즉 환자 본인에 의한 변조 및 파괴도 보안의 대상이 되는 것이다.

3. 정보화 환경에 맞는 환자 진료 정보 관리 지침이 마련되어야 한다

환자 진료 정보가 전산화되면서 보호가 더욱 어려워지고 있다. 병원관리시스템(Hospital Management Information System, HMIS)이나 전자의무기록(EMR)의 도입, 통신을 이용한 보험 청구 시스템인 EDI(Electronic Data Interchange)의 활용 등 의료정보가 급속히 정보화되어 관리되고 있다. 최근 정부는 보건의료정보화 추진을 위한 『보건의료정보 공동활용을 위한 기본계획』 수립(2001년) 등을 통해 의료정보 전송표준, 용어 및 코드화 등 표준화, 전자의무기록 인증체계 구축, 의료기관 정보화 촉진, 진료정보 공동활용 시스템 개발 등을 추진하고 있다. 이렇게 정보화되어 환자진료 정보의 관리와 활용이 용이해지면 용이해질수록 그 유출도 용이해진다. 진료 정보가 활용되는 범위가 넓어지면 넓어질수록 정보를 보호하기도 힘들어진다. 컴퓨터에 의한 의료정보 누출, 개인 정보 접근 및 누출, 의료정보의 변형, 누출 및 변형 판단의 어려움 등의 문제가 발생하고 있다.

효율적인 의료전달체계의 확립에 필요한 의료정보의 공유화, 원격의료 서비스, 의약분업 제도 시행과 더불어 제안되고 있는 원외 처방전달 시스템, 의료기관을 대상으로 하는 ASP사업 활성화 등이 추진되면 더욱 환자 정보 보호의 필요성이 증대될 것이다. 때문에 의료정보화를 추진하는 선진국들이 모두 이에 대한 법령, 표준안, 지침 등을 마련하여 환자 정보의 보안을 위해 노력하고 있다.

그러나 아직 우리 나라에서는 정보화 환경에서의 의료정보의 보안과 활용에 따른 정보 유출을 방지하기 위한 법령과 표준안 및 체계적인 지침이 개발되어 있지 않다. 의료정보 보안 관리자를 임명하는 등 정보화에 따른 정보 보호에 관심을 가진 의료기관은 아직 소수일 뿐이다. 아직도 환자가 차트를 소지하고 진료과를 이동하거나 검사를 받으러 다니는 의료기관이 상당수 있어, 의무기록 보안 및 정보관리에 대한 새로운 표준 지침의 개발과 개인 정보를 보호할 수 있는 방안의 모색이 필요하다.

4. 환자 정보가 보안되지 않으면 어떤 일이 벌어지는가?

환자 정보가 정보통신 기술을 통해 누출되고 변형된다면 개인 사생활의 침해뿐 아니라 의료 자체에도 많은 혼란이 일어난다. 의료의 혼란은 환자의 생명과도 직결된다. 때문에 모든 것에 우선하여 사생활 보호 측면에서 의료정보를 보안하는 것이 중요하다. 특히 의료기관이 의료비를 보험 단체에 청구하고 보험 단체가 진료 내역을 심사하여 지불하는 과정이나 효율적인 의료전달체계 확립을 위한 의료정보 공유화 등 의료 형태의 변화 발전에서 필연적으로 발생되는 정보 누출을 우선적으로 막아야 한다.

의료정보 누출은 곧바로 사생활 침해로 이어질 수 있다. 의료정보의 불법 수집, 축적 및 처리, 불법 이용, 불법 유통 등으로 인한 여러 가지 피해를 예상할 수 있다.

5. 환자 정보의 보호는 법으로 규정하고 있다.

의료법의 비밀누설의 금지 조항에 의료인은 법령에서 특히 규정된 경우를 제외하고는 의료에서 취득한 타인(환자)의 비밀을 누설하거나 발표하지 못하도록 엄격히 규정되어 있다.

의료법 제20조 1항에는 법으로 특히 규정된 경우를 제외하고는 환자에 관한 기록을 열람시키거나 그 기록의 내용 탐지에 응하여서는 아니된다 라고 규정하고, 제19조에서는 모든 의료인의 의료행위과정에서 얻는 비밀을 일체 누설하지 못한다고 규정하고, 제54조 3항에서는 의료인뿐만 아니라 의료감시원 및 공무원도 그 직무상 알게 된 비밀을 누설하지 못하도록 규정하고 있다.

이처럼 환자의 진료상의 비밀을 보호하고 동시에 진료와 관련된 자료를 함부로 대외에 공개함으로써 발생할 수도 있는 부작용을 예방하고자 여러 법안이 마련되어 있다.

〈사생활의 보호를 위한 법령〉

헌법 제17조에서 사생활 내용이 공개 당하지 않을 권리, 사생활의 자유로운 형성과 전개를 방해받지 아니할 권리를 명시하고 있다. 사생활 비밀의 보호 내용 중에는 자신에 관한 정보의 자율적인 관리 및 통제를 포함하고 있다.

〈비밀누설 금지〉

의사의 비밀누설금지 의무는 형법 및 의료법에 의하여 규정되어 있다. 형법 제317조 1항은 '의사 한의사 치과의사 약제사 약종상 조산원 변호사 변리사 계리사 공증인 대서업자나 그 직무상 보조자 또는 차등의 직에 있던 자가 그 업무 처리 중 지득한 타인의 비밀을 누설한 때에는 3년 이하의 징역이나 금고

10년 이하의 자격정지 또는 700만원 이하의 벌금에 처한다'고 규정하고 있다.

즉 형법에서는 개인의 사생활 보호의 관점에서 비밀을 알 수 있는 업종을 열거하여 그 누설행위를 벌하는 방침을 세우고, 의사도 그 일종으로서 비밀누설 금지의무를 부과하고 있는 데 불과하다.

의료법 제19조에서 '의료인은 이 법 또는 다른 법령에서 특히 규정된 경우를 제외하고는 그 의료, 조산 또는 간호에서 알게 된 타인의 비밀을 누설하거나 발표하지 못한다'고 규정하고 있고 이를 위반한 경우에는 3년 이하의 징역 또는 300만원 이하의 벌금형에 처하도록 규정하고 있다.

이는 1차적으로 비밀누설 금지의무를 단순히 윤리적인 차원에서 규제하는 데 그치지 않고 환자가 의사를 신뢰하여 적정한 의료를 받도록 하는 취지도 포함하고 있다.

또한 의료법 제54조(의료지도원) 2항에서 '의료지도원 및 기타 공무원은 그 직무상 알게 된 의료기관, 의료인 또는 환자의 비밀을 누설하지 못한다', 응급의료에 관한 법률 제24조에서 '응급구조사는 응급환자에 대한 구조 및 응급처치 과정에서 직무상 알게 된 환자의 비밀을 누설해서는 안 된다', 후천성 면역결핍증예방법 제7조에서는 '국가 또는 지방자치단체에서 후천성 면역결핍증의 예방과 그 감염자의 보호 관리에 관한 사무에 종사하고 있는 자, 감염자의 진단, 검안 및 간호에 참여한 자와 감염자에 대한 기록을 유지 관리하는 자는 재직 중은 물론 퇴직 후에도 정당한 사유 없이 감염자에 관하여 업무상 알게 된 비밀을 누설하여서는 안 된다'는 조항 등이 있고, 의료기사법 제9조와 모자보건법에서도 직무상 알게 된 환자의 비밀을 누설하는 것을 금지하고 있다.

[의사 윤리지침 제28조]
〈문서에 의한 환자의 사전 동의 없이 환자에 관한 진료기록이나 비밀을 공개, 누설하거나 유포하는 행위를 하여서는 안 된다〉

〈의사는 진료 청구 등과 관련하여 의료보험기구에 환자의 의무기록을 제출하는 경우 환자의 비밀이 담당자 이외의 제 삼자에게 공개되지 않도록 주의해야 한다〉

〈의사는 신체검사기록을 비롯하여 환자나 피검자의 의무기록을 그들의 문서에 의한 동의 없이 그들의 고용주나 보험회사 등에 제공하여서는 안 된다〉

〈환자의 동의 없이 비밀을 공개할 수 있는 경우는 법원의 명령(진료기록 제출명령이나 증거보전절차)이 있는 때와 법률상 신고의무가 부가된 때(공중보건을 해칠 수 있는 법정전염병 환자나 마약사용자의 경우) 등이다〉

6. 환자의 알 권리도 법으로 보장되어 있다

환자의 알 권리를 충족시키고 의료정보의 효과적인 활용을 위해 의료정보의 공개도 법으로 보장되어 있다. 의료법 제20조 1항에서 '의료인 또는 의료기관 종사자는 이 법 또는 다른 법령에서 특히 규정된 경우를 제외하고는 환자에 대한 기록의 열람 사본교부 등 그 내용확인에 응하여서는 아니 된다. 다만 환자, 그 배우자, 그 직계존비속 또는 배우자의 직계존속(배우자, 직계 존비속 및 배우자의 직계존속이 없는 경우에는 환자가 지정하는 대리인)이 환자에 관한 기록의 열람, 사본교부 등 그 내용확인을 요구한 때에는 환자의 치료 목적상 불가피한 경우를 제외하고는 이에 응하여야 한다' 라고 하여 환자의 알 권리를 보장하고 있다.

동 조항 2항에서는 '의료인은 동일한 환자의 진료상 필요에 의해 다른 의료기관에서 그 기록, 임상소견 및 치료경위서의 열람이나 사본의 송부를 요구한 때 또는 환자가 검사기록 및 방사선 필름 등의 사본 교부를 요구한 때에는 이에 응해야 한다' 고 하여, 환자의 치료 목적상 필요한 경우 다른 의료기관에 기록을 송부하도록 하고 있다.

7. 누가 어떤 정보를 보호하여야 하는가?

1) 환자 개인 정보 와 진료 정보, 원무 정보 등 모두가 중요하다. 진료 정보에는 환자 개인 정보, 의무 기록 및 수납 정보 등이 모두 포함된다. 그 중에서 어느 것이 보호되어야 하는가? 모두 보호되어야 한다. 특히 진료기록(의무기록)은 확실하게 보안되어야 한다. 의무기록이란 의료인이 환자를 진료한 내용을 기록한 것을 말한다. 이는 의료인의 의무 사항이다. 일차적인 목적은 진료의 정확성을 위한 것이지만 진료라는 것이 생명을 다루는 일이므로 이에 대한 증거로서의 가치도 크다. 하루에 수많은 환자를 진료하는 의사로서는 그 내용을 기록해 놓지 않으면 진료의 연속성을 유지하기가 어렵고 진료의 질을 향상시킬 수가 없다. 또한 진료에는 의사뿐 아니라 간호사 등 여러 인력이 관여하게 되므로 각자가 한일을 정확히 기록하여야 환자의 병 경과와 진료 내용이 추적된다. 의무기록에는 환자의 인적사항뿐 아니라 환자가 무엇을 언제부터 불편해하고 있는가 등 병력 사항과 의사가 진찰한 내용과 그 소견, 각종 검사 결과 및 의사의 의견 그리고 수술이나 약 처방 등 각종 처치 내용이 기록된다. 무엇보다도 중요한 내용은 기록한 의료인의 서명이다(의료법 제21조).

이 의무기록은 의료기관의 개설자 또는 관리자에 의해 일정기간 보관되어야 한다(의료법 제 18조). 의무기록은 개인에 대한 기록이므로 사생활 보호 차원에서 공개를 법으로 제한하고 있고 동일한 환자의 진료상 필요에 의해 다른 의료기관에서 요구할 때만 공개할 수 있다(의료법 제20조).

2) 의무기록의 소유권자와 관리자는 누구인가?

이 질문에는 의료기관 대표자라고 답하는 것이 정답에 가장 근접한 것이다. 그러나 간단치 않다. 그 이유는 첫째, 의료의 중심 축이 의료인으로부터 진료 당사자인 환자로 옮겨가고 있기 때문이다. 또한 정보통신 기술을 활용한 전자

의무기록이 도입되어 이에 따른 의무기록 관리방법의 변화도 필요하기 때문이다.

의무기록에는 당사자인 환자와 기록한 의료인, 보존하는 의료기관 책임자 등 3인이 관여된다. 의료의 중심이 의사였던 시절에는 당연히 의사가 모든 권리를 가지고 있는 것으로 인정 됐다. 의무기록이 의료기관의 서고에 보관되어 있어 환자는 물리적으로 접근이 어렵기 때문에라도 의료기관 내지는 의료인의 것으로 인정되어 왔다. 그러나 환자의 권리가 신장되면서 의료의 중심 축이 환자로 점차 기울어 가고 있는 추세에서는 의사들만이 권리를 주장할 수 없게 됐다. 더구나 의무기록이 의료기관의 서고에 있지 않고 전산화되어 컴퓨터에 보관되어 환자가 본인의 의무 기록을 쉽게 열람하는 것이 기술적으로 가능해지면서 기존 의무기록 관리의 틀이 흔들리게 된 것이다. 의무기록이라는 실체에 대하여 소유와 관리의 권한이 누구에게 있는가 라는 단순한 질문에도 답하기 어렵게 됐다. 환자들에게 각자의 컴퓨터에 의무기록을 보관하기를 원하느냐는 최근의 설문조사에 절대 다수가 그렇게 하고 싶다는 답을 했다고 한다. 몇 년 내에 환자들 스스로가 이를 적극적으로 요구할 것이다.

둘째, 사회 각 분야의 정보화에 따라 정보가 특정인이나 집단에 의해 독점되기보다는 많은 사람에 의해 활용되는 추세이기 때문에 진료정보도 관련자들에 의해 쉽게 공동 활용되어야 한다. 진료한 의료인과 환자가 공유하는 것도 기술적으로 아무런 어려움이 없게 됐다. 진료 정보를 각급 의료기관이 공동 활용하면 효과적인 의료전달체계를 구축할 수 있어 의료비의 절감과 진료기간 단축 등의 효과도 기대할 수 있다. 그래서 많은 나라들이 정보화 기술을 활용하여 이를 추진하고 있다. 현재도 환자의 동의 없이 다른 의료기관의 요구만으로도 환자 정보가 다른 의료기관 유출되는 것을 법으로 허용하고 있다. 의약분업의 시행에 따라 진료내용을 묵시적으로 나타내는 약 처방전이 약국에 전달됨으로써 진료의 가장 핵심적인 내용 가운데 하나는 이미 의료기관 밖으로 공개되고 있다.

셋째 의무기록은 그 자체가 아주 중요한 의학 정보이자 의학 연구의 보고 (寶庫)이다. 잘 정리된 환자의 진료기록은 의학 연구실의 어떠한 실험 성적보다도 중요한 자료이다. 현재는 환자 진료에 관여한 의사들에게만 제한적으로 열람되어 활용되어 왔으나 정보화 사회에서는 활용이 확대되어야 한다. 이렇게 의무기록의 활용이 넓어질수록 환자 개인정보의 보안 차원에서 더욱 엄격한 관리가 필요하다. 그러나 현재의 법이 명시하듯 단순히 진료기록의 공개를 억제하는 폐쇄적인 관리는 정보화 시대의 걸림돌이 된다. 의무기록에 대한 좀 더 진보적인 발상 전환이 필요하다.

8. 의무기록은 어떻게 관리되어야 하는가?

첫째는 의무기록이 환자 개인 정보 차원에서 보호되면서도 환자를 위해 최대한 활용되도록 하려면 환자가 자신의 의무기록 관리에 참여할 수 있도록 해야 한다. 의무기록의 관리 주체를 의료기관, 의사 및 환자의 공동으로 바꿔 놓고 관리의 틀을 짜야 한다. 의료기관의 의무기록 관리는 환자가 위탁한 업무로 인식되어야 한다. 즉 은행에 돈을 저축하듯 환자가 의료기관에 자기의 기록을 보관토록 한 것으로 환자가 자기 의무기록을 열람하는 것은 자유롭게 할 수 있어야 하고 의무기록의 공개도 환자가 결정토록 해야 한다. 다른 의료기관에 의무기록을 보내는 것도 은행계좌의 주인이 은행돈을 계좌이체 하듯이 환자가 주체가 되어야 한다. 이렇게 되려면 먼저 환자를 포함한 일반인들이 자기의 의무기록이나 건강 기록을 관리할 권한과 책임이 자기에게 있다는 것을 인식해야 한다.

둘째는 의무기록의 의학적 가치와 공익성을 살리기 위해서는 의무기록 내의 순수한 인적사항을 나타내는 개인 정보 기록과 진료기록을 분리하여 개인

정보가 포함되지 않은 진료기록은 의학연구에 최대한 활용될 수 있도록 해야
한다.

이렇게 했을 때 많은 역기능도 예상된다. 특히 진료정보를 독점하던 의사들
에게는 많은 어려움이 예상된다. 그러나 인터넷 사용이 일상화되는 정보화 사
회에서 환자가 진료기록 관리에 참여하겠다는 요구를 언젠가는 수용할 수밖에
없을 것이다.

9. 어떻게 보호해야 하는가?

1) 법, 제도의 정비와 보완

환자 자신의 알 권리 인정, 정보 관리 주체의 확대, 정보의 수집과 사용 기준
등에 대한 적절한 규정 마련, 의료정보, 전산 자료의 관리 규정, 의료정보에 대
한 환자의 권한 강화를 위한 법과 제도 등이 검토되고 마련되어야 한다. 법령
이외에 보건복지부는 표준화계획에서 환자 정보 보안을 다루고 있다. 표준화
분야를 상위 표준적용 분야, 보건복지부 공통표준분야, 응용표준분야로 분류
하고 그 표준화 대상항목을 첫째 요구사항, 보안서비스 및 안내, 둘째 보안기
법과 메커니즘, 셋째 보안 평가 기준으로 분류한 후 이들을 ISO, IEC, SC27의
표준화를 따르도록 하고 있다. 이중 응용표준화부문은 전자의무기록 관리, 즉
진료방법 및 절차, 서식, 코드, 정보이용 및 보관, 보안관리, 정보교환 등으로
구분하고 있다.

의사가 환자를 진료하는 절차 즉 진료하면서 데이터 베이스 서버에 접속하
여 등록기관(의사) 인증을 받는 단계; 상기 단계에서 등록기관 인증 후 진료환
자의 해당 진료환자의 환자DB 등록여부를 판단하는 단계; 상기 단계에서 진료
환자가 미등록환자이면 의사가 등록기관의 역할로서 해당 환자의 신상정보를
등록하는 단계; 환자가 진료의무기록을 열람하고 추가할 권한을 가지는 주치

의에 대한 단수 혹 복수 선정 및 인증하는 단계; 주치의로서 진료의무기록 데이터를 등록하고 등록환자이면 해당 회차의 진료데이터를 기존의 데이터 베이스에 업데이트(update) 시키는 단계 등에 대한 운영 절차와 기법이 마련되어야 한다.

2) 기술적인 측면에서의 보안

ISO TC215/WG4 등 국제 단체들이 기술적인 표준화를 추진하고 있다. 구체적인 방법으로는 사용자 식별을 통한 진료 기록의 접근 통제, 접근과 사용 권한에 대한 정의, 진료 내용의 분류에 따른 접근 통제, 자료의 암호화(Data Encryption), 자료 처리 기법, 정보의 분산 배치, 감시 프로그램 등이다.

의료정보 인증기관에서 사용자를 어떻게 인증하여 송수신 되는 정보의 무결성을 보장할 것인가 등이 보안에서 필요한 기술이다. 예를 들어 디지털 형태로 보관되는 의료정보에 관한 신뢰성을 보장하는 기능으로 CryptoAPI를 이용하여 인증서를 발급하며, CSP(Cryptographic Service Provider) 프로그램을 기반으로 공개키와 개인키를 생성시키고 개인키를 통해 디지털 서명을 생성함으로써 사용자 인증 기능을 할 수 있으며, 송수신 되는 의료정보의 무결성을 보장케 하는 것 등이다.

3) 운영 조직 관련 보안 방법

조직원들의 정보 보안의 중요성에 대한 인식을 강화시키고 정보 취급자의 책임 강화, 합법적 접근에 대한 명백한 정의 부여 등 지침을 만들어 추진한다.

의료정보 보안 및 접근 권한을 설정한다면 암호화 기술뿐만 아니라 의료정보를 외부나 내부에서 네트워크를 통해 접속할 때 데이터를 접근할 수 있는 등급을 정의하여 접근하는 사람의 권한을 식별하는 기술을 개발해야 한다.

Health Card 95에서 발표된 프랑스 네트워크 시스템의 접근 권한에 관한 자료를 바탕으로 국내 실정에 맞는 의료정보 접근 권한을 표1과 같이 정할 수 있다(서순원 등, 2000).

	의사	간호사	환자	병원관련자	관리자
개인정보	R	R	R/W	R/W	F
응급정보	R/W	R	R	R	F
보험정보	R	R	R	R/W	F
처방전	R/W	R/C	R	R	F
기본건강정보	R/W	R/C	R	R	F

* R : Read, W : Write, C : Check, F : Forbid

〈보안 지침에 포함될 사항〉   (일본 MEDISDC 참조)

◆ 정보보안의 정의 및 전체의 목적과 범위를 정한다.

◆ 정보보안의 목표와 원칙을 지시하는 경영진의 의사표명이 있어야 한다.

◆ 의료기관 특유의 보안 방침, 원칙, 표준, 승낙의 필요요건에 대해 기술 한 다.

◆ 법규 및 계약상의 요건을 승낙을 한다

◆ 보안에 대한 교육- 바이러스 예방 및 검출방침을 정한다.

◆ 전자의무기록 관리시스템에 관계하는 의료업무의 계속 계획방침이 있어 야 한다. 진료에 관련되는 정보에 대해서 누구에게 어느 정도의 권한을 부여하는 것에 대한 권한 결정이 있어야 한다. 전자의무기록시스템을 환 자가 의사의 허가 없이 직접 볼 수 있는 권한에 대해 결정한다.

◆ 긴급시(응급시) 전자의무기록시스템의 이용(접근성)방침이 있어야 한다.

◆ 정보보안의 모든 측면의 전반적 및 특정적 책임의 정의가 있어야 한다.

◆ 보안에 관한 보고(분쟁이 발생한 경우 등)의 방법에 대한 설명을 한다.

◆ 정보보안방침을 구체적으로 실현할 지침(guideline)을 마련한다.

◆ 보안방침을 시스템의 변경 등에 대비해서 적절하게 사용할 수 있는 방안을 마련한다. 보안 지침서를 의료기관의 전원에게 배부하고 교육한다.

10. 환자 진료정보 보안 체제 확립의 기대 효과

의료정보화가 아무리 많은 장점이 있다 해도 보안에 문제가 있으면 아무런 역할을 할 수 없다. 정보화의 이득 보다 환자의 사생활 보호가 우선이기 때문이다. 그러나 보안 체계를 제도적으로 기술적으로 구축할 수 있으면 다음과 같은 많은 효과를 기대할 수 있다.

보안체제의 수립으로 의료비용의 감소를 가져온다, 각 병원간의 의료정보를 공유 및 교환함으로서 진료의 연속성 및 보건의료 서비스의 질을 향상시킨다, 의약분업으로 인한 환자의 불편함을 상당 부분 해소할 수 있다, 의료정보의 네트워크화를 통해 의료기관들의 경쟁력 우위를 확보할 수 있다, 처방된 약품의 효율적인 관리 및 약품 오·남용을 막을 수 있다, 등이다.

11. 보안에 문제가 되는 사례

1) 의료보험 청구와 수진자 조회 문제

의료보험 청구 시 진료 내역을 보험 당국에 보내게 된다. 법에 근거해 보험기관에 진료 정보의 일부를 외부로 유출시키는 것이다. 즉 환자의 비밀을 합법적으로 누설시킨 것이다. 사실은 보험기관에서 환자의 비밀을 지켜준다는 전제하에 누설시킨 것이다. 그런데 의료보험기관은 의료보험 재정을 보호하기 위해 의사들의 허위 청구를 막는다는 목적으로 의사로부터 넘겨받은 환자의 비밀을 가지고 공개될 가능성이 있는 수진자 조회를 실시하고 있다. 수진자 조회 즉 진료내용을 환자에서 우송해서 의사가 거짓 청구하는지를 확인 받자는 것이다. 우려되는 것은 환자의 비밀 보장 문제이다. 환자의 비밀은 아무리 사소한 것이라도 지켜주어야 한다는 의료의 윤리가 손상되는 점이다.

　2) 환자 진료 기록의 학술 연구 및 발표 자료 활용

　3) 법정에서의 증거 자료

12. 대한의료정보학회의 역할

　대한의료정보학회는 2000년부터 윤리위원회를 구성하여 환자정보 보안, 인증, 윤리에 대한 표준안 개발을 추진하고 있다. 학회의 전문가와 보건복지부, 정보통신부, 대한의사협회, 보건사회연구원의 담당자들이 참여하고 있다.

　국내에서 의료정보를 제공하는 의료기관과 관련 회사에서 환자정보의 보안과 신뢰성을 유지하기 위한 인증제도 등에 대한 광범위한 표준안을 제정하는 것이 목표이다. 회의와 포럼을 통하여 여러 항목에 대한 표준안 초안을 준비하고 향후 입법화를 위한 기초자료를 제공하게 될 것이다. 공청회 등을 통한 각계 의견 수렴 기구로서의 역할도 수행할 것이다. 또한 윤리 강령 등을 통해 업계에 자율장치를 제공하고 의료정보업계에서 준수할 규약도 제공하게 될 것이다.

　또한 ISO TC215 국내 간사 단체로서 의료정보표준화위원회(위원장 곽연식 경북대 교수)가 국제 표준화 활동에 적극 참여하고 있다. 지난 3월에는 ISO TC215 총회를 서울에 유치하여 전세계 의료정보표준화전문가들 약 130명이 모임을 가졌다. ISO TC215/WG4가 의료정보 보안을 다루는 데 국내 전문가들이 적극 참여하고 있다.

13. 맺음

환자의 진료 정보는 반드시 보호되어야 한다. 개인의 비밀 정보를 개인의 승낙 없이 활용하거나 유출하는 것은 범법 행위이다. 법의 제재를 받기 전에 의료인뿐 아니라 모든 사람들이 의료정보의 유출이 심각한 윤리적인 문제임을 인식하여야 한다. 윤리적 바탕 위에 강제성을 부여하는 예방적 측면에서의 법제화가 필요하다. 그래서 국민을 대상으로 하는 교육과 홍보가 필요하다.

진료기록은 전자의무기록으로 전환될 수밖에 없다. 이에 대한 법적 효력 부여가 이루어지면서 보안 문제에 대한 제도적 기술적 방법이 완벽하게 준비되어야 한다. 비밀 보장을 위한 하드웨어와 소프트웨어의 개발을 통한 기술의 보강이 필요하다. 또한 컴퓨터를 사용하는 사람들에 대한 책임의 소재도 항상 명확하게 정의되어야 한다.

「의료정보 보안 워크숍 발표, 2001. 6.」

의료정보학 교육 강화해야

지난해에 우리 나라 의료정보 발전에 크게 기여할 일이
있었다. 경북대학교 의과대학에 우리 나라 최초로 의료정
보학교실이 창설되고 본격적인 의료정보학 교육과 연구가
시동된 것이다.

의료정보학(Medical Informatics) 교육의
시대적인 의미

지난 20년간 전산 기술은 눈부신 발전을 거듭했고 일반
에게까지 급속히 확산됐으나, 의료에의 응용은 최근에 이
르도록 세간의 주목을 받지 못한 주변 기술에 불과했다. 그
럼에도 불구하고 지난 몇 년간 의료정보학은 괄목한 발전

을 이룩하여 이제 하나의 독자적인 학문체계를 이루게 됐고 국제화시대의 새로운 전략기술로 등장하게 됐다.

의료정보학은 1960년대부터 유럽과 미국의 의과대학에서 인공지능 (Artificial Intelligence, AI) 분야의 의학연구에 정보기술을 이용하려는 목적으로 시작됐다. 이후 정보기술의 발전에 힘입어 원무행정, 환자관리, 보험청구 및 병원관리를 위해 병원정보시스템이 개발되기 시작했고, 이후 진료정보, 검사정보, 병동관리, 방사선 정보시스템의 개발과 더불어 종합적인 병원정보시스템으로 발전하게 됐다. 국내에서는 90년대 이후 대기업 계열 종합병원을 선두로 하여 병원정보시스템이 도입됐고, 이후 대학병원을 포함하는 전국적인 병원정보화가 진행중 이며 전자의무기록 위주의 의원급 정보화도 급속히 확산되는 추세에 있다. 현재 인터넷, 종합의료영상시스템(PACS), 원격의료 (Telemedicine) 등의 새로운 분야에 관심이 집중되고 있다.

지난 10여 년의 발전으로 추정할 때 앞으로 10여 년 후에는 약 처방 및 진료지침과 치료행위는 물론 환자와의 연락이나 대화조차도 치료기기에 달려 있는 키보드를 두드리는 행위로 모아질 전망이다. 심지어는 수술, 연구, 교육, 회의도 모두 컴퓨터 앞에서 이루어질 것이다. 그래서 사회의 다른 분야와 마찬가지로 의료기관이나 의료인도 앞으로는 의료정보기술을 최대한 활용하여야 경쟁에서 살아남을 수 있다.

의료정보학 교육을 강화해야 한다

의과대학 교육은 의학의 특수성으로 인해 가장 보수적인 교육체계를 유지하고 있다. 이로 인하여 의료기술 및 지식의 분야의 양적, 질적인 급격한 발전과 점증하는 의료의 요구와 사회변화에 신속하게 대응하지 못한다는 비난을 받고 있는 것이 사실이다. 현행 의학교육과정 수혜자는 졸업과 인턴 및 레지던트 과정을 수료하고 나면 2010년경 사회에 진출하게 될 것이다. 초고속 정보통신망 등 국내외 정보화 환경이 2010년에 완전 성숙할 것으로 예상되고 있는 현실에서 현행의 의과대학 교육과정으로 21세기 의료환경에 적응하여 국민건강을 책임질 수 있는 의사를 생산할 것인가가 의심된다.

미국은 1984년 GPEP(General Professional Education of the Physician) 보고서와 21세기 의학교육안(Physician for the 21st Century)을 작성하여 의학교육의 변화를 지속적으로 추진하고 있다. 99년 현재 실제로 국내 41개 의과대학에서 의료정보학 교육이 이루어지고 있으나 대부분 예과 과정에서 전산학과에 위탁교육의 형태로 진행되고 있어 의료환경과 괴리된 정보학 교육이 진행되는 등 많은 문제점이 제기되어 왔다. 이들에게 전문직에서의 생존을 위한 가장 최선의 방안을 제시하여야 하며, 이를 위해서는 정보화교육이 최적의 대안으로 제시되고 있다. 분자생물학, 신경생물학, 유전자공학의 발전으로 의학지식이 양의 기하급수적으로 증대하고 있는 현실에서 지식 및 정보처리의 의료정보학의 중요성이 점차 크게 대두되고 있기 때문이다.

또한 임상 실무에서도 병·의원의 정보화가 점차 의료환경의 개선을 목표로 진행되고 있으며, 전자서명이나 팩스 판독료 등에서 정부의 견해가 지속적으로 개선되고 있음을 이미 느낄 수 있다. 따라서 21세기 의료환경에서 의료정보의 임상적용이 더욱 활성화될 것이며 임상의 상당부분이 자동화되어 진료의 질이 적극적으로 제고될 것이다. 의학교육에서도 단순한 전산기기의 사용뿐 아니라 정보학의 본질적인 교육이 이루어져야 미래 의료환경에 대비할 수 있는 의과대학의 본연의 임무를 완수할 수 있을 것이다.

병·의원 정보화가 급속도로 진행되고 있으므로 새로운 의료환경에 적극적으로 대처할 수 있는 의과대학 내부의 정보화 교육이 시급한 과제로 대두되고 있다. 지금까지의 의학교육은 석탄을 캐는 것처럼 누적된 의학지식의 전수에만 집중했으나, 앞으로는 흐르는 강물처럼 도도히 밀려오는 새로운 의학지식의 홍수 속에서 필요한 정보를 검색하여 "낚아내는" 능력을 교육하여야 하는 새로운 전환의 시대에 직면하고 있다. 이런 이유로 하여 다가오는 새로운 세기와 급변하는 의료환경에서 정보화 교육의 중요성은 아무리 강조해도 지나침이 없다. 정보화 및 지식사회에서의 의료정보학의 교육은 후학들의 미래를 위한 중요한 투자가 될 것으로 확신할 수 있다.

실제로 많은 나라들에서 초고속 통신망을 전제로 의료정보화 시범사업이 무수히 진행되어 왔으나 의료환경을 고려하지 않고 시도되어 진료환경의 문제가 해결되지 않은 채 보류되거나 사용되지 않는 사례가 종종 발견되고 있다. 이는 사용자의 전산능력이 정착되지 않은 채 시도된 결과라고 볼 수 있다. 의료인을 먼저 교육시켜야 의료가 정보화되고 정보화 시대에 낙후되지 않을 것이다. 그래서 의료정보학 교육 문제는 보건의료정보화 국책 과제와 일치하는 주요 과제이다.

「이슈투데이, 2001. 10. 15.」

의료는 정보통신 기술을
얼마나 활용하고 있나

　최근의 의약분업 문제와 의보 재정 파탄 위기를 보면서 의료정책이 주먹구구식으로 진행되고 있는 것이 아닌가 하는 의아심을 갖게 된다. 의보 적자 규모를 정확히 추산하지 못하고 여기 저기에서 3조부터 8조까지 제멋대로(?) 읊어 대니 국민들로서는 어리둥절하다 못해 참담할 것이다. 이게 대한민국인가? 이게 정부인가? 이게 전문가 집단인가? 무엇이 문제인가?

　한마디로 각 분야에서 믿을 만한 통계가 산출되지 않기 때문이다. 왜 믿을 만한 통계가 없는가? 통계를 산출하는 데 필요한 신뢰할 만한 데이터들이 없기 때문이다. 신뢰할 수 있는 데이터를 쉽게 만들어 내는 방법은 정보통신 기술을 활용하여 의료를 정보화시키는 방법밖에 없다. 정보화로 의료 데이터를 모으고 이를 근거로 정확한 통계를 산출하는 것이다. 이 통계에 의해 의료정책이 세워지고 집행된다면 최근의 의료 사태 같은 터무니없는 일은 방지될 것이다. 그렇다면 우리 나라 의료정보화는 어느 정도로 진척되고 있는가?

결론부터 말하면 환자를 관리하는 업무 즉 행정 업무는 상당 부분 전산화되어 있다. 그러나 의료의 질을 향상시키기 위한 정보화 즉 의무기록이나 임상병리검사 정보화 등은 아직 초보 단계이다.

의료정보화란?

의료정보화의 대상 업무는 병원업무 전산화(병원정보, 검사정보 전자의무기록, 의학 영상), 의료보험 청구 업무 전산화(EDI), 원격 의료 및 교육(응급의료, 감염병 정보, 의료인 평생교육, 국민 건강교육), 그리고 진료정보 공유화, 의료 전자상거래(B2B) 및 물류관리 등이다.

병원 일반 업무 전산화

병원정보 전산화는 원무, 보험청구, 외래 및 병실 OCS, 임상병리검사, 약무 등으로 세분할 수 있다. 이들 업무에 대한 각급 의료기관(의원, 병원, 종합병원, 요양기관)의 전산화 정도는 보건복지부에서 조사한 자료(진료정보 공동활용을 위한 정보화전략계획 수립, 보건복지부, 2000. 9.)에 따르면 원무 87.6%(74.5~100%), 보험청구 85.8%(74.5~100%), 외래 OCS 44.0%(22.7~81.8%), 병실 OCS 31.3%(8.1~81.8%), 임상병리검사 38.7%(19.4~83.3%), 약무 50.5%(20.5~83.3%) 등이다. 대체로 원무나 보험 청구의 전산화율은 80% 이상으로 높았으나 임상병리검사 및 약무 그리고 진료 자체 즉 OCS의 전산화율은 각급 의료기관 모두 50% 이하로 아주 낮다. 특히 의무기록 전산화는 10% 이하에 머물고 있다. 이는 아직도 우리 나라에서는 의료분야의 정보화율이 국내의 타 분야보다 낮음을 뜻한다.

그러나 현재 의료기관들의 전산화 계획에 따르면 현재 외래 OCS를 도입한 기관은 44.0% 이나 5년 후에는 약 86.2%가 될 것이다. 임상병리검사의 경우는 현재 전산화율이 38.7%이나 5년 후에는 76.5%로 확대될 것이다. 건강 검진은 현재 32.0%, 5년 후 66.7%가 전산화될 것이다. 비교적 전산화율이 높은 보험 청구 및 미수금 관리 전산화는 현재 85.8%에서 95.0%가 된다.

X-ray 촬영에 필름을 사용하지 않고 디지털화하여 영상을 직접 컴퓨터에 저장하고 이를 의사들에게 전달하는 PACS는 최근에 각 의료기관에서 활발하게 도입하고 있다. 이를 도입하는데 초기의 투자비용이 크기 때문에 현재는 도입 율이 6.9%로 낮으나 급속도로 확대될 전망이다. 현재 설치가 진행 중인 의료 기관이 14.5%로, 이들이 완료되는 금년 말쯤이면 약 21.4%가 PACS를 갖게 될 것이다. 2년 후에는 45.6%, 5년 후에는 2/3가 PACS를 가지게 될 것이다. PACS 활용이 일반화되면 X-ray 결과를 의료기관들이 공유할 수도 있어 환자가 병원을 옮길 때 중복하여 촬영하는 일이 상당히 감소할 것이다. 전문가의 정보 교류도 활발히 이루어질 것이다.

의료 보험료 청구 EDI 활용

EDI를 활용한 보험료 청구는 최근 4~5년 동안에 급속도로 확장됐다. 현재 약 54.1%의 의료기관이 EDI를 활용하고 있다. EDI의 활용은 대형 의료기관에서 높게 활용하고 있다. EDI를 활용하여 서류 없이 보험료를 즉시 청구할 수 있고 심사 및 보험료 지불 등이 모두 인터넷상에서 이루어진다. 이를 활용하여 청구 심사도 자동화시킬 수 있다. 현재 심사에 1,000명이 필요하다면 심사시스템을 활용하면 인원을 약 80% 감축할 수 있다. 의료 보험료를 아끼는 데 기여할 수 있는 것이다.

원격의료

원격의료에서 가장 역점을 두어 추진할 수 있는 것은 재택 진료이다. 집에 있는 환자를 병원에 있는 의사가 진찰하고 처방을 내주는 것이다. 이는 고혈압이나 당뇨병 등 만성 질환이 확진된 환자가 병원을 찾는 회수를 감소시킬 수 있다. 의사에게 오기 힘든 섬이나 오지, 전쟁터 등에서 원격진료하는 것은 기술적으로나 명분이나 모두 완벽하나 그 활용 빈도 때문에 아직 활발히 도입되지 못하고 있다. 현재 서울대학교병원 원격진료센터와 원격치매진료센터가 체계적으로 운영되고 있다. 이 모듈이 전국적으로 확산되면 원격진료가 활성화될 것이다.

집에 있는 임신부와 태아를 관리하는 데 원격의료를 활용하는 시스템도 서울대학교병원에서 시범적으로 실시한 바 있다.

건강의료정보를 제공하는 인터넷 사이트는 수천 개로 추정되고 있다. 그러나 대부분 그 내용의 신뢰성이 낮다. 상업적인 목적으로 건강 정보를 제공하는 곳이 대다수이다. 국민의 입장에서는 어느 것이 옳은 정보인지 알 수 없는 경우가 대부분이다. 국민들이 믿을 수 있는 사이트를 고르는 데 참고가 되도록 인증하는 사업을 의사협회나 전공의협의회, 대한의료정보학회 등 몇몇 단체가 시작하고 있다.

의료정보의 공유 사업

이는 의료정보를 각 의료기관의 의사들이 공유하여 환자가 의료기관을 옮겨도 과거 진료한 기록을 볼 수 있도록 하자는 것이다. 의료비의 상승을 억제하고 의료의 질을 높일 수 있는 일이어서 정부 등 여러 회사들이 관심을 갖고 추진하고 있다. 서울중앙병원, 삼성병원, 충남대병원 등이 병원 주위에서 개원하는 의사들과 환자의 검사결과 등을 공유하는 시스템을 활용하고 있다. 이는 종합병원이나 의원 그리고 환자 모두에게 도움이 되기 때문에 많은 병원들이 이 일을 시작할 것이다. 정부에서 추진하는 전국적인 사업은 목표는 좋으나 실현되게 하려면 많은 투자가 있어야 한다.

전자의무기록

의료정보화를 위해서 가장 기본적인 것이 의무기록의 전자화이다. 즉 환자 진료 기록을 컴퓨터로 작성하여 컴퓨터에 보관하는 것이다. 이것이 되어야 의료정보화가 완성될 수 있다. 그러나 이는 아주 어려운 사업이다. 현재 전국 의료기관의 11.6%가 전자의무기록을 사용하는 것으로 집계됐으나 대부분은 개인의원에서 이루어진 것이다. 각종 의료정보를 많이 생산해내는 대형 종합병원의 경우에는 단지 두 곳에서만 전자의무기록을 부분적으로 사용하고 있다. 그러나 앞으로 3년 내에 약 80%의 의료기관이 전자의무기록을 도입할 것이다.

의료정보화를 위해 해결하여야 할 과제

첫째는 법적인 뒷받침이다. 가칭 보건의료정보화촉진법(기본법)을 제정하여 개인 의료정보 보호, 의무기록의 전자서명제도 도입, 전자처방전 인정, 원격진료의 범위, 책임 한계, 전자의무기록의 보관 및 관리에 관한 규정이 마련되어야 한다.

둘째는 의료기관이 정보화에 투자할 수 있도록 동기를 부여하는 것이다. 의료정보의 공유 등 정보화시킨 의료정보를 활용할 때 수가를 발생토록 하여 경제적인 이득이 이루어지도록 하는 것이다.

셋째는 의료정보 공유 활성화에 따른 개인의 사생활 침해를 방지하여야 한다. 환자정보의 사용제한 범위를 규정하여야 하고 의료정보기관은 환자의 사생활 보호를 위한 환자 의료정보 사용의 명백한 보안절차를 수립하여야 한다.

넷째는 표준화이다. 국가차원의 의료데이터 활용을 위한 가장 중요한 인프라가 표준화이다. 진료의뢰를 위한 진료의뢰서 양식의 표준화 등이다. EDI 활용이 답보 상태인 가장 큰 이유는 각 의료기관의 의료정보시스템이 호환성이 없기 때문이다. 지난주에 서울에서 ISO 의료정보표준화위원회 총회가 개최됐다. 21개 국가에서 130여 명이 모여 1주일간 표준화를 위한 모임을 가진 것이다. 이번이 5차이고 앞으로 계속 개최되어 세계공통의 표준을 만들도록 할 것이다.

맺음

의료보험 재정의 파탄위험 등 많은 문제를 가진 우리 나라 의료 문제를 해결하는 데 의료정보화가 큰 역할을 할 것이다. 다른 말로 하면 의료정보화만이 현재의 의료 문제를 해결할 수 있다. 의료정보화로 의료도 개선하고 이로부터 생산되는 정보에서 정확한 보건의료 통계를 산출하고 이를 근거로 의료정책이 세워진다면 이번 의약분업 등으로 파생된 의료 위기 같은 것은 예방할 수 있을 것이다. 의료정보화에 관심을 갖고 투자해야 한다.

「이슈투데이, 2001. 4. 2.」

모바일 의료 확대로
의사 활용을 높이자

현장의료(point-of-care, POC)는 환자와 의료인이 있는 현장에서 의료가 이루어지는 것을 말한다. 병원에서는 환자가 입원한 병실 외래 진찰실 등 환자와 의사가 있는 바로 그 장소에서 모든 의료행위가 이루어지도록 하는 것이다. 검사도 투약도 진료 결과의 입력도 모두 그 현장에서 이루어지는 것이다.

현장의료의 선두 주자는 현장검사(point-of-care testing)이다. 환자의 혈액을 채취하여 이를 검사실에 보내서 검사하는 것이 아니라 진료하는 바로 그 자리에서 검사하는 것이다. 여러 가지 장점이 있다. 검사 결과를 빨리 알 수 있으니 진단이 신속해지고 치료도 빨라진다. 치료도 현장에서 약을 주고 주사를 처치할 수 있으면 완벽한 현장의료이다. 의사와 환자가 있는 의료기관뿐 아니라 환자의 집에서 환자 자신이 많은 검사를 스스로 할 수 있게 됐다. 그 결과를 의사에서 즉시 통보할 수도 있고 결과에 대한 조치도 받을 수 있다. 임신 검사나 혈당 검사 등은 이미 일반 환자들 사이에 널리 사용되고 있고 에이즈, 간염검사 등도 환자가 직접 할 수 있게 됐다.

현장검사의 제일 큰 문제점은 검사의 신뢰도였으나 그것도 해결할 방법이 있고 검사기술의 발달은 이를 최소화시키고 있어 조치만 정확하게 지켜지면 그렇게 걱정할 필요가 없다. 검사하고 약을 주는 이런 것뿐이 아니라 의료의 구석구석을 현장의료로 소화하려는 것이 대세이다. 의료 기술과 정보통신 기술의 발달이 이를 가능하게 하고 있다. 현장의료란 면에서 보면 의약분업은 대세에 역행하는 정책이지만 현장의료의 개념을 적용하면 의약분업의 역기능을 최소화할 수 있다.

우리 나라 정보통신 기술의 발달이 전 세계적으로 선두인 것은 정부의 발표가 아니라도 피부로 느낄 수 있다. 이를 의료에 접목할 때 현장의료의 확대가 가능하고 의료의 많은 문제점을 해결할 수 있을 것이다.

우선 의사인력을 최대한 활용하는 데 이를 적용할 수 있다. 현재 의사들은 자기가 근무하는 의료기관(병원이나 의원)에서만 환자를 진료한다. 퇴근해서 자기 가족이나 이웃집 사람에게조차도 치료와 처방을 할 수가 없다. 단순한 자문 정도만 가능할 뿐이다. 응급 처치는 가능하지만 내일 병원을 찾아오라거나 어느 의료기관에 가서 전문의의 정식진료를 받으라는 조언 정도밖에 할 수가 없다.

문제는 우리 나라 의료체계가 의료기관 중심이라는 것이다. 의사 면허번호 ○○○○○번인 의사는 아무 의미가 없고 ××병원의 의사라는 것만이 의사 역할을 할 수 있게 한 것이다. 이는 의사 인력을 최대한 활용하는 면에서 비경제적인 정책이다. 의료의 많은 문제를 해결하는 데 가장 손쉬운 방법이 의사 인력을 최대한 활용하는 것이다. 그 비싼 인력을 한정된 시간에 한정된 장소에서만 의사 노릇하게 만들어 단위 시간당 인건비를 높여 놓은 꼴이다. 의사들이 의사 노릇할 시간과 장소를 넓혀 주면서 최대한 활용하면 활용 단가는 낮출 수 있다.

이를 뒷받침할 정보통신 기술은 이미 있다. 휴대전화와 PDA의 기능 확대는 의사들이 환자가 있는 어느 곳에서나 진료한 결과를 의무기록으로 남길 수 있고 처방을 발행하고 보험처리에 필요한 조치도 취할 수 있게 됐다. 이런 것을 허용할 법과 제도만 갖추면 된다.

물론 많은 어려움과 부작용도 예상되나 무엇이 중요한가 하는 선택의 문제이다. 발상의 전환도 필요하다. 먼저 의사들을 면허번호 ○○○○○번인 의사 누구로 관리되어야 한다. 그 사람이 어느 의료기관에 적을 두고 있건 상관없이 의사가 움직이는 어느 곳에서나 의료행위를 할 수 있도록 여건을 만들면 된다. 무선 랜이 연결된 노트북을 가지고 의사가 움직이는 그 현장을 의료기관으로 인정하면 된다. 의사가 환자를 찾아갈 수 있도록 하는 것도 가능해 진다. 일반 기업에서만 고객을 위한 이동식 서비스가 가능한 것이 아니다. 의사도 의료기관도 가능하고 이는 환자들에게 많은 도움을 주게 될 것이다. 인구수 대 의사 수가 부족하다느니 의사 인력만으로는 부족하니 △△△직종을 활용해야 한다느니 국립대학에 한의과대학을 세워야 한다느니 하는 억지도 잠재울 수 있을 것이다.

「이슈투데이, 2001. 11. 5.」

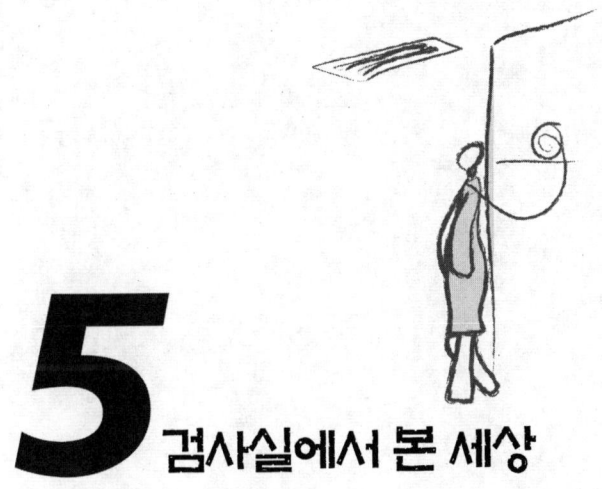

5 검사실에서 본 세상

의료에서 진단 검사의 역할

I. 머리말

진단 검사가 의료에 본격적으로 활용되기 시작한 지 60여 년이 되었다. 우리 나라에도 1950년대 후반부터 진단 검사가 도입되어 의료 발전에 크게 기여해 왔고 의료의 필수 분야가 되었다. 이제는 진단 검사를 활용하지 않고 의료 행위를 한다는 것은 상상도 할 수 없게 되었다. 진단 검사가 활발하게 활용될 수 있었던 것은 화학, 생물학 및 전자공학을 바탕으로 한 의학의 발전과 의료의 질을 높여야 한다는 사회적 필요 때문이다. 우리 나라의 경우 경제발전에 맞추어 1980년대 도입된 국가 보건의료의 확대와 최신 검사 기술의 도입 및 이를 우리 나라 의료에 효과적으로 적용시킨 우수한 관련 인력의 개발 때문이다. 자동 검사 기기의 발달과 면역 측정법 등 우수한 검사법의 개발 등으로 질 높은 검사를 신속하게 할 수 있게 되었다.

21세기에 들어와서는 분자생물학과 의료정보학의 발전에 영향을 받아 진단검사는 지난 수십 년간의 발전 속도 보다 더 빠르게 새로운 단계로 움직이고 있다. 이런 시점에서 진단검사 분야를 우리 나라 의료 즉 우리 국민에게 도움이 되도록 발전시킬 방법을 모색하여야 한다.

21세기에 들어서면서 진단 검사의 발전은 획기적이다. 그러나 의료에서의 활용 전망은 낙관할 상황은 아니다. 미국에서는 벌써 10여 년 전부터 새로운 의료시스템의 도입으로 임상검사 분야가 심히 위축되었다. 이는 지난 30여 년간의 과잉 활용과 이로 인한 의료비의 상승에 대한 반작용인 면이 강하다.

우리 나라에서도 의료비의 상승을 억제하기 위한 개개 의료 행위의 경제성이 검토하기 시작했고 의료보험의 지불제도도 DRG로 바꾸어 가고 있다. 각 의료기관 및 의료의 각 전문 분야에서도 의료 질 향상과 수익 모델로서의 진단검사가 아닌 비용 발생처로서의 진단 검사와 검사실을 생각하기 시작했다. 이런 상황에서 진단 검사가 의료의 중요한 구성 요소의 위치를 지속적으로 유지하기 위한 노력을 해야 한다. 본고에서는 진단검사의 현 주소를 확인해보고 진단의 장래는 무엇이 결정하고 밝은 장래를 위해 무엇을 해야 할 것인가를 생각해 보기로 한다.

II. 진단검사의 현주소는 어디인가?

1. 무엇이 진단검사를 발전 시켜 왔는가?

1) 의료행위별 지불제도

의료행위별 지불제도에서는 검사를 많이 하면 할수록 의료 수가가 높아진다. 따라서 검사의 필요성에 더하여 경제적인 이유로 검사를 증대시켜 왔다.

행위별 수가제도가 검사에 미치는 영향은 미국의 경험에서 잘 살펴볼 수 있다. 행위별 수가 제도 때문에 미국에서 1970년대까지 의료비가 매년 16%씩 증가되었다(Iezzoni LI, 1986).

2) 우리 나라 경제 발전

최근 20여 년간의 경제 발전이 검사실의 발전을 가져왔다. 1970년의 1인당 GDP 249달러 수준에서 1999년 8,581달러가 된 것이 의료 발전 내지는 검사실 발전을 가져온 것이다.

3) 기술의 발달

1970년대부터 도입되기 시작한 검사의 기계화 내지는 자동화가 검사 물량의 확대를 소화하면서 검사실이 비약적으로 발전하기 시작했다. 효소면역 측정법 등 검사 방법의 향상으로 검사 종목이 크게 늘어난 것도 검사를 발전시킨 요소이다. 1976년도부터 시작된 전국적인 정도관리 프로그램이 실시되어 검사의 신뢰도를 향상시킨 것도 진단검사를 발전시킨 초석이다. 1990년대부터 일부에서 도입된 분자 생물학적 검사도 새로운 검사 종목을 양산했고 검사 물량의 증가를 가져오고 있다. 또한 정보통신 기술의 발달로 검사의 관리와 정보 제공의 신속성이 검사 활용을 증가시키고 있다. 정도관리 기법 등의 발달로 검사의 신뢰도를 유지할 수 있었던 것도 검사가 널리 활용하게 한 밑거름이 되었다.

4) 우수 인력의 양성

1963년도부터 시작된 진단검사 전문의 제도로 의사라는 고급 인력이 검사실에 제도적으로 투입되기 시작된 것이 중앙 검사실을 태동시켰고 검사의 중앙화와 진료 단위로서의 진단검사의학과와 교육 연구 단위로서의 진단검사의학교실을 성립시켜 진단검사가 의료에서 중요한 부서로 커갈 수 있는 기초가 되었다. 1965년도부터 시작된 임상병리사 제도와 전문 교육기관의 설립은 양질의 기술 인력을 제도적으로 양성 공급할 수 있어 각 의료기관에서 검사실의 위치를 확고히 할 수 있는 가시적이고 물리적인 힘을 구축할 수 있었다.

이러한 인력의 공급이 바탕이 되어 의료 발전에 맞추어 뒤쳐지지 않고 의료의 어느 분야보다도 먼저 새로운 기술을 도입할 수 있었고 우리 나라 의료의 질을 향상시키는 데 크게 공헌을 해왔다(김상인 1981, 조한익 1998).

2. 진단검사의 취약점은 무엇인가?

1) 의료제도에 크게 영향을 받는다.

진단검사는 의료제도의 변화에 가장 취약한 분야이다. 미국의 사례가 단적으로 이를 보여 주고 있다. 미국에서 의료비의 급격한 상승을 억제하기 위해 일부 환자에게 도입된 DRG/PPS(Disease-related group / Prospective payment system)는 검사의 확장을 억제하였다. 1970년대에는 매년 15%씩 증가해 오던 검사는 DRG가 도입된 1980년대에는 12%씩 증가되었다. 그래도 이 정도의 둔화는 진단검사에 크게 영향을 준 것은 아니다. 그러나 1990년대에 시작된 Managed Care Organization(MCO)에 의한 관리는 검사 물량의 폭락을 가져 왔다(Benge H, et al 1997).

최근 20여 년간의 미국의 변화를 살펴볼 때 우리 나라에서 1970년대부터 현재까지 진단검사가 발전해온 이유는 이 행위별 지불제도의 덕택이 절대적이다. 그러나 거꾸로 생각해 보면 만일 이 행위별 지불제도가 바뀌면 우리도 미국과 같은 상황이 될 수 있다는 의미도 된다.

현재 의약분업의 혼란 때문에 DRG 지불제도의 확대가 주춤거리고 있지만 의료보험 재원의 고갈 등으로 미루어 정부로서는 의료비의 상승을 억제할 정책을 도입할 수밖에 없을 것이다. 현재 진행하고 있는 DRG를 확대시키는 방법과 의보심사 기준을 강화시켜 의료행위를 억제하는 방법이 정부가 취할 수 있는 현실적인 방법이다. 어느 것이 현실화되든 검사는 크게 영향을 받는다. 의료행위를 억제시킬 때 검사 분야가 가장 취약한 대상이다.

2) 경제의 영향에 취약하다.

1998년 IMF 관리하에서 검사는 물량뿐 아니라 질에서도 감소되었다(민원기 등 1999, 조한익 1999). 새로운 기기의 도입과 인력의 공급이 제한되고 의료기관의 구조 조정 시 의료의 타 직종보다 더 영향을 받는다.

3) 새로운 기술 도입에 한계가 있다.

현재 전문의와 임상병리사의 인력 구조로는 첨단 분야를 놓고 의료의 타 분야와 경쟁에서 밀리고 있다. 분자생물학 분야는 자연과학을 전공한 순수 연구 인력을 따라갈 수 없고 정보통신 분야에서는 그 분야의 전문가들이 점차 의료기관에 깊게 관여하여 경험을 쌓아가면서 진단 종사자들을 능가하고 있다. 따라서 자연과학을 전공한 순수 연구 인력과 전산 인력에게 배타적인 현재의 검사실 체제로는 이들을 적극적으로 활용하는 임상 각과와의 경쟁에서 뒤쳐질 수밖에 없고, 어느 때부터는 대세에 밀려 검사실의 분산화를 받아들일 수밖에 없게 될 우려도 있다.

4) 새로운 검사 수요의 개발 전망이 크지 않다.

1980년대부터 진단검사의 상당한 물량을 제공한 건강 진단 분야에서 검사 물량이 상대적으로 축소될 가능성이 많다. 1998년도 건강진단 수진자가 270만 명이다. 이중에서 혈색소가 낮아 빈혈 질환으로 판정된 사람은 0.0257%이다 (25.7/100,000명). 혈색소 검사를 계속 할 것인가? 중단한다면 이에 의한 전국 검사실의 손실은 얼마인가?

혈당검사로 당뇨질환이 의심되는 환자는 0.12%(120/100,000 명)이다. 제한된 예산 때문에 혈당 검사와 혈색소검사 둘 중에 하나만을 선택해야 한다면 어느 검사 종목을 선택할 것인가? 당연히 빈도가 높은 질환을 위한 검사만 살아남는다.

시대에 따라 변한다. B형 간염 양성률이 1984년에 건강 진단 대상의 7.31% 였으나 1998년에는 1.73%였다. 이는 간 질환자의 감소를 의미하고 간 기능 검사의 감소를 의미한다.

현재 검사 물량의 증가 원인으로 기대하는 것이 노인 인구와 성인병의 증가이다. 그러나 이에 의한 물량 증가는 크지 않을 것이다.

타 분야와의 경쟁으로 검사 물량이 영향을 받는다. 간 질환이 의심되는 환자를 대상으로 어떤 검사를 실시하여 확진할 것인가? 선별 검사 후에 간 질환이 강력히 의심된다면 진단검사인 알파피토글로부린을 의뢰할 것인가 초음파를 의뢰할 것인가? 진단 검사 결과는 단순한 숫자로 나오는데 초음파 진단은 지방간, 간경화, 간염, 담석증, 담낭 낭종 등의 진단을 보고해 온다면 임상 의사로서 과연 어느 종목을 선택할 것인가? 직장암을 조기 진단하기 위해 선별 검사로 잠혈 검사를 할 것인가, 직장경 검사를 할 것인가? 타 분야 검사의 발달로 상대적으로 진단 검사 의존도가 점차 감소하고 있다.

5) 진단검사의 구조는 어떻게 변할 것인가?

진단검사를 키워온 중심체가 중앙검사실이었다. 그러나 이 체제가 흔들리고 있다. 두 가지 가능성이 있다. 하나는 현재의 중앙검사실은 특수검사를 시행하는 장소가 되고 그 외 검사들은 대부분 POCT로 검사하는 경우이다. 그렇게 되면 중앙 검사실의 역할이 축소되고 이는 진단검사 전 분야의 약화를 의미한다. 다른 하나의 가능성은 많은 병원에서의 중앙 검사실은 core lab 형태로 유지하고 상당한 검사 물량은 commercial reference lab으로 외주하여 처리하는 것이다. 이는 기존의 검사실 체제의 변혁뿐 아니라 인력 조정을 가져올 수밖에 없다.

III. 무엇이 진단 검사의 장래를 결정할 것인가? 어떻게 할 것인가?

1. 의료에서의 필요성(수요)이다.

검사가 필요한가에 따라 진단검사 관련 정책은 결정되고 이에 따라 검사 물량이 결정되고 진단과 이에 종사하는 사람들의 장래가 결정된다. 일정한 물량을 확보해야 하고 일정한 비율로 매년 증가시켜야 한다. 이를 위해서는 현재의 검사 활용을 극대화시키고 새로운 수요를 개발해야 한다.

1) 현재의 검사 활용을 극대화 시켜야 한다.

현재의 검사 활용을 극대화시키는 방법은 첫째 표준의료행위 지침에 진단검사 활용을 극대화시키는 방안을 삽입하고 이를 근거로 의과대학생과 의사들을 교육시키는 것이다. 둘째는 진단검사의학 전문의에 의한 이차 검사 의뢰를 활성화시키는 것이다. 진단검사의학 전문의에 의한 이차 검사 의뢰를 의료행위에서 일상적인 일로 정착시키는 것이다.

표준의료 행위 지침 개발은 의료 전반에 걸쳐 필요하다. 특히 DRG 제도가 도입될 때 이 표준지침을 근거로 DRG 지불제도 하에서도 검사가 이루어지도록 해야 한다. DRG 지불 수가의 책정에도 표준 지침에 나와 있는 검사 수가가 포함되어 책정되도록 해야 한다. 또한 표준 의료행위 지침 제정은 보험 심사의 기준 책정에도 참고 자료가 되도록 하여 부당하게 삭감되는 사례가 발생하지 않도록 할 수 있을 것이다.

2) 새로운 검사 기법을 도입 활용해야 한다.

21세기에 검사실의 새로운 기술로 도입되고 있는 것은 molecular diagnostics, near patient testing, image analysis, robotics, information management 등이다. 이들 중에서 당장 검사의 필요성 증대에 공헌할 기술은 molecular diagnostics와 information management 기술이다.

인간 유전자 지도가 완성되고 이들이 질병과의 관계가 규명되면 당연히 많은 질병의 진단과 예후 판정 뿐 아니라 질병의 예방에도 크게 기여하게 될 것이다. 이때에 유전자 검사는 당연히 진단 검사실에서 이루어지도록 준비되어야 한다.

의료정보학의 발달은 검사 결과의 활용을 극대화시키는 데 이용될 것이다. 물론 일차적으로는 검사업무 자체를 완벽하게 시행하는 데 이용될 것이다. 현재의 LIS(laboratory information system)가 검사 정보를 전산화시키는 데 머물고 있으나 곧 검사 결과 정보뿐 아니라 결과와 관련된 사전적인 정보와 검사 결과의 해석에 필요한 정보가 추가될 것이다. 검사 데이터를 보관 분석 및 제공하기 위해 효과적인 DB와 AI(artificial intelligence) 기술이 활용될 것이다. 또한 이들 정도의 활용을 극대화하기 위한 네트워크 구축과 정보 보완을 위한 인증제도 등이 도입될 것이다(조한익 등 2000).

정보화 시대에는 정보를 가진 자가 힘이 강해진다고 한다. 그러나 제대로 된 정보를 제공하지 않는 자나 분야는 퇴출된다. 검사 정보를 가공하여 상품 가치를 높여야 한다.

2. 진단 검사를 의료의 핵심에 위치하도록 해야 한다.

1) 진료에 직접 도움이 되도록 개편

진단 검사가 의료의 핵심에 위치하도록 하기 위해서는 검사 결과의 신뢰도를 높여야 하고 검사 결과가 필요한 상황에 정확하고 신속하게 제공될 수 있어야 한다. 또한 검사실이 생산성 있는 부서가 되어 경영적인 측면에서도 의료기관의 핵심부서가 되도록 해야 한다. 이를 위해 새로운 정도관리 기법이 도입되어야 한다.

정도관리는 quality control(QC)이든 quality assurance(QA)든 간에 검사실에서 아주 중요한 업무이다. 그러나 검사 성적만을 위한 정도관리로는 부족하다. 정도관리의 대상이 달라져야 한다. 과거에는 검사 자체의 성적에 초점을 맞추었다. 즉 calibration, intra-run controls, inter-run controls, internal QC, external QC 등 현재 대한임상검사정도관리협회가 정도관리의 대상으로 삼고 있는 것들이다. 물론 이들은 정확히 관리되어야 한다. 그러나 기기 및 기술의 발달은 이들의 정도관리를 쉽게 할 수 있도록 하였고 점점 그 비중이 줄어들고 있다. 검사 자체의 정도관리 대신에 검사의 선택과 의뢰 및 검체 채취 및 운반 보관 등 검사 전 정도관리의 문제와 검사 결과가 산출되어 이들이 환자에게 유용하게 적시에 활용되도록 하는 검사 후 정도관리가 더 요구되고 있다.

즉 total quality management(TQM), continuous quality improvement(CQI) 들의 방법이 도입되어 검사의 선택에서부터 검사 결과의 활용까지 전 분야가 정도관리의 대상이 된 것이다. 과거에 단순한 정확한 검사결과를 위한 정도관리가 아니라 효과적인 검사의 활용을 대상으로 한 정도관리가 필요하게 된 것이다. 이런 변화는 의료의 질 향상과 의료비의 축소라는 두 마리 토끼를 잡기 위한 노력이 필요하기 때문이다. 또한 진단검사를 의료의 핵심에 위치하도록 해야 진단검사와 검사실 및 종사 인력이 생존할 수 있다는 이유 때문이다. 이제 이런 정도관리를 하는 것은 검사실 책임자의 의무사항이다.

이런 정도관리의 사례로 1996년 The International Organization for Standardization(ISO)가 ISO 9000 가이드라인을 만들어 TQA 방법을 표준화하고 이를 전세계에 보급하고 있다. 그러나 ISO 지침은 각 나라의 사정에 맞게 변형되고 간추려져야 한다. 대한정도관리협회가 ISO 9000 과 같은 인증 제도를 현재의 정도관리 사업에 추가하는 것도 시도해 볼 수 있을 것이다. 현재 대한 진단검사의학회가 실시하고 있는 검사실 신임제도와 같이 TQA 활동을 인증해 가면 될 것이다.

국가적으로도 의료의 경제성과 윤리성을 높이기 위해서는 검사실의 인증제도와 감사제도는 필연적으로 시행될 수밖에 없다. 이런 제도가 검사실 밖의 인력이나 기관에 의해 운용되는 것보다는 검사실 관련 학회나 협회 등 내부 인력에 의해 시행되고 이를 외부기관(보험당국 및 국가 기관)이 인정토록 하는 것이 현명한 방법이다.

2) 진단 검사실의 개념을 확대 시켜야 한다.

진단 검사실은 진단검사가 이루어지는 모든 곳이라고 설정하고 환자의 가정, 병동, 외래 등 어느 곳이든지 진단 검사가 이루어지는 곳이면 진단 검사실로 생각하고 관리할 방안을 찾아야 한다. 또한 진단검사는 진단검사의학 전문의와 임상병리사만이 시행하는 것이라는 고정 관념을 깨고 환자 의사 간호사, 과학자 등등 환자를 위해 진단검사를 하는 모든 사람을 검사 인력으로 활용하고 관리해야 한다.

또한 POCT, 의원급 검사실, 병원급 검사실, 대학병원급 검사실 및 Commercial Reference Laboratory가 업무를 조정 분담하여야 한다.

IV. 맺음

우리가 무엇을 해야 할 것인가?

진단검사 결과가 의료에서 가장 중요한 진단 자료가 되게 하고 가장 빈번히 활용되도록 해야 한다. 이를 위해서는 고급 인력의 개발, 효율적인 검사 관리 시스템과 조직이 필요하다.

특히 진단검사의학 전문의들은 진단검사를 의료의 핵심에 올려놓고 진단의료의 조정자 역할을 해야 검사실을 살릴 수 있다.

현장검사란 무엇인가

1. 현장검사란?

검사가 중앙 검사실에서 실시되지 않고 환자 자신에 의해 직접 가정 직장 등에서 검사되거나 병실, 응급실, 수술장, 중환자실 등에서 의사나 간호사 및 임상병리사에 의해 실시되는 검사를 통칭하여 현장검사(point-of-care testing, POCT)라 한다. 현장검사를 나타내는 유사 용어로는 환자 옆 검사, 진료실 검사, 분산검사 등이 사용되어 왔다 (Handorf CR).

임상병리 검사를 시행하는 목적은 질병의 진단, 건강검진, 질병의 경중, 시기, 예후 판단, 유전상담, 치료 방침 결정, 치료약제 선정, 효과판정, 입원, 수술 등의 사전 준비,

환자의 의사결정을 위한 객관적 자료 제공, 의료행위의 법적 뒷받침 등이다. 현장검사는 이들 목적을 효과적으로 충족시킬 수 있는 임상병리검사의 한가지 형태이다.

임상병리 검사 체제의 일대 변혁이 아닐 수 없다. 임상병리 검사 분야의 세계적인 메이커들이 벌써 현장검사 제품들을 속속 출하하고 있고 전통적인 검사 분야에 대한 투자보다도 오히려 현장검사에 더 많은 투자를 하고 있다. 이러한 변화는 의료 자체에도 변화를 가져와 의사와 환자들이 검사결과를 기다리느라고 치료 시작을 지체하는 일이 없어지고 환자를 진찰한 현장에서 즉시 판단하여 치료 방침을 결정할 수 있게 된 것이다.

이미 현장검사가 보편화된 나라에서의 현장검사를 시행하는 이유는 검사시간 단축이 가장 큰 이유이고 그 외에 환자 만족, 입원기간 단축, 시현성, 경비감소, 유사시 대비 등이다. 미국의 경우에 현장검사 도입을 가장 강력히 주장하는 사람들은 의사와 검사실이고 간호사, 관리 부서들이 그 다음이다.

이러한 변혁기에 우리 나라 의료에서도 임상병리 검사가 지속적으로 환자에게 이롭게 활용되도록 하려면 이 현장검사를 적절한 방법으로 정착시키도록 해야 한다.

2. 사회 변화가 현장검사를 필요로 한다

사회 각 분야의 변화 중에서 핵심적인 것은 개별화, 분산화 소형화 그리고 이에 따른 절차와 과정의 생략이다. 전통적인 검사과정은 의사의 검사 선택 — 검체 채취 — 검사실로 운반 — 검사실에 접수 — 검체와 의뢰서를 비교 확인 — 검사를 할 수 있도록 검체 준비 — 검사 시행 — 결과의 신뢰를 확인하는 정도관리 작업 — 최종결과 보고서 작성 — 의사에게 배달 — 의사가 결과를 해석하여 환자진료에 활용하는 절차로 진행된다.

이런 복잡한 과정은 변화해가는 사회가 수용하지 못하게 되고 환자 진료와 의료발전에 장애가 된다. 위의 복잡한 과정들을 생략하고 환자가 있는 현장에서 모든 것을 해결할 수 있도록 하자는 것이 현장검사이다. 즉 임상병리검사가 사회 변화에 적응하면서 의료에 필요한 역할을 지속하기 위한 변신의 한 가지 형태이다. 또한 의료제도가 의료인 중심에서 환자 중심으로 점차 변해가는 의료환경도 현장검사를 유도하고 있다.

3. 현장검사의 발달 과정

본래 임상검사의 원형은 현장검사이다. 검사의 원조라고 하는 요검사가 미국에서 처음 실시된 것도 당뇨병환자를 진료하는 의사가 직접 요당을 검사한 것, 즉 현장검사이다. 즉 현장검사는 임상검사의 원형이다. 그러나 다양한 검사가 개발되고 이를 의사가 직접 시행하는 것이 어려워짐에 따라 별도의 검사실이 생기고 이를 전담하는 인력이 양성된 것이다. 1950년대부터 화학을 비롯한 과학의 발달로 많은 검사들이 개발되고 이를 손쉽게 실시할 수 있는 검사기기를 사용하게 됨에 따라 검사를 모아서 실시하는 중앙검사실이 발생됐다. 그래서 검사는 중앙화된 검사실로 검체를 보내서 실시하는 것이라는 전통적인 개념이 확립된 것이다. 물론 이런 중앙 검사실 체제가 임상병리검사의 발전뿐 아니라 의료 전체 발전에 절대적인 공헌을 해 왔다. 특히 최근에 발달된 Total Laboratory Automation system은 중앙검사실 체제 발전의 꽃이라 할 수 있고 이는 의료 행태에 획기적인 변화를 가져오고 있다.

그러나 이 중앙 검사실 체제가 강화되면서도 일부에서 점차 대안이 나타나기 시작한 것은 1980년대 초반부터이다. 현장검사가 일반화된 것은 요검사를 시험지봉으로 실시할 수 있게 되면서이다. 그 다음 임신검사가 현장검사로 일반화 됐다. 특히 임신검사는 일반인들이 직접 검사하게 된 최초의 검사이다.

혈액으로 현장검사를 실시하게 된 것은 혈당검사를 시험지봉으로 손쉽게 검사할 수 있게 되면서이다.

병원에서의 현장검사는 수술장이나 중환자실, 응급실 등의 중환자들을 위한 검사의 개발이 이루어져 병실 간호사실이나 중환자실에 검사 기기를 설치하여 의사가 직접 검사할 수 있게 하면서 시작됐다. 그 후 이들 검사 기기가 점차 소형화되어 쉽게 움직이고 심지어는 의사의 가운 주머니 속에 넣고 다니면서 입원환자 침대 옆에서 검사할 수 있게 됐다. 혈액 가스나 전해질 검사와 같이 그 신뢰도를 유지하기가 어려웠던 검사까지도 누구나 한두 번 연습 조작을 해 보면 검사할 수 있는 검사 기기들이 개발됐다. 일반 외래 진찰실에서조차 간기능 검사 등 60여가지 검사 종목을 손쉽게 할 수 있게 됐다. 그 외의 많은 검사들이 간편화되면서 입원 환자나 외래 환자 곁에서 빨리 검사를 실시할 수 있어 관심을 불렀다. 그러나 검사에서 가장 중요한 검사결과의 신뢰성 때문에 처음 예상보다는 잘 활용되지 못해 왔다.

그러나 1990년대 초부터는 검사 방법과 검사 기기의 발달로 검사 신뢰도에 손상을 주지 않으면서 환자 곁에서 많은 검사를 할 수 있게 됐다. 더구나 환자 진료에서 개개 검사의 원가를 감소시키는 것보다 전체 진료과정의 총체적인 비용을 최소화하는 것이 중요시되면서 검사 결과를 일찍 알 수 있도록 하는 것이 지상 명제가 되고 있다. 즉 진료의 순환 주기를 단축시키는 데 현장검사가 효율적이고 이 때문에 현장검사가 늘어나고 있다(Coulter A. et al).

현장검사란 중앙 검사실 밖에서 의료인에 의해 시행되는 것만을 말하지 않는다. 환자가 직접 실시하는 검사도 포함한다. 임신 검사가 비교적 일찍 검사실이나 의료인의 손을 떠나 일반인들 자신에 의해 검사되기 시작했고 당뇨병 환자들이 자기 혈당을 집에서 직접 검사하는 것도 이제는 보편화됐다. 최근에는 AIDS검사, 간염검사, 쿠마린 항응고제 모니터링 검사 등 그 신뢰성이 극히 높아야 되는 검사까지도 환자가 직접 검사할 수 있도록 간편화됐다. 또한 환자

별로 여러 가지 검사를 한꺼번에 할 수 있도록 여러 개의 센서를 장착하고 소량의 검체로 검사할 수 있도록 개선한 개인검사기기(personal testing devices, PTDs)도 개발되어 가고 있다. 이들 기기에 로봇을 붙이고 의료기관의 검사정보시스템과 연결시켜 기기를 원격제어하고 그 결과를 정도관리하면서 결과를 환자 전자기록에 자동으로 입력시켜 주기도 한다(Halpern NA 1999). 이들 센서를 인체 내에 넣어 생체 내 검사를 연속적으로 할 수 있는 시스템도 개발되고 있다. 장차는 이들에서 나오는 결과를 통합 분석하여 진단 및 치료방향의 제안 등을 할 수 있는 전문가시스템도 개발될 것이다.

21세기를 시작하는 현재는 정보화 사회의 시작이다. 현재 인터넷으로 대표되는 정보통신 기술의 발달은 의료에도 지대한 영향을 미칠 것은 자명하다(Sykes RB 1996). 이미 원격 진료 등이 실용화되고 있다. 원격 및 재택 진료에는 환자 자신 또는 현장 의사나 간호사에 의해 검사가 실시되어야 한다. 따라서 원격 진료나 재택 진료가 활성화 될수록 현장검사는 일반화될 것이다. 집에 있는 환자가 의사의 지시에 따라 검사하고 이를 원격 진료시스템을 통해 의사가 판독할 수 있게 될 날도 멀지 않다.

4. 현장검사의 장점과 단점

장점으로는 첫째 검사의 소요시간이 단축된다는 것이다. 검사 소요시간의 단축은 환자 진료에서 의사가 진단과 치료 방침 결정을 빨리 할 수 있게 하여 환자의 중환자실 치료기간, 입원기간 나아가서 전체 질병기간을 단축시킨다는 점이다. 그 외에 중환자에서 호흡기의 사용기간을 단축시키고 검사를 위한 채혈 양이 적다는 것도 소아 환자에서 큰 장점이 된다(Schallom L, 1999).

둘째는 전체 의료비를 감소시킨다는 것이다. 진료 일수가 적어지면 당연히 질병에 의한 비용도 감소된다.

셋째는 의사나 간호사들이 검사 결과를 직접 쉽게 확인할 수 있어 결과에 대한 확신을 갖는다는 점이다. 검사실에서 실시하여 의사에게 보고되는 통상적인 많은 검사들의 결과가 충분히 활용되지 못한다. 즉 검사 결과가 의사의 행위나 판단에 미치는 영향이 현장검사 결과가 높다는 점이다.

단점으로는 첫째가 현장검사의 검사 비용이 검사실 검사에 비하여 높다는 점이다. 그러므로 단순히 검사 비용만 계산하면 경제성이 낮다고 할 수 있다. 그러나 검체의 채취에서부터 검사결과 보고까지 전 과정을 포함시키고 검사실의 전 비용을 계산하면 현장검사가 오히려 비용이 적게 든다(Kendall JM 1999). 둘째 단점은 의사 간호사 등 검사를 전문으로 하지 않는 인력에게 검사에 대한 교육이 필요하고 이에 대한 경비가 지출된다는 점이다. 셋째는 숙달되지 않은 사람에 의해 기기가 취급되기 때문에 검사 기기의 수명이 짧아지고 검사 결과에 대한 신뢰도를 유지하기 위한 정도관리에 경비가 소요된다는 점이다.

5. 어떤 기술의 발달이 현장검사를 가능토록 하는가?

제일 먼저 개발된 요 시험지봉 검사는 검사 시약을 안전하게 장기간 건조 상태에서 보관하는 소재들의 개발 덕분이다. 이를 일반 화학검사에 적용하여 건성 화학검사가 개발되어 간기능 검사 등뿐 아니라 요나 혈중 약물 농도나 심장 질환의 검사도 현장검사로 가능하게 됐다. 또한 효소면역 측정법이 현장검사 개발에 도입되면서 간염 에이즈 등 감염 질환의 현장검사도 가능하게 됐다. 각종 바이오 센서와 반도체 칩을 활용하여 혈액 가스나 전해질 검사를 간편화시켰다. 현재 개발되고 있는 DNA 칩의 활용은 모든 진단 검사 분야에 많은 변화를 가져올 것이지만 그 변화 중 가장 중요한 것이 현장검사의 급격한 확대이다.

또한 바이오 센서가 개발되어 이를 이용한 전혈 검사를 할 수 있게 되고 센서의 신호를 받아 결과를 산출하는 전자기술이 발달되어 일회용 초소형의 키트를 제조할 수 있게 됐다.

아직 실용화 단계는 아니지만 최근에는 어느 곳에서 검사하더라도 정보통신 기술을 도입하여 그 결과를 환자의 의무기록에 쉽게 입력하여 종합할 수 있고 정도관리도 가능하게 됐다.

6. 어떤 검사 종목들이 환자 곁에서 시행되고 있는가?

현재 일반이나 환자들이 직접 검사하는 종목으로는 임신검사, 혈당 등이 있다. 그러나 에이즈 검사와 같이 환자가 은밀하게 결과를 알고 싶어하는 검사들이 현장검사로 개발되어 시판되고 있다. 아직은 이런 검사가 환자들 사이에 일반화될 것인가는 의문이 간다. 혈당 검사는 환자 자신에 의해 시행되는 건수가 검사실에서 시행되는 검사 건수 보다 더 많다. 쿠마린 항응고제를 쓰는 환자의 경우에 약 용량을 결정하기 위해 응고 검사를 실시하는데 이를 위해 정기적으로 병원에 가는 것이 불편한 일이다. 이를 위해 환자 자신이 검사할 수 있도록 개발됐다. 이는 앞으로 혈당 검사만큼이나 일반화 될 것이다.

병실 입원환자들에 대한 현장검사 중 대표적인 것이 혈당 검사이다. 국내에서도 현재 대부분의 대형 병원들이 혈당 검사용 기기를 간호사실에 두고 검사를 실시하고 있다. 이런 변화는 최근 10여간에 일어난 일이다. 병실, 중환자실, 수술장에서 직접 검사할 때 소요 시간은 5분 이하이다. 응급실, 수술장, 중환자실 등에서 실시되는 검사는 전해질 검사, 혈액 가스 검사, 요 검사, 혈당검사 등 화학검사, 트로포닌 등 심장 질환 검사, 혈중 및 요 약물(주로 마약) 측정, 수막염균 검사 등이 현재 시행되고 있다. 국내에서도 수술장이나 중환자실에 혈액 가스 검사 기기가 장치되어 있고 이를 의사나 간호사가 검사하는 것이 일반화되어 있다. 특히 심근경색 등 관상동맥질환은 최단시간 내에 진단과 치료 방침을 결정하여야 생명을 구할 수 있다. 이때 EKG등 검사는 진단 효율이 50~60%정도이므로 90% 이상의 환자는 혈액검사(myoglobin, CKMB, troponon T, troponin I)가 필요하기 때문에, 이들 검사는 현장검사로 최단시간 내에 실시하여야 한다(Collinson PO 1999).

종합병원의 외래 진찰실이나 개원의의 진찰실에서 실시할 수 있는 검사 종목들은 이미 백여 가지를 넘고 있다. 검사 기기 없이 검사할 수 있는 요검사, 간염검사, 분변 잠혈 검사, 전립선 암검사(PSA) 등뿐 아니라 간단한 장비를 갖추면 간기능 검사 등 많은 화학 검사와 백혈구검사 등 일반 혈액검사도 가능하도록 기기들이 작고 간편하게 개량됐다.

7. 어디에서 누가 검사를 시행하는가?

환자 가정 및 직장, 침상 옆, 외래 진료실, 응급실, 앰뷸런스, 수술 장, 중환자실 등 환자가 있는 곳이면 어느 곳에서나 검사가 가능하다. 현장검사의 반 이상이 침상 곁에서 이루어지고 응급실과 수술장, 중환자실 순서로 많이 시행되고 있다.

예를 들면 간이식 등 수술에서 Ca++ 측정이 수시로 이루어지는데 이는 수술장에서 바이오센서가 장착된 기기를 사용하여 전혈로 혈액가스와 같이 검사된다. 그래서 혈액가스와 전해질 등이 동시에 환자 옆에서 검사되어 응급 상황에 즉시 대응할 수 있도록 검사 관행이 변화되고 있다. 특히 간이나 신장이식센터 등에서 이런 환자 곁 검사가 증가되고 있다. 최근 10년 동안에 전혈로 전해질을 검사하는 비율이 크게 증가했고 혈액가스검사와 화학검사가 동시에 이루어지는 기기가 널리 사용되고 있다.

현장검사를 실시하는 사람은 응급실의 경우 간호사와 병리사가 실시하고 침상 옆 검사는 대부분 간호사가 실시한다. 이동 응급 진료팀에 병리사가 합류하여 검사를 실시하는 것은 실질적이지 못하다(Fukuda A 1999).

8. 현장검사 결과를 믿을 수 있는가?

그 동안 가장 큰 의문을 가졌던 것이 결과의 신뢰도이다(O' Leary D. 1995). 간이 혈당 검사기기가 10여 년 전에 처음 사용되기 시작할 때는 솔직히 믿기 어려웠다. 그래서 반드시 검사실에 검체를 다시 보내 결과를 확인하도록 권장해 왔다. 그러나 최근에는 환자들도 사용 경험을 쌓고 시판되는 기기들도 믿을 만하다. 최근에 국내에서 평가한 결과를 보면 검사실의 결과와 별 차이가 없다. 그러나 이런 좋은 결과들은 그 기기를 정확히 정도관리하면서 사용했을 때는 결과이다. 그래서 정도관리 지침을 만들고 이를 지키면서 검사하면 누구나 믿을 수 있는 결과를 산출할 수 있다.

9. 현장검사를 실시할 환자, 의사, 간호사 등을 어떻게 훈련시킬 것인가?

검사 절차와 기기 사용법이 아무리 간단하더라도 반드시 사용법 훈련을 받아야 한다. 이는 임상병리 전문의와 임상병리사들의 책임이다. 교육 프로그램을 짜고 이를 정기적으로 실행에 옮겨야 한다. 특히 정도관리 방법을 철저히 교육시켜야 한다. 아무리 좋은 기기라도 항상 믿을 수 있는 것은 아니다. 아무리 시약이 일정기간 안정하다 해도 그 결과의 신뢰도는 정기적으로 객관적으로 확인되어야 한다.

10. 현장검사는 어떻게 관리되어야 하는가?

현장검사의 확대는 검사실이 전 병원으로 확대되는 것을 의미한다. 검사실에서 철저한 정도관리 프로그램에 의해 산출되는 검사결과도 그 신뢰도가 문제가 되는 경우가 많은데, 검사실 밖에서 검사에 대한 훈련을 제대로 받지 않은 사람에 의해 시행되는 검사의 신뢰도는 당연히 의심받아야 한다.

그래서 검사는 누가 하며 그 결과는 어떻게 기록되고 수가 발생은 어떻게 하고 정도관리 결과는 어떻게 평가하는가와 검사 소모품은 어떻게 관리하는가 등을 포함하는 관리체계가 만들어져야 한다. 당연히 임상병리 전문의, 임상병리사, 간호사 등이 주축이 된 관리 시스템이어야 한다. 즉 임상병리과장 책임하에 의사, 간호사, 임상병리사 등으로 구성된 현장검사관리 위원회가 만들어지고 필요한 규정을 제정하여야 한다.

국가적으로는 책임 있는 단체가 외부에서 현장검사의 신뢰도를 평가해 주어야 한다(Carlson DA 1996). 우리 나라의 경우는 병원협회의 표준화 심사나 임상병리학회 등에서 실시하는 검사실 신임제도에 현장검사를 포함시켜 현장검사가 믿을 만하게 관리되는가를 확인하여야 한다.

11. 수가책정

적정한 검사수가의 개발은 현장검사 정착에 가장 중요한 요소이다. 현장검사가 환자 진료에 필요하다면 이것이 잘 활용되도록 수가가 책정되고 보험에서 인정되어야 한다. 기존 검사 수가를 그대로 적용할 수도 있지만 현재 현장검사 재료들의 단가가 높아 기존 보험 수가로 이를 시행하기에는 대체로 어려움이 있다. 그러나 현장검사가 의료 형태를 변화시켜 의료비의 감소를 가져온다면 이를 장려하는 의미에서도 현장검사를 손쉽게 사용할 수 있도록 보험 수가가 책정되어야 한다.

12. 맺음

아무리 좋은 신기술이라 해도 환자에게 도움이 되어야 의미가 있다. 환자에게 분명히 도움이 된다면 이것이 활용되도록 정책이 뒷받침되어야 한다. 현장검사가 우리 나라 환자에게 도움이 되도록 활용되려면 많은 문제들을 해결해야 한다. 기술 발전 추세를 면밀히 추적하고 이를 시범적으로 활용하면서 그 결과를 평가하면서 서서히 정착시키는 것도 한 가지 방법이다. 선진국에서의 현장검사의 확산은 가히 경이적이다. 어떻게 도입할 것인가가 우리의 숙제이다.

「현장검사의 이론과 실제, 김종원, 박효순 편저, 고려의학, 2000. 4. 5.」

안전한 수혈을 위협하는 것들

    최근 며칠 간 안전한 수혈을 우려케 하는 몇 가지 사실들이 매스컴에 잇따라 보도됐다. 하나는 말라리아 위험 지역에서 헌혈 받은 혈액에 대한 것이고 또 하나는 국내에서 에이즈 검사의 신뢰성이 낮다는 것이다. 이들 사실은 말라리아나 에이즈에 걸린 사람이 헌혈한 혈액을 환자에게 수혈할 수 있다는 것이고 수혈에 의해 이들 병이 전파될 가능성 높다는 것을 말한다. 여기에 덧붙여 국내 에이즈 감염자 수가 금년에만 벌써 작년 일년 수준(219명)을 넘어 240명에 달한다는 보도나 중국 허난성 운리우촌의 한 마을 주민(1,645명) 중 19%가 에이즈 환자이고 그 원인이 매혈 때문이라는 보도는 수혈의 안전성에 대한 우려를 더욱 높여 주고 있다.

그러나 수혈 혈액을 제대로 관리하면 에이즈나 말라리아 환자 수가 많다는 것 자체는 크게 문제가 되지 않는다. 문제는 국내 어느 대학에서 보고한 대로 국내 에이즈 검사의 신뢰성이 낮다면 이는 안전 수혈을 위한 안전망에 구멍이 뚫린 것이다. 또한 지난 8월 20일 보건사회연구원에서 나온 '혈액관리 안전성 확보 방안' 이라는 보고서의 내용대로라면 우리 나라 혈액 관리 공급 체계에 문제점이 많다는 것이어서, 더욱 큰 걱정이다. 즉 수혈은 위험한 의료기술이지만 지난 수십 년 동안 개발된 여러 방법을 철저히 지키면 큰 문제가 없는데 이 방법을 철저히 지켜야 하는 혈액 관리 체계에 구멍이 있다면 걱정되는 것이다.

혈액관리체계란 무엇인가? 먼저 헌혈을 할 수 있는 건강한 사람에게서 혈액을 채취하여(헌혈) 이 혈액에 위험인자(에이즈, 간염균 등)가 없는가를 철저히 검사한다. 여기에서 합격하면 이 혈액을 수혈 받는 환자에게 도움이 되는 성분으로 나누어 혈액 제제를 만들고 이들이 변질되지 않도록 보관하고 운반해서 이 혈액을 필요로 하는 환자에게 수혈한다. 수혈 후 혹시 부작용이 발생되지 않는지 추적 관찰하고 부작용이 발생되면(언제든지 일어날 가능성이 있다) 그 원인을 추적하여 재발되지 않도록 조치를 취한다. 안전 수혈을 위태롭게 하는 상황이 발생되면(예를 들어 C형 간염, 에이즈, 말라리아 같이 새로운 전염병이 생기는 경우) 이에 대한 조사 연구를 진행하여 우리 나라 사정에 맞는 안전 대책을 세운다. 이런 일련의 일들이 안전 수혈을 보장하는 혈액 관리체계이다.

이런 관리체계에 문제가 생기면 사고가 발생한다. 한 두 명의 환자에게 발생되는 수도 있고 십여 명(우리 나라 1970년대 혈액 오염 사고)부터 수백 명(일본과 프랑스에서의 혈액제제에 의한 에이즈 전파의 예)이 수혈 사고로 목숨을 잃게 된다.

그래서 많은 나라들이 수혈 혈액만은 혈액 전문가들에 의해 철저하게 관리가 이루어지도록 제도화하고 있다. 일반 제약 회사에서 제조하는 대부분의 약보다도 더 큰 위험을 내포하고 있는 것이 혈액 제제이기 때문에 혈액을 관리하는 기관은 의료기관과 같은 자격 기준을 적용하여 환자 생명을 다루듯이 혈액을 관리한다.

국내외의 대형 혈액 사고의 원인을 살펴보면 대개는 혈액을 관리하는 사람들의 판단 잘못이다. 프랑스나 일본의 사례는 모두 많은 양의 혈장을 버리기 아까워 에이즈 감염의 위험성을 알고 있으면서도 환자에게 준 것이다. 그런데 이를 결정한 사람들이 모두 정부 관련 사람들이다. 물론 그 뒤에는 혈장을 폐기하면 막대한 손해를 보는 회사들이 있었다. 그래서 수혈 받는 환자의 안위를 최우선으로 생각하는 사람들에 의해 혈액은 관리되어야 한다. 보건사회연구원의 보고서(혈액관리 안전성 확보 방안)에서 지적한 국내 혈액 관리의 취약점도 바로 이 점이다. 적십자사의 혈액원들이 혈액 전문가가 아닌 직원에 의해 주도된다는 점이다. 비전문가에 의해 대표되는 혈액원에서 공급되는 혈액의 안전성을 믿을 수 있는가가 문제의 핵심이다.

최근 국내 모 대학에서 에이즈 검사의 신뢰도에 대해 문제를 제기했다는 신문 기사의 제목을 보는 순간 등골이 오싹한 느낌이 든 것도 이 혈액 관리 문제 때문이다. 다행스럽게도 이번에 제기된 문제는 혈액 관리와는 관계없다. 말기 에이즈 환자가 통상적인 검사에서 음성이 나왔다는 것인데 이런 에이즈 환자가 헌혈을 할 수도 없고 속이고 헌혈하겠다고 해도 사전에 막을 수 있다. 그러나 국내 에이즈 검사에 허점이 있다는 것 자체는 사실이고 혈액 관리에서 오랫동안 고심해오던 문제이다. 현재의 통상적인 검사법에 허점이 있다는 것은 잘 알고 있으면서도 왜 보다 안전한 검사법을 사용하지 못하는가는 결국 돈 문제이다. 비싼 유전자 검사로 혈액을 검사하려면 현재의 혈액 수가를 50~100%(어느 검사법을 쓰느냐에 따라) 인상시켜야 할 수 있다. 에이즈 환자가 많아져 수혈에 의한 에이즈 전파의 가능성이 높아지면 어느 땐가는 이런 고가의 방법을 도입할 수밖에 없다. 일본과 미국의 일부 지역에서는 이미 이 비싼 유전자 검사법을 도입하여 실시하고 있다.

말라리아 문제도 마찬가지이다. 말라리아에 감염된 혈액을 골라내는 데 추가 검사를 해야 한다. 이들 검사의 또 다른 문제점은 위양성이 많다는 것이다. 즉 말라리아에 걸리지 않은 혈액의 일부가 말라리아에 걸린 것처럼 검사결과가 나오고 그러면 이들 혈액은 버릴 수밖에 없게 된다. 그래서 현재는 말라리아 창궐지역에서는 헌혈을 받지 않는 것이 최선의 방법이고 현재 그렇게 시행하고 있다. 그러나 말라리아가 전국으로 퍼진 상태에서 이것만으로는 완전하게 방어하지 못하는 것이 문제이다.

안전 수혈도 결국 돈이 문제이다. 혈액 수가를 높이고 비싼 여러 가지 검사를 도입하여 완벽한 검사를 하면 어느 정도 위험성을 줄일 수 있다. 혈액관리에 적절한 전문 의료 인력과 연구 인력을 투입하여 우리 나라에서의 문제점과 해결점을 찾아가는 데도 역시 돈이 필요하다. 정부는 혈액 수가를 낮게 묶어놓고 국민은 양질의 안전한 혈액을 수혈 받길 기대하는 현 상황은 혈액 관리를 하는 사람들만 답답하게 한다.

「이슈투데이, 2001. 8. 25.」

헌혈증서는 없어져야 한다

헌혈증서는 헌혈을 한 경우에 이를 인증해 주는 조그만 카드이다. 이는 1970년대 헌혈하는 인구가 극소수일 때 헌혈을 유도하기 위해 도입한 제도이다. 처음에는 단순히 헌혈해 준 것에 대한 감사의 표시로 발행됐다. 그런데 헌혈 유도 효과를 높이기 위하여 이 카드에 금전적 가치를 부여했다. 카드를 의료기관에 제시하면 수혈을 무료로 받을 수 있게 혈액관리법에 명시한 것이다. 그것도 처음에는 헌혈자 본인이나 직계 존비속이 수혈 받을 때만 사용하도록 했었으나 현재는 법이 바뀌어 헌혈자와 관계없는 사람도 누구나 헌혈증서를 사용할 수 있다. 즉 길에서 주운 헌혈증으로도 병원에서 수혈을 받을 수 있게 한 것이다.

우리 나라 같은 헌혈 증서 제도는 전 세계 어느 곳에도 없다. 다른 나라들의 연간 국민 헌혈율이 5~7%일 때 우리 나라는 1~2%밖에 되지 않아 병원에 혈액이 없어 수술을 못하는 일이 다반사이던 때에 헌혈을 유도하기 위해 궁여지책으로 만든 제도이다. 이 헌혈증서 제도 때문인지 최근의 우리 나라 국민 헌혈율은 연간 5%에 육박하고 있다. 단기간 내에 이룩한 괄목할 만한 증가이다.

문제는 이 헌혈 증가가 국민의식의 변화 때문이냐, 아니면 보상이 보장된 헌혈증서 때문이냐이다. 남을 위하는 숭고한 정신으로 헌혈이 증가됐다면 이는 바람직한 것이다. 그러나 헌혈증서가 주는 보상, 즉 무료 수혈 때문이라면 이는 헌혈정신을 굴절시킨 것이다. 사실 현재 헌혈증서로 환자가 받는 혜택은 7,600원 정도이다. 숭고한 헌혈 정신이 7,600원으로 평가되는 것 자체도 문제가 있다. 어떤 면에서 헌혈 자체를 모독하는 것이다.

종교 단체 등에서 단체 헌혈을 하고 이들의 헌혈증을 모아 수혈이 필요로 하는 환자에게 주는 것을 큰 자선 사업 같이 벌이는 것은 헌혈의 본질적인 정신을 훼손하는 것이다. 즉 나의 건강한 혈액을 아무런 대가를 받지 않고 필요로 하는 사람에게 나누어준다는 헌혈의 기본 정신을 손상하는 일이다. 더구나 최근엔 인터넷상에서 헌혈증서를 모으는 사이트까지 개설됐다. 이 사이트들이 어떻게 운영되는가가 심히 우려된다. 헌혈증서를 유가증권화 하는 우를 범하는 것이 아닌지 걱정된다. 환자들을 금전적으로 돕겠다면 차라리 모금을 해서 도와주는 편이 훨씬 도움이 될 것이다.

순수한 헌혈 정신을 보존하기 위해서라도 헌혈증서 제도는 폐지되어야 한다. 그렇다고 현재의 법으로 이미 발행된 수백만 장의 헌혈 증서의 사용을 무효화하는 것도 문제가 있다. 먼저 헌혈증서를 처음 도입했을 때의 사용 범위, 즉 헌혈자 본인과 직계 존비속의 수혈 시로 그 사용을 제한하도록 해야 한다. 종국에는 순수한 헌혈 정신을 살리도록 헌혈증서 제도는 없애야 한다. 그러나 헌혈을 권장하는 적십자혈액원에서는 헌혈 기록을 보존하여 헌혈자의 봉사정신을 기리는 제도를 개발하여야 한다. 요즈음 회사의 입사 시험에서 봉사 정신을 높게 평가하는데 헌혈한 경력이 평가 기준에 높게 반영하도록 권장할 수도 있다. 특히 공무원 채용 및 승진에 헌혈 경력이 반영됐으면 한다. 공무원은 어느 직역보다도 봉사 정신이 투철해야 하기 때문이다.

「**이슈투데이, 2001. 7. 23.**」

배아 복제 무엇이 문제인가

1.배아 복제란 무엇인가?

정상적으로 배아는 수정을 통해 만들어진다. 사람에서는 정자와 난자가 합하여(수정되어) 배아가 만들어지고 이것이 자궁에 착상되어 자라면 사람이 되는 것이다. 그런데 최근의 기술 발달은 난자가 가진 핵(유전체)을 빼어 버리고 대신 체세포(난자나 정자 외의 모든 세포)의 핵(유전체)을 난자에 넣어서도 배아를 만들 수 있다. 즉 복제 배아란 난자에 인공적으로 유전자를 넣어 생명체로 자랄 수 있게 만든 것이다. 이렇게 만든 복제 배아를 자궁에 착상시키면 태아로 자랄 수 있다. 이때 사용되는 난자, 즉 씨를 빼버린 난자는 동물의 것도 사용할 수 있지만 이 경우는 자궁에 착상되어 태아로 자라는 것은 불가능하다.

복제 배아와 시험관 아기는 크게 다르다. 시험관 아기는 정상적인 난자와 정자를 시험관에서 수정시켜 자궁에 착상시켜 키운다. 시험관 아기는 정자와 난자 즉 양쪽 남녀에서 유전 형질을 받는다. 시험관에서 수정시킨다는 것이 정상 임신과 다를 뿐 태아는 정상적인 유전 형질을 가지고 태어난다. 그러나 복제 배아는 남녀 가운데 어느 한쪽으로부터만 유전 형질을 받는다. 여자는 유전 형질이 없는 난자만 제공한다. 여자는 유전형질이 없는 난자와 자궁을 제공하여 배아를 태아로 키운다. 물론 남자의 세포핵 대신에 여자 본인의 것을 난자에 넣어 본인과 꼭 같은 유전 형질을 가진 배아를 만들 수도 있다.

2. 왜 이런 재주를 피우는가?

배아 복제가 각광을 받는 것은 태아로 성장시키는데 있는 것이 아니라 이 복제 배아에서 줄기세포를 뽑아 이를 질병 치료에 사용할 수 있기 때문이다. 복제 배아를 만드는 일차적인 목표는 환자 치료용으로 사용할 수 있는 줄기세포를 얻기 위해서다. 백혈병 등을 치료하는 데 가장 효과적인 방법이 줄기세포를 이식하는 것이다. 현재는 정상인의 골수나 탯줄(제대)에서 조혈 줄기세포를 뽑아 이를 환자에게 주입한다. 복제한 배아에서 얻은 줄기세포는 이런 치료 목적에 가장 적합하다. 환자의 체세포에서 얻은 핵을 난자에 주입하여 생산한 복제 배아의 줄기세포는 환자와 면역 체계와 일치하기 때문에 높은 치료효과를 얻을 수 있다. 정확히 말하면 가장 적합한 줄기세포를 만들어 내는 기술이 배아 복제인 것이다.

정자를 생산하지 못해 불임인 부부가 있다고 하자. 남편의 정자가 없으니 정상적인 수정 및 임신은 불가능하고 시험관 아기도 안 된다. 그런데 부인의 난자에 남편의 체세포를 융합시킨 복제 배아를 부인의 자궁에 착상시키면 남편과 똑같은 아기를 얻을 수 있다. 이때 부인의 역할은 단지 자궁을 빌려 준 것이 된다. 부인의 유전 형질이 아기에게 전달되지는 않는다.

유전체가 잘못된 환자가 있다고 하자. 이 환자 체세포의 유전체를 정상화시켜 이를 난자에 넣어서 복제 배아를 만들고 여기서 얻은 줄기세포를 환자에게 주입하면 유전체가 잘못되어 걸린 불치의 병을 치료할 수 있다.

이상한 사람이 있어 공상 과학 소설과 영화 내용을 흉내내어 슈퍼맨을 만들겠다는 욕심을 낼 수도 있다. 이론적으로 가능하다. 가능하면 시도하는 미친 사람이 반드시 있게 마련이다.

3. 무엇이 문제인가?

첫째 문제는 복제 배아는 생명 개체이고 줄기세포를 얻기 위해 배아를 파괴시키는 것도 생명을 단절시키는 행위라는 점이다. 실제로 복제 배아를 자궁에 착상시키면 생명체로 성장할 수 있기 때문에 배아도 수정란과 같이 생명체라는 것이다.

둘째 문제는 기술적인 결함이다. 인간이 수백만 년 동안 환경에 적응하면서 터득한 생식 방법으로도 일정 수 이상의 선천기형을 비롯한 선천성 질환을 가진 환자가 탄생된다. 과연 복제로 얻은 배아에서 출발한 생명체가 온전할 것인가? 겉으로 온전해도 수명은 얼마나 되고 그리고 일생동안 병에 걸려 죽을 가능성은 어느 정도일까? 줄기세포만을 뽑아 써도 그 줄기세포가 현재 활용되는 제대(탯줄) 줄기세포보다 나을 것인가? 오히려 암세포 등으로 발전할 가능성이 더 높은 것은 아닌가?

셋째 도대체 복제 배아까지 만들어서 까지 불임을 해결할 경우가 얼마나 될까? 이렇게 만든 복제 배아로 탄생된 아이의 일생은 어떠할까?

넷째 배아 복제 기술로 유전자 질환을 치료할 수 있을 것인가? 재주 부리다가 더 큰 유전자 질환을 만들어 내는 것은 아닌가?

다섯째 정상적이지 못한 도덕관을 가진 사람들이나 정신 이상자들이 이 기술을 악용할 때 을 어떤 일들이 일어날 수 있는가? 한마디로 상상하기조차 끔찍한 일들이 일어날 수 있다.

4. 어떻게 할 것인가?

배아 복제 기술은 분명 세기적인 기술이다. 이 기술은 계속 발달시켜야 함에는 아무도 이론(異論)을 제기할 수 없다. 인간의 존엄성에 손상을 주지 않으면서 어떻게 이 기술을 발전시키고 필요하면 인간의 문제 해결에 활용할 수 있을까?

첫째는 복제 배아를 다루는 모든 행위를 의료행위로 간주하도록 하고 의료인이 법과 양식에 따라 이 기술을 활용하도록 하는 것이다. 아무리 실험실의 연구 목적이라 해도 의료행위로서 의료법과 생명윤리법 양쪽의 적용을 받도록 해야 한다.

둘째는 어느 경우라도 배아 복제 기술이 상용화되는 것을 금해야 한다.

셋째는 인간 배아 복제는 서두르지 않는 것이 가장 좋은 방법이다. 인간 이외의 동물들에서 이 기술이 완벽하게 검증될 때까지 최소한 일세기 이상의 검증기간이 필요하다.

문제는 의문 투성이 기술을 갖고 과욕을 부리는 생명 과학자들과 이를 활용하여 돈을 벌겠다는 벤처기업들이 만들어가고 있는 기괴한 영화 장면 같은 현실에 우리가 놓여 있다는 점이다. 과연 인간이란 무엇인가라는 우문을 곱씹게 된다.

「디지털 사상계, 2002. 8. 9.」

PCR 양성 사스 환자

우리 나라에서도 사스 검사에서 양성인 사람이 3명 확인
됐다. 그러나 국립보건원 발표는 이들이 사스의 전형적인
임상증상(WHO의 사스진단지침)을 나타내지 않았기 때문
에 환자가 아니라는 것이다. 이들이 정말 사스 환자가 아닌
가? 이번 경우에 결론부터 말하면 환자일 수도 있고 아닐
수도 있다. 그러나 아닌 것이 확인 될 때까지 사스 환자로
처치하는 것이 정답이다. 왜 이런 이해하기 어려운 일이 벌
어지는가?

왜 PCR같은 첨단 검사법으로도 확진을 못하는가? 이는
이 검사법의 신뢰도가 아직 평가되지 않았기 때문이다. 급
한 대로 확실한 임상증상을 보이는 사스 환자 100여명, 사
스와 유사한 증상을 보이는 감기 환자 100명, 그리고 건강

한 사람이나 바이러스와 관계없는 질환을 앓고 있는 사람 200여 명을 이 검사 방법으로 검사하여 양성 반응과 음성 반응이 각 집단 별로 얼마나 나타나는가를 확인하면 이 검사의 신뢰성을 알 수 있고 이에 따라 양성 결과일 때 환자일 가능성을 판단할 수 있다.

그러나 현재 보건원에서 사용한 독일산 PCR 검사법은 이런 신뢰도를 평가한 데이터가 없는 것이다. 단지 개발한 사람들이 코로나 바이러스를 얼마나 잘 검출하느냐를 실험실에서 검사해보고 급한 대로 써보도록 나누어준, 검증 안된 검사법이다. 왜 우리 국립보건원이 이런 검사법을 사용하고 있는가? 그게 우리 수준이라는 것이 안타깝지만 현실은 현실로 인정하고 이 결과를 정확히 해석하는 것이 현시점에서 중요하다.

나는 우리 나라 보건원의 기술력을 믿고 싶다. 양성이 나온 것은 사실이고 이 양성이 위양성일 가능성 때문에(PCR 검사법은 원래 위양성이 많다) 사스 환자라는 결론을 내리지 못하고 있는 것이다. 보건원이 좀더 성의가 있었다면 이 검사 키트를 받은 후(약 10일 전) 사스 환자는 국내에 없으니 검사해볼 수 없었다 해도 감기 증상의 환자를 대상으로 몇 명을 검사했더니 몇 명에서 위양성이 나오는지를 사전 검증을 했더라면 사스 환자로 추정되는 사람들의 양성 결과를 판정하는 데 크게 도움이 됐을 것이다.

유사한 검사로 간염이나 에이즈에 대한 검사가 있다. 에이즈 균 항원과 항체를 검사하여 진단한다. 이들 병의 진단에는 이들 검사 결과가 절대적인 힘을 가지고 있다. 수 십 년을 두고 수많은 평가를 거쳐 개발해 왔기 때문에 그 신뢰도를 믿을 수 있는 것이다.

그런데도 에이즈 검사의 경우에 효소면역측정법으로 검사해서 양성이 나와도 PCR로 항원 확인 검사를 하기 전에는 환자에게 당신은 에이즈에 걸렸다는 말을 하지 않는다. 효소면역 측정법으로 양성이라 해도 최종적으로 에이즈로 확인될 확률은 20%(각 검사 대상 집단의 질병 이환률에 따라 다름)도 안 되기 때문이다. 그러나 에이즈 검사의 경우는 PCR 검사법으로 양성이라면 에이즈 환자로 판정해도 무리가 없다. 그러나 사스의 경우는 모른다는 것이다. 사실 이번에 사용한 검사가 감도는 떨어져도 양성이면 사스가 틀림없는 아주 유용한 검사법으로 판명될 수도 있다.

진단을 위한 의사의 초기 진찰, 병의 경과 관찰 및 각종 첨단 검사로도 질병을 정확히 진단한다는 것은 아주 어려운 일이다. 경험 많은 유능한 의사 그리고 신뢰성 있는 검사방법으로 결과를 산출하는 검사실 등이 합작하여 질병을 진단한다. 양성 검사 결과라 해도 의사의 판단에 따라 무시할 수도 있고 음성이 나왔어도 병의 경과에 따라서는 그럴 수도 있기 때문에 병이라고 판단할 수도 있다.

이처럼 정확한 진단은 유능한 의사, 정확한 검사 결과 등 모든 조건이 갖추어져야 한다. 정확한 검사를 산출하는 데는 질 좋은 검사 방법, 기기, 검사 시약, 기술 좋은 검사 인력, 그리고 경험 많은 정확한 결과 판독 등 모든 것이 갖추어져야 한다. 검사 방법을 개발하고 생산한 회사의 제품 설명서대로 한다고 해서 믿을 수 있는 결과가 산출되는 것은 아니다.

질병 진단 시 개관적 검사결과에 의존하는 것은 옳은 일이다. 그러나 그 검사는 신뢰도가 높은 검증된 검사 방법이어야 한다. 이번 사스 검사의 혼란을 계기로 우리 나라 사람들이 검사라고 모두 믿을 수 있는 검사가 아니라는 점을 확실히 인식하는 계기가 됐으면 한다. 검사를 하지 않고 근거도 없이 의사의 직감만으로 진단을 척척 내리는 것도 잘못이지만 엉터리 검사를 실시하면서 환자들의 경제적 부담을 가중시키는 것도 문제다.

신뢰가 낮다 해도 검사를 실시하는 것은 아무런 검사도 하지 않고 간이 나쁘다는 둥, 기가 허해져 생긴 병이라는 둥 허무맹랑한 근거 없는 진단으로 환자를 현혹시키는 사이비 의료보다는 나을지도 모른다.

검증 안 된 검사 키트를 받아 검사하고 그 결과를 발표하여 국민들의 의아심을 자극한 우리 보건원의 현실이 안타깝다. 국민의 건강과 생명을 지킬 수 있는 질 높은 의료를 위해서는 그 만큼 투자가 필요함을 다시 한번 일깨워준다.

「이슈투데이, 2003. 4. 17.」

유전자 검사에 의한 진단과 맞춤 치료

    인간 유전자 지도가 밝혀지고 유전자를 다루는 분자 생물학 기법의 발달에 따라 무엇이 크게 변할 것인가? 질병의 진단과 치료방법의 변화이다. 치료에는 아직 뚜렷하게 기여하지 못하지만 질병의 진단 분야에서는 벌써 상당한 변화가 일어나고 있다.

    유전자 검사로 선천성 질환을 진단하는 것은 이제 일상적인 일이다. 백혈병 등 악성 질환의 진단에도 유전자 정보가 활용된다. 백혈병에 특이한 유전자 변화를 알게 되면 이 유전자를 검사해서 백혈병을 진단할 수도 있고 백혈병으로 진행되는 것을 예측할 수도 있다. 20여 년 전부터 범죄 수사나 친자감별 등에는 유전자 검사가 널리 쓰이고 있다. 세균질환 검사에도 활용된다. 광우병의 진단이나 간염, 에이즈 바이러스 검출이나 심지어는 결핵균을 발견하는 데도 유전자 기법을 사용하고 있다. 앞으로 수 년 내에 더 많은 질병의 진단 및 치료 경과 판단에 유전자 검사 기법이 사용될 것이다. 그렇게 되면 많은 질환의 진단 기준에 임상 증상이나 일상적인 검사 결과뿐 아니라 유전자 검사가 포함될 것이다. 현재 서울대학교병원에서는 약 80여 가지의 유전자 검사가 일상적으로 이루어지고 있다. 곧 크게 늘어날 전망이다. 기존의 검사 방법을 제치고 진단 검사 분야의 맹주가 될 전망이다.

어떻게 유전자 검사가 급속도로 발전하게 되는가? 유전자 지도가 밝혀지면서 질병과 유전자와의 관계를 밝히는 일이 쉬워졌다. 복잡한 발생 기전을 갖는 질환에서도 유전자의 역할이 밝혀지면 이를 이용한 진단과 치료가 가능한 것이다. 예를 들면 부모 중에 고혈압 환자가 있으면 자식들이 고혈압에 걸리기 쉬운데 그 이유를 제공하는 유전자를 알 수 있게 될 것이다. 많은 고혈압 환자들의 유전자를 다 조사하여 이 사람들에게 특이한 유전자를 찾으면 된다. 인간 유전자 지도가 밝혀지면서, 돈과 힘이 들어 그렇지, 연구 방법과 방향이 뚜렷해진 것이다.

그러나 질병에 따라서는 유전자의 역할을 규명하는 것이 그렇게 간단하지 않다. 고혈압을 일으키는 데 관여하는 유전자가 하나가 아니라는 것이다. 가령 10가지 유전자가 고혈압에 관여한다는 것이 밝혀진다 해도 개인에 따라 이들 유전자가 고혈압 발생에 기여한 정도가 다르다. 어떤 환자 개인에서 가장 크게 기여한 유전자를 찾는다면 이는 곧 진단에 활용될 수 있다. 그러나 이를 치료에 활용하는 것은 또 다른 문제이다. 그 유전자가 작용이 잘못되게 만든 또 다른 유전자는 개인마다 다를 수 있기 때문이다. 사람들이 엉켜서 살 듯이 유전자들도 서로 연계되어 작용하기 때문이다. 어느 특정 유전자의 잘못도 중요하지만 유전자 사이의 조율과 견제가 잘못되어 병이 발생되고 진전되는 경우가 더 많을 것이다.

30여 년 전부터 단독 유전자가 잘못되어 발생하는 질환의 예로 '겸상적혈구빈혈'이라는 병이 잘 알려져 있다. 유전자의 염기 서열 중 하나에 돌연변이가 생겨 다른 염기로 바뀌어져 생긴 병으로 유전자 질환의 대표주자였다. 그런데 이 질환조차 더 이상 단일 유전자 질환이라는 말을 못하게 병의 발생과 증상 발현에 여러 유전자가 관여하는 것으로 밝혀지고 있다.

많은 사람이 고통받는 암이나 당뇨병, 고혈압 등 대부분의 질환이 병의 발생 및 진행에 많은 유전자가 관여하고 개인마다 다르다. 인간 유전자가 밝혀지면 밝혀질수록 이들과 질병발생 및 진행과의 관계가 단순하지 않다는 것을 알게 된다. 관계를 이해하는 데는 밝혀져야 할 것이 아직도 많다. 인간 유전자가 밝혀지고 질병과의 관계를 알게 되고 이 유전자의 작용을 조절할 약물을 개발하면 인간을 병으로부터 해방시킬 것이라는 꿈이 현실화되기에는 시간이 필요하다.

물론 아무리 복잡해도 병에 관여한 유전자들이 모두 밝혀지고 유전자가 병을 일으키는 기전을 알게 되고 유전자가 잘못되는 과정을 차단하거나 잘못된 것을 원상 회복시키는 치료법이 발견된다면 환자 개인 별로 원인에 따른 근본적인 치료가 가능할 수도 있다. 그야 말로 환자별 맞춤 치료가 가능해지는 것이다. 그러나 아직도 갈 길은 멀다. 당장 무언가 될 것이라는 언론의 호들갑에 환자들이 성급한 꿈을 가질까봐 조심스럽다.

「이슈투데이, 2001. 2. 18.」

운동 선수들과 의사들의 경주
도핑 검사

　보통 사람이 100m 뛰듯이 2시간을 달리는 마라톤 선수들이나 전후반 90분을 쉴새 없이 뛰는 축구 선수들, 그리고 수백 km를 쉬지 않고 달리는 사이클 선수들을 보면 사람이 어떻게 저럴 수 있는가 감탄한다.

　감탄하다가도 그들이 지쳐 마라톤에서 뒤쳐지거나 뛰지 못해 축구공을 상대방에게 빼앗기는 것을 보면 힘들어서 그렇겠지 하고 이해하기보다는 그것도 못한다고 비난하기 일쑤다. 보통 사람이 가지고 있지 않은 초인적인 능력을 기대하는 것이다. 신기록을 기대하고 1등을 기대 한다. 1등은 잠시 영웅으로 받들지만 2등 이하는 푸대접하기 일쑤다. 그들은 분명 우리와 같은 인체 구조를 가지고 있으며 신체능력 면에서도 별 차이가 없는데도 과도한 것을 요구한다.

　이런 무모하고 잔인한 기대와 대접이 운동 선수들의 약

물 복용을 조장한다. 스포츠가 상품화되기 시작한 초창기에는 술이나 마약 종류로 시작하여 스테로이드 계열이 애용됐다. 어느 것이든 더 좋은 기록을 내는 데 도움이 되는 것이면 유혹을 받지 않을 수 없는 것이 스포츠 세계다. 운동 자체 때문에도 평균 수명이 짧아지는 등 많은 건강 문제를 갖게 되는 선수들이 약물 복용으로 더 나빠지지 않도록 보호하는 차원에서 약에 대한 검사가 시작된 것이 도핑 검사이다. 올림픽에서는 1968년 그레노블 동계올림픽대회 때부터 도핑검사를 시작했다.

노르웨이에서 1977년부터 1995년까지 15,000여 명의 선수들을 조사한 결과는 1.25%의 선수가 금지된 약물을 복용한 것으로 밝혀졌다. 우리 나라에서 1986년 아시안게임 때는 585명의 선수를 검사하여 3.2%의 선수에게서 금지된 약물을 밝혀냈다. 도핑검사 때문에 약물 복용 사례가 점차 줄어들었지만 운동 선수들은 도핑 검사 대상이 아닌 새로운 약제를 찾게 되고, 의학의 발달은 1990년대 초 이들에게 에리스로포이에틴(Epo)을 선물했다.

이 약제는 다른 약물과 달리 여러 면에서 색다른 의미가 있다. 대부분 운동이 유산소 운동이고 산소를 조직에 운반하는 것은 혈색소이니 이 혈색소를 높여 신기록을 내자는 것이다. 약물 투여가 아니라도 혈색소를 높이기 위한 훈련은 오래 전부터 해 왔다. 운동 선수들이 산소가 부족한 고지대에서 훈련하는 것은 혈중 혈색소를 높이자는 것이다. 혈색소가 증가되는 것은 우리 몸에서 Epo가 많이 만들어지기 때문이다. 이 Epo를 외부에서 투여하는 것이다. 최근 발달된 분자생물학(유전자 조합) 제약 기술이 이 약을 선물한 것이다. 1990년대 초반 많은 운동 경기의 신기록들은 이 Epo 덕분이라고 한다. 그런데 문제는 혈색소가 높아지고 상대적으로 혈액의 물 성분(혈장)이 적어지니 이에 따른 부작용(혈전증 등)이 생기고 급기야 Epo도 금지 약물에 넣게 된 것이다.

문제는 Epo 투여를 어떻게 검사하여 잡아내느냐 하는 점이다. 인체 내 정상적인 Epo와 구별하는 방법이 쉽지 않아 Epo를 직접 검사하는 것이 아직 공인

되지 않았다. 투여한 Epo를 구별하여 직접 검사한다 해도 Epo는 투여 후 3일이면 없어지니 그 전에 투여한 것은 알 수 없다. 그래서 Epo 도핑검사를 1998년 처음 시작한 프랑스 사이클 연맹은 간접 방법을 사용했다. 등록된 선수들에 대해 경기 전에 적혈구를 검사하여, 증가됐으면(헤마토크릿 50% 이상) Epo를 투여한 것으로 간주하고 선수를 탈락시키는 것이다. 작년 시드니 올림픽에서도 이 Epo 투여 여부를 간접 방법으로 조사했다. 의사들은 투여된 합성 Epo만을 검사할 수 있고 오래 전에 투여한 것도 알아낼 수 있는 방법을 찾는 데 골몰하고 있다. 시드니 올림픽 때 사용된 방법이 21일전에 투여한 것도 알 수 있다고 했으나 다른 사람들에 의해 검증된 것은 아니다. 다음 솔트레이크 올림픽에서는 직접법과 간접법을 모두 사용할 가능성이 높다. 최근에 프랑스에서 개발된 소변 Epo 검사법도 사용할 것이다.

운동 선수들과 의사들의 경주는 여기서 끝날 것 같지 않다. 인공 혈액도 문제이다. 아직은 인공 혈액이 완전하지 못해 운동 직전에 투여하기가 기술적으로 어렵지만 좀더 개선되어 운동 직전에 투여할 수 있으면 분명 효과가 있을 것이다. 성장 호르몬도 요주의 물질이다.

Epo 도핑검사 문제는 의사들과 운동 선수가 마치 경주를 하는 것과 같다. 운동 선수들은 도핑검사에 걸리지 않는다면 나중에야 건강에 해롭든 말든 개의치 않고 기록 향상 효과를 기대하고 약물을 사용하려 들 것이다. 아직 도핑검사 대상에 포함되지 않은 새로운 약제이면 더할 나위 없다. 의사들은 운동 선수의 건강을 보호하기 위해 약을 못쓰게 하는 방법을 찾을 것이다. 운동장 밖에서의 또 다른 경주를 보는 것 같다.

「이슈투데이, 2001. 5. 27.」

세균을 사용한 더 끔찍한 테러

여객기 납치에 의한 테러가 아니고 세균이 뉴욕에 뿌려졌다면 어떻게 되었을까? 이런 쓸데없는 상상을 해본 까닭은 1999년 브라질 상파울로에서 열린 학회에 참석했을 때 생물학적(세균에 의한) 테러에 대한 색다른 강연에서 들은 일이 기억되기 때문이다. 세균을 무기로 사용한다는 것에 대한 내 지식은 교과서 수준 이상을 벗어나지 못하고 전공과도 거리가 멀지만 정확한 지식을 얻을 좋은 기회로 생각했다. 더구나 연자가 해당 분야에서 상당한 실무와 연구를 하고 있는 미국의 의대 교수였고 이미 같은 해 2월 미국에서 열렸던 세균전 분야 전문가 모임에서 얘기된 것을 전해들을 수 있을 것을 기대했었다.

강연 내용은 이미 잘 알려진 세균학적인 내용을 테러와

무기라는 관점에서 정리하는 정도였다. 그러나 시차로 인한 피곤함을 확 달아나게 하는 말이 귀를 때렸다. 생물학적 무기로 미국을 공격할 수 있는 가상 테러 국가로 북한을 예로 드는 것이었다. 북한이 미국에 세균을 살포했을 때 일어날 수 있는 가상 상황이었다. 북한의 코앞인 서울에서 살고 있는 나로서는 등골이 써늘하기도 했지만, 동족인 북한을 예로 드는 것이 한편으로 불쾌하기도 했다. 가상도 현실성이 있어야 하는데 수천 마일 떨어진 북한의 비행기와 미사일을 들먹이는 것은 아무래도 가상을 위한 가상이라는 생각도 들었다.

지난주에 여객기를 이용한 테러로 뉴욕 중심부가 폭삭 주저앉는 것을 보고 세균전의 가상 시나리오를 강연한 교수와 미국을 이해할 수도 있을 것 같다. 조금이라도 가능성이 있으면 방비해야 하는 것이 국민의 생명과 재산의 안전을 책임진 사람들이 할 일이라는 면에서 연구를 하는 교수나 막대한 연구비로 그를 뒷받침하는 미국 정부가 자기 일들을 하고 있다는 생각도 든다.

세균 테러에 대한 역사는 1346년 타타르가 카파(Kaffa, 현재 Ukraina의 Feodossia)를 포위했을 때 흑사병으로 죽은 시체를 성에 던져 넣어 페스트(흑사병)를 퍼뜨린 것으로부터 시작된다. 성은 함락되고 이때 페스트를 피해 달아난 사람들에 의해 전 유럽에 제 2차 페스트 재앙이 시작됐다. 18세기 미국에서는 제프리 암허스트(Jeffrey Amhurst) 경이 일부러 마마 환자들이 덮던 담요를 인디언들에게 주어 큰 타격을 준 기록도 있다.

20세기에 들어와 일차 세계대전 후 세균 무기 연구를 시작한 국가들은 소련, 영국, 캐나다, 프랑스, 네덜란드, 이태리, 폴란드 등이지만 가장 악명 높은 것은 일본이 만주에서 실시한 세균전 만행이다. 1932년에 시작하여 13년간 탄저균, 뇌척수막염균, 페스트, 이질, 콜레라균들을 세균 무기로 개발하기 위한 실험 대상으로 3,000명 이상을 죽였다. 실제로 중국의 11개 도시에 흑사병균을 가진 벼룩을 비행기에서 뿌렸다. 그 중 한 도시에서 중국인 1만 명, 그리고 일본군 자신 1,700명이 죽었다는 기록이 있다.

냉전 시대에는 미국과 소련이 생물학적 무기에 대한 연구를 본격적으로 시작했고 서로 사용했다는 주장을 펴기도 했다. 미국은 1942년부터 1969년 닉슨 대통령이 생물학적 무기 개발 중단과 폐기를 선언할 때까지 생물학적 무기를 개발해 왔다. 소련에서는 1970년대에 55,000명의 인력이 이 분야의 연구와 생산에 종사했음이 알려지기도 했다. 최근 들어 이라크가 생물학적 무기 수천 리터를 가지고 있는 것이 밝혀졌고 일본의 옴 진리교가 생물학적 무기를 사용할 위험 집단으로 간주되기도 했다. 개인이 세균을 사용하여 주위 사람을 집단으로 해한 사례는 수도 없이 많다.

생물학적 무기가 될 수 있는 세균은 20여 가지가 넘고 세균독소도 10여 가지가 넘는다. 그리고 무기 제조 방법도 인터넷에 올라 있을 정도로 일반화되어 있다. 국가가 전쟁 무기로 세균을 사용하는 것은 억제하기 쉬울지 모른다. 국가나 민족의 체면과 세균전의 실리를 따질 때 소득이 없는 방법이다. 그러나 개인 또는 단체가 테러나 남을 위해할 목적으로 세균과 세균 독소를 무기로 사용하는 것은 폭탄을 사용하는 것보다 쉬울 수도 있다. 또한 폭탄처럼 자살 특공대도 필요 없다. 그 균이 병을 일으킬 때면 범인은 이미 먼 나라로 날아가 버릴 수 있어 범인을 잡기도 힘들다. 그 파괴력은 뉴욕 참상을 능가할 수도 있어 테러 분자들이 관심을 가지기 충분하다. 미국이 생물학적 무기에 의한 테러를 방지하기 위해 최근 몇 년간 막대한 연구 예산(1998년 9,100만 달러, 2000년 3억3,600만 달러)을 투입하고 있는 것도 그런 이유 때문일 것이다.

어떤 형태의 테러든 일어나면 이번 뉴욕 참변과 같이 끔찍하다. 세균을 무기로 쓸 때는 다른 무기보다 국민에게 더 길고 참혹한 고통을 줄 수 있다. 이런 세균 무기를 병에 담아 인천공항이나 항구를 통해 들여와 서울에 퍼뜨리려 한다면 막을 수 있는가 걱정하는 것이 그야말로 '기우'가 되길 바랄 뿐이다.

「이슈투데이, 2001. 9. 21.」

구제역의 전파력

유난히도 춥고 눈 속에 파묻힌 겨울을 보낸 우리에게 영
국의 구제역과 광우병 소식은 마음을 더욱 무겁게 한다. 포
크레인으로 죽은 양과 돼지를 파묻거나 불에 태우는 해외
통신 사진은 보기에도 끔직하다. 중세 시대 영화에서 보여
주는 페스트 재앙 때 죽은 사람을 처리하던 모습을 연상케
하여 끔직하다 못해 전율을 느낀다.

지금 유럽을 강타하고 있는 구제역 바이러스는 O형 균
주의 변종인 "Pan-Asian topotype"이란 악종이다. 1980년
대 에이즈가 처음 발생됐을 때 원산지를 아프리카로 지목
했던 서구 학자들은 이 전염성이 강한 구제역 바이러스 이
름에 아시아라는 말을 집어넣어 아시아 사람들을 주눅들게
했다. 이 바이러스는 1990년 인도에서 처음 발견되어 중동

을 거쳐 유럽으로 건너가고 동진하여 동남아, 중국, 몽고, 한국, 일본까지 진출했다. 남진해서는 아프리카 끝에 있는 남아프리카까지 퍼졌다. 10년 사이에 유럽, 아시아, 그리고 아프리카 대륙을 정복한 것이다. 이놈은 악랄하게도 희귀 동물인 낙타까지 감염시킨다.

이 균종의 전염력은 한 덩어리의 고기가 밀반입 되는 것으로 한나라를 정복하는 데 충분하다. 전염병에 감염되려면 일정 수 이상의 균이 침범해야 한다. 그런데 이 구제역 바이러스는 10마리만 동물에 들어가도 병을 일으킨다. 이렇게 급속도로 병이 퍼지는 데 일조한 것이 자유무역과 여행객의 증가이다. 두려운 것은 이런 재앙이 어떻게 지속될 것인가이다. 에이즈로부터 시작되어 구제역과 광우병으로 이어지면서 날뛰는 바이러스와 프리온의 공포에서 어떻게 벗어날 것인가? 옛날 같이 국경이나 공항 출입을 엄격히 할 것인가? 식료품의 국가간 교역을 포기할 것인가? 벌써 30~40년 간 자유로운 여행과 국가간 분업체제가 어지간히 형성되어가고 있는데 다시 국경을 틀어막을 수도 없다.

기대하는 것은 백신밖에 없다. 구제역의 경우에 백신을 놓아주면 이에 대한 항체가 생겨 병에 감염되는 것은 막는다. 그런데 백신을 놓은 가축이 항체검사에서 양성이면 이것이 백신 때문인지 구제역에 걸린 상태인지를 감별하지 못하게 된다. 일정 기간 동안은 식용으로 도축할 수도 없고 버릴 수도 없는 진퇴양난에 빠지게 된다. 이런 어려움을 해결해줄 방법 즉 백신에 의한 항체와 구제역 감염에 의한 항체를 구별할 수 있는 백신과 항체검사법이 개발되어야 한다. 이런 백신이나 검사법은 아마도 미국에서 개발될 것이고 이래저래 미국 회사들은 백신과 그 검사법으로 막대한 돈을 벌게 될 것이다. 다른 나라들은 이를 남보다 빨리 받기 위해 경쟁할 것이다.

사실 바이러스가 독하다는 것은 어떤 능력이 크다는 뜻이다. 세포에 침입하는 능력이나 유전자를 변형시키는 능력 등이 큰 것이다. 과학자들은 이 큰 능력에 눈독을 들이고 이를 활용하여 치료제를 개발하는 일에 열을 올리는 것이다. 유전자 치료에 필요한 매개체로 이용하는 것이다. 치명적인 에볼라 바이러스의 세포내 침습 능력과 에이즈 바이러스의 세포 내에서 죽지 않고 오래 사는 능력을 합한 잡종 바이러스를 만들어 폐의 낭성섬유증을 치료할 방법을 찾고 있는 것은 한 예이다. 바이러스가 생명체에게는 적임에 틀림없다. 그러나 강력한 바이러스는 활용하기에 따라서는 산업 자원일 수도 있다. 구제역 바이러스가 높은 전염력을 가질 수 있는 이유를 밝힌다면 이를 다른 목적에 활용할 수도 있을 것이다.

전 세계가 구제역으로 신경을 곤두세우고 있지만 북미와 남미 각국에서는 조용하다. 캐나다, 멕시코 등 아메리카 대륙 국가들의 구제역에 대한 방비는 1950년대로 거슬러 올라간다. 1951년에 PANFTOSA 라는 범미 구제역 센터를 만들어 방비를 시작한 것이다. 적을 모르고 적을 격파할 수가 없다. 바이러스에 대한 대책은 연구소 실험실에서 전문가에 만들어지고 시행되어야지 정부 관료의 책상에서 이루어지는 것이 아니다.

결론은 구제역이나 광우병 공포에 호들갑을 떨 게 아니라 이들 질환을 퇴치하고 그 균들이 갖는 능력을 활용할 방법을 찾기 위한 연구소를 세우고 투자를 해야 한다는 것이다.

공포의 바이러스 질환들

　루베올라 바이러스 감염에 의해 발생하는 홍역으로 세 아이가 생명을 잃었다는 뉴스가 있다. 1940년대 홍역을 앓은 세대에게는 홍역을 앓고 난 후에야 호적에 출생신고가 됐을 정도로 사람이 되는 통과의례였지만, 세기가 바뀌었는데도 아직 홍역 때문에 생명을 잃을 수 있다는 것이 믿어지지 않는다. 홍역이나 몇 년 전부터 남부 지방에 창궐하는 세균성이질같이 정신을 차리면 예방할 수 있는 질환을 가지고도 고전하는 우리 나라 보건의료정책의 허점을 경고하는 것 같아 불안하다. 우리 나라에서 그 동안 문제가 되어 온 B형 및 C형 간염, 그리고 에이즈는 이제 그 문제점을 지적하는 것조차 싱거운 일이 됐다.

　감염 질환으로 골치가 아픈 것은 우리 나라뿐이 아니다.

아직 전 세계적으로 1년에 1,300만 명이 감염질환으로 죽는다. 사망원인 1위이다. 원충 감염질환인 말라리아는 전 세계적으로 단일 질환으로 가장 많은 환자를 발생시킨다. 우리 나라에서도 지난해 3,000여명이 발생하여 '돌아온 장고'가 됐다. 하루가 다르게 발전하는 의료기술이나 항생제 및 백신의 개발과 경쟁이라도 하듯이 새로운 감염질환 문제가 생긴다. 에이즈나 광우병(사람에서는 변형 CJD)이 대표적인 예이지만 세계 도처에서 새로운 바이러스 질환들이 문제가 되고 있다.

작년 뉴욕에는 웨스트 나일 바이러스가 상륙하여 62명이 앓다가 7명이 목숨을 잃었다. 모기에 의해 전염되기 때문에 센트럴파크의 야외음악회를 취소시켰다. 닭에서 균이 발견되어 닭고기 먹기를 주저하게 했다. 말레이시아에서는 1998~99년 2년간 돼지에서 전염된 뇌염으로 106명이 죽었다. 어느 바이러스보다 무서운 에볼라 바이러스는 작년에 우간다에서 60여 명의 생명을 앗아갔다. 에이즈는 환자 수가 몇 천만 명이라는 집계가 무의미할 정도로 실제 감염자 수는 환자 수의 수십 배로 추정된다. 아프리카나 동남아에서는 한 종족의 대를 끊어가고 있다.

광우병 파동은 갈수록 태산이다. 병에 대하여 아직 잘 모른다는 것이 공포를 크게 하고 있다. 프리온이라는 이상한 단백질이 병을 전파시키는데 보통의 살균법이 듣지 않는다. 병이 발병하기 전에는 감염됐는지도 모르고 현재 얼마나 많은 사람들이 감염됐는지 어떤 식품이 문제가 될 것인지 어떻게 조리하면 이를 막을 수 있는지 아무 것도 확실한 것이 없으니 공포만 커질 뿐이다. 소고기가 위험하다면 안 먹어도 되지만 그 수많은 우유제품은 어떻게 되는가? 양고기는 어떤가? 사슴 녹용은? 광우병이 발생한 농장은 3년간 사용을 금지시킨다는 것은 흙으로 전염될 가능성을 염두에 둔다는 것인데 그렇다면 흙에서 사람에게 직접 전파되지 않는다고 할 수 있는가? 작년 말 3개월 간 광우병 파동으로 유럽에서의 소고기 소비량이 영국에서 50%, 이태리 40%, 프랑스 38%, 독일

32%가 감소됐다. 식생활의 대변혁이요 재앙이 아닐 수 없다.

광우병도 에이즈나 간염 같이 수혈로 전염될 수 있는가? 현재 영국에서 가슴 줄이며 결과를 기다리는 문제가 있다. CJD에 걸린 사람이 헌혈한 혈액으로 만든 항응고제제가 혈우병환자들에게 투여됐는데 이들 환자에게서 과연 CJD가 발병될 것인가? 발병된다면 수혈로 전파된다는 의미이다. 그러면 앞으로 모든 수혈 혈액을 검사할 방법이 개발되어 실시되어야 한다. 수혈 혈액관리에 큰 혼란이 예상된다. 에이즈에 의한 문제보다 훨씬 더 심각할 것이다.

수돗물에서 엔테로 바이러스가 나오느니 안 나오느니 가지고 몇 년 동안 헛공방만 하고 있는 나라에서 살고 있다는 것이 새삼 불안스럽다. 광우병 대책을 발표하는 행정 책임자 공무원들이 미덥질 못해 더욱 불안하다. 바이러스 학자들이 점검하고 대책을 세우고 직접 국민을 학술적으로 설득하여 안심시킬 일을 행정관료들이 설득한다는 자체가 잘못된 일이다. 감염질환에 의한 경제적인 손실은 어느 재앙보다도 크다. 눈이나 홍수 등 자연 장애로 입은 손실과 비교가 되지 않을 정도로 큰데도 갈팡질팡하는 대책이 미덥질 못해 더욱 불안하다. 국립보건원의 몇몇 담당자들만 볶는다고 해결될 문제가 아니다. 우리 나라도 미국과 유럽 학계만 쳐다볼 게 아니라 국립보건원 같은 곳에 바이러스 연구시설을 대폭 확장하고 바이러스 전문가를 키우고 이들 질환에 도전해야 할 것이다.

조물주는 광우병, 에이즈, 에볼라 바이러스 등 바이러스 질환으로 인간 복제나 생각하는 현대의학의 오만함을 책하는 것 같다.

「이슈투데이, 2001. 2. 5.」

교육자

"교육이란 보다 고상한 가치를 식별하고 그것을 추구하는 의욕을 갖게 하는 것이다."

"교육이란 일을 올바르게 처리하는 힘을 길러주는 것이다."

"논문의 가치는 새것을 개척한 것이냐 아니냐로 구별되어야 한다."

이 말들은 서울대 명예교수이신 한기연 교수가 쓴 '서울대학교의 정신'에 나오는 것들이다.

최근 점차로 진단검사의학 전문의들에게 전문의로서의 역할뿐 아니라 교육하는 의사, 연구하는 의사로서의 요구가 커지고 있다. 전문의 역할만으로도 허덕이는데 힘든 부담이다. 그러나 최상의 역경은 최상의 명당이라는 말이 뜻하듯이 이런 어려운 부담을 잘 견뎌낼 수 있으면 그만한 보상이 있을 수 있음도 사실이다. 그래서 이러한 힘든 일을 힘들지 않게 별 부담을 느끼지 않고 할 수 있도록 하는데 관심을 가져야 한다.

그렇게 할 수 있으려면 두 가지 점에 관심을 가져야 한다. 하나는 힘을 합하는 것이다. 이는 누구나 잘 알고 있는 평범한 원칙이면서도 가장 안 지켜지는 것이다. 그것은 우리 마음속에 욕심이 있기 때문이다. 자기가 할 수 있다는 착각 때문이기도 하다. 힘을 합하면 생기는 떡도 나눠가져야 된다는 생각 때문에 욕심이 생기는 것이다. 우리가 빨리 벗어나야 할 굴레이다. 마음을 비워야 한다.

또 하나는 판단 기준으로 삼는 각자의 잣대를 손질해야 한다. 우리가 살아오면서 각자가 스스로 만들어 가지고 있는 잣대가 자신을 괴롭히는 수가 많다. 교육에서 교육자를 괴롭히는 흔히 가지고 있는 잣대는 '나는 교육자이고 다른 사람은 피교육자'라는 관념이다. 이 잣대를 항상 가지고 있으면 모든 교육이 힘들어진다. 이 잣대를 버려야 한다. 피교육자와 같이 공부하는 한 그룹의 일원이라는 개념을 머릿속에 확고히 해야 한다. 결국 성공적인 교육자가 되기 위해서는 주위의 힘을 모을 수 있는 덕과 교육자의 고정관념을 버린 빈 마음이 필요한 것이다. 우리는 이 점을 현촌 김상인 교수에게서 배운다.

「검사의학보, 1993. 6. 28.」

수혈 혈액 관리와
수혈의학의 발전과 과제

- 대한수혈학회 20년사를 발간하면서

1. 지난 50년간 무엇을 해 왔는가?

1950년 한국전쟁 중에 도입된 수혈의학 덕분으로 우리 나라에서도 안전 수혈이 가능하게 됐다. 지난 반세기 동안 혈액 관리의 발전은 우리 나라 의료의 발전과 그 맥을 같이 하면서 이제는 우리 나라 의학과 의료의 큰 기둥으로 성장했다.

지난 50여 년 간 일어난 수혈 관련 주요 사항은 다음과 같다.

1) 1950년대의 ABO, Rh 혈액형 검사의 시작과 항응고제 (ACD 용액)를 사용한 수혈 혈액의 채취 · 보관

2) 1970년대에 일어난 혈액 오염에 의한 대형 수혈 사고와 이를 계기로 CPD 항응고제가 들어 있는 국산 플라스틱 혈액 용기를 제조·사용하기 시작한 것, 정부가 혈액 관리를 철저히 하기 위하여 혈액 관리법(1970. 6)을 제정하고 한국혈액관리위원회를 설립하여 전국적인 혈액관리사업을 일원화시키고 헌혈 계몽을 대대적으로 실시한 것, B형 간염 항원 검사를 실시한 것

3) 1980년대에 혈액관리위원회를 해산하고 혈액관리 사업을 대한적십자사가 맡게 된 것과 1983년 대한수혈학회가 창립되고 수혈의학 전문 학자들이 증가된 것, 페레시스 기술을 도입하여 성분 채혈을 시작하고 HIV 항체 검사를 시작한 것, 수혈 혈액을 100% 헌혈로 충당한 것

4) 1990년대에 전혈 수혈을 억제하고 성분 수혈을 90% 이상으로 신장시킨 것, 그리고 C형 간염 검사를 시작한 것, 적십자사에 혈액수혈연구원이 설립되어 수혈의학 관련 연구를 활성화시킬 바탕을 마련한 것

5) 2000년대에는 수혈학회가 중심이 되어 수혈과 수혈 혈액 관리지침을 만들어 가고 있는 것과 적십자의 전국 혈액관리체계가 일원화되어 원활한 혈액 관리의 틀을 마련한 것

한마디로 지난 50년간 특히 대한수혈학회가 창립된 1980년대 이후 우리 나라의 수혈의학 및 혈액 관리는 큰 발전을 이룩했다. 이런 발전이 가능했던 것은 우리 나라의 눈부신 경제 성장을 바탕으로 수혈의학을 전공하는 학자들과 혈액관리에 관여해온 수많은 종사자들의 노력과 정부 및 대한적십자사의 정책적인 선도와 신문 및 방송 등 언론의 전폭적인 협조에 의하여 이룩된 것이다. 그러나 무엇보다도 1950년대부터 혈액관리에 오랫동안 헌신한 선각자들의 공로가 가장 클 것이다.

2. 현재 혈액관리의 문제점은 무엇인가?

1) 수혈 혈액에 대한 기본적인 인식이 잘못되어 있다. 즉 수혈은 작은 외과 수술에 준할 정도로 환자에게 중요한 의료행위인데도 이를 일반 수액이나 약물을 투여하는 정도로 인식하고 있는 점이다. 특히 정부 담당자, 의료 보험 당국, 심지어는 혈액관리를 실무적으로 책임지고 있는 적십자혈액원 및 의료계의 관련자들도 수혈 혈액과 수혈 자체의 중요성과 위험성을 인식하지 못하고 있는 점이다. 이런 인식 부족이 혈액관리 과정의 요소 요소에 허점을 만들었고 이 허점들은 혈액관리의 잠재적인 지뢰를 형성하고 있다.

2) 수혈 혈액 공급에서 아직도 해결 안 된 문제점들이 있다. 첫째 학생 헌혈과 군 헌혈에 의존하고 있는 것이다. 이들 헌혈군은 취약하여 환경변화에 따라 수급에 차질을 초래하기 쉽다. 둘째는 현재 의료에서 수요가 크게 증가하고 있는 단일 헌혈자에서 채취한 혈소판제제를 충분히 공급하지 못하고 있는 점이다. 그 이유는 혈액 관리료(수가)가 잘못 책정되어 적십자혈액원이나 각 의료기관이 경제적 손실을 감당해야 하기 때문이다. 셋째는 적십자 혈액원에서부터 각 의료기관으로 수혈 혈액 배달이 원활하게 되지 않는 점이다. 넷째는 헌혈증의 발행 취지가 변질되어 유가 증권 같이 유통되는 점이다. 즉 헌혈자가 후에 병에 걸려 수혈 받게 될 때 헌혈증을 사용하도록 한 애초의 취지와 달리 남에게도 양도할 수 있게 된 것이다. 이는 일견 좋은 정책인 듯하나 헌혈의 봉사정신을 돈으로 환산할 수 있게 만들어 헌혈 정신을 퇴색시켰다.

3) 수혈 혈액의 안전성에 대한 의문이 남아 있다. 현재 B형 및 C형 간염과 에이즈 등을 검사하여 혈액의 안전성을 확인하고 있다. 그 중에서 HIV 항체에 대한 검사로는 잠복기에 채취한 헌혈 혈액을 찾아내는 데 미흡하다. 이런 이유로 수혈 후 에이즈에 걸린 환자가 발생된 사례가 있다. 항원과 항체를 동시에 검사하여야 한다. 간염이나 HIV 외에도 수혈혈액의 안전성을 위협하는 말라리아나 바이러스에 대한 검사가 필요하게 되면 즉시 실시할 수 있게 되어야 한

다.

4) 수혈의학과 혈액 관리를 하는 전문 인력이 부족하다. 수혈이나 수혈 혈액 관리는 어느 의료행위 보다도 큰 위험성을 내포하고 있기 때문에 안정성 확보를 위해 의료에서도 수준 높은 전문 인력이 필요한 분야이다. 이런 성격이 무시된 채 혈액 관리가 진행되고 있다. 수혈의학을 전담으로 전공하는 학자도 전국적으로 30여 명을 넘지 못하고 전문 기술 인력도 충분하지 않다. 수혈의학 전문가는 면역 혈액학을 바탕으로 이식 의학에서도 중심 역할을 하는 등 의료 분야에 공헌을 해야 하는데 우리 현실은 그렇지 못하다.

5) 불합리한 보험심사 지침이 혈액형 검사나 교차시험 등 안전 수혈을 위해 필수적인 의료행위조차 제한하고 있다. 이런 불합리한 일이 일어날 수 있는 것은 혈액 관리의 책임 소재가 불명확하기 때문이다. 전 세계의 많은 국가들에서 국가가 혈액 관리를 직접 담당한다. 이는 그만큼 국민 건강과 직결되기 때문이다. 그러나 우리 정부는 혈액 관리의 어려운 책임은 적십자사에 위탁해 놓고 혈액 관리에 필요한 지원에는 인색하다. 단적인 예가 앞서 기술한 단일헌혈자 혈소판 공급을 어렵게 만든 수가체계를 지난 수년간 해결 못하고 있는 점이다.

3. 수혈의학과 혈액 관리의 발전을 위해 해야 할 일

1) 혈액 관리체계에 대 수술이 필요하다. 정부(보건복지부, 재정경제부, 식품의약품안정청), 적십자사 및 각 의료기관, 혈액은행 등의 책임과 의무를 명확히 해야 한다. 가장 먼저 할 일이 정부와 적십자사가 혈액 관리에 대한 약정서를 교환하는 것이다. 이 약정서에 양측의 의무와 권리를 명시하여야 한다. 정부와 사단법인 사이의 약정서가 법률적으로 불가하다면 적십자가 매년 정부와 혈액 관리 사업을 계약하도록 하는 것이다. 그것도 어려우면 매년 연말에 정부 당국자와 적십자가 정기적으로 혈액 사업을 평가하고 다음 해 계획을 협

의하여 성안하는 것으로 서로의 할 일을 명확히 하는 것이다. 이를 통해 혈액 관리료 문제 및 혈액 수급, 범국민 헌혈 홍보 등의 문제를 해결해야 한다.

2) 헌혈시스템을 기업체 및 지역 집단 중심 계획 헌혈 시스템으로 전환하여야 한다. 이를 위해 지역 및 기업체 별로 헌혈 단위를 조직하고 이를 기반으로 헌혈자 개인별 홍보와 계획된 헌혈을 유도하여야 한다.

3) 수혈의학과 혈액 관리 인력을 정책적으로 양성하기 위한 장기적인 프로그램을 마련하여 추진하여야 한다. 이는 교육과 연구여건 개선을 통해 달성할 수 있다. 현재의 적십자사 수혈혈액연구원의 기구를 개편하여 연구뿐 아니라 인력 훈련과 수혈 관련 정보 센터 및 수혈의학 연구의 센터가 되도록 하고 연구기금을 확보하여야 한다. 핵심 인력을 위한 장기적인 해외 훈련 계획도 포함되어야 한다. 연구 분야에서는 당분간 최첨단의 연구 보다 수혈관련 용어의 정리 등 기본 틀을 공고히 하는 데 주력하여야 할 것이다. 또한 이 분야 종사자들이 긍지와 동지애를 가질 수 있도록 수혈학회를 중심으로 학술 행사뿐 아니라 공동체 행사도 병행할 필요가 있다.

4) 혈액관리의 신뢰도를 높이고 혈액의 안정성 확보를 위해 적십자 혈액원을 포함한 전국 각 의료기관의 혈액 관련 시설에 대한 정기적인 신임 평가를 시행하여야 한다. 이는 수혈학회와 적십자 수혈혈액연구원이 공동 주관하여 실시할 수 있고 정부가 행정적인 뒷받침을 하면 될 것이다.

5) 수혈 부작용 네트워크를 만들어 수혈 부작용을 집계하여야 한다. 이를 분석하여 문제점을 파악하고 이를 근거로 개선책을 마련하여야 한다. 현재 혈액관리법에 의한 보고 시스템은 현실성이 없어 작동되지 않아 유명무실하게 됐다. 네트워크의 중심을 적십자 수혈혈액연구원이 담당하고 보고된 혈액사고 내용의 비밀 유지 등이 보장되면 성공할 수 있을 것이다. 정직하게 보고하면 벌칙이 탕감되는 규정을 만들어서라도 수혈 사고를 집계하여야 예방할 수 있고 안전 수혈을 달성하게 된다.

6) 수혈학회는 어렵게 얻은 헌혈 혈액이 효과적으로 사용되도록 의사와 간호사 등 전 의료인을 상대로 한 수혈 지침 교육을 정기적으로 실시해야 한다. 특히 의과대학 학생 교육에서 수혈지침이 철저히 교육되도록 해야 한다.

「대한수혈학회 20년 발전사, 2002. 11.」

의료 에는 '身土不二' 가 없다

저자 | 조한익
발행인 | 이왕준
편집인 | 박재영
일러스트 | orange4th
표지/내지 디자인 | 김태환

출판등록 | 1999년9월13일 제11-195호
발행일 | 2003년6월30일 초판 제1쇄 발행

(주)청년의사
주소 | 121-250 서울시 마포구 성산동 53-2 우성빌딩 3층
전화 | 02-2646-0852
FAX | 02-2643-0852
전자우편 | webmaster@fromdoctor.com
홈페이지 | www.fromdoctor.com

ISBN 89-952237-6-6
정가 12,000원

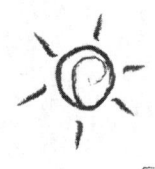
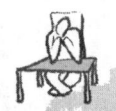